Alessandra Lemma

Der Körper spricht immer

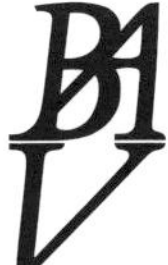

Lemma stützt sich auf ihre umfassende klinische Erfahrung mit Patientinnen und Patienten, für die der Körper einen primären Behandlungsanlass liefert oder die ihren Körper unbewusst einsetzen, um ihre psychischen Schmerzen zu kommunizieren. Sie bedient sich detaillierter klinischer Fallbeispiele, die auf lebhafte Weise veranschaulichen, wie die Autorin im Behandlungszimmer auf diese klinischen Erscheinungsbilder eingeht. So vermittelt Lemma wertvolle Einsichten für Therapeutinnen und Therapeuten, die die Schwierigkeiten ihrer Patientinnen und Patienten psychoanalytisch zu artikulieren suchen, und liefert hilfreiche Behandlungsansätze. Lemma diskutiert z. B. die Funktion von Brustvergrößerungsoperationen, die psychische Bedeutung der Haare, der Gebrauch der Toilette der Analytikerin, Transsexualität und der Zusammenhang zwischen Hautkrankheiten und nekrophilen Fantasien. Schließlich schaut Lemma »über die Couch hinaus« und nimmt sogenannte Makeover-Shows im Reality-TV unter die Lupe.

Alessandra Lemma, Professorin, Psychoanalytikerin, Leiterin der Psychological Therapies Development Unit des Tavistock and Portman NHS Foundation Trust, Erwachsenenpsychotherapeutin in der Portman Clinic, Fellow der British Psychoanalytical Society, Professorin für psychologische Therapien an der School of Health and Human Sciences der Universität von Essex und Klinische Leiterin des Psychological Interventions Research Centre am University College London. Sie ist eine der regionalen Herausgeberinnen des *International Journal of Psychoanalysis*. Zahlreiche Veröffentlichungen zu Psychoanalyse, Körper und Trauma, zuletzt bei Brandes & Apsel: *Suizid und Suizidalität* (2012) und *Psychoanalyse im Cyberspace?* (2016).

Lukas Apsel, geboren 1992, hat nach dem Abitur im Jahr 2011 sein Philosophie- und Politikstudium in Edinburgh und Paris aufgenommen und 2016 mit dem schottischen Master of Arts with Honours abgeschlossen. Derzeit lebt er in Berlin und studiert Philosophie im Master an der Humboldt-Universität. Dieses Buch ist seine erste wissenschaftliche Übersetzung.

Alessandra Lemma

Der Körper spricht immer

Körperlichkeit in psychoanalytischen Therapien und jenseits der Couch

Vorwort von Donald Campbell

Aus dem Englischen übersetzt von Lukas Apsel

Brandes & Apsel

Deutsche Originalausgabe der 2015 bei Routledge erschienenen Ausgabe unter dem Titel *Minding the body. The body in psychoanalysis and beyond.*

2. Auflage 2023
1. Auflage 2018

Umschlag: Lukas Apsel, Brandes & Apsel Verlag,
unter Verwendung eines Werkes von © Harald Puetz: *Folienfigur*, 2009, Kunstoff gewickelt, 65 x 45 x 20 cm
DTP und Lektorat: Hannah Bayer, Brandes & Apsel Verlag
Druck: STEGA TISAK d.o.o., Printed in Croatia
Gedruckt auf einem nach den Richtlinien des Forest Stewardship Council (FSC) zertifizierten, säurefreien, alterungsbeständigen und chlorfrei gebleichten Papier.

Bibliografische Information der Deutschen Nationalbibliothek:
Die Deutsche Nationalbibliothek verzeichnet diese Publikation in der Deutschen Nationalbibliografie; detaillierte bibliografische Daten sind im Internet über www.ddb.de abrufbar.

ISBN 978-3-95558-213-5

Inhalt

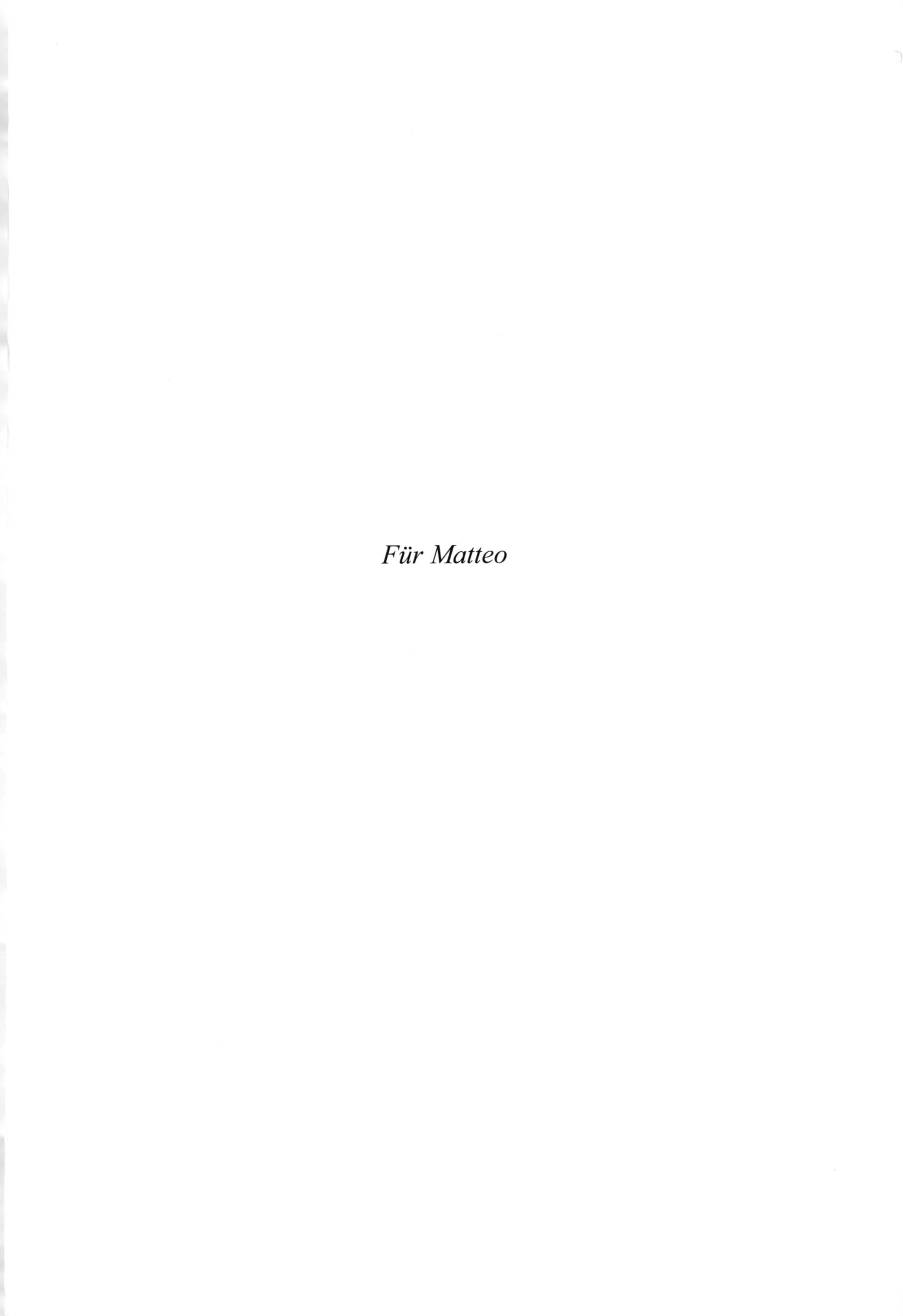

Für Matteo

Vorwort von Donald Campbell

Einleitung

Der Körper spricht immer handelt nicht bloß von dem, was Alessandra Lemma über die Beziehung zwischen Psyche und Körper herausfindet, sondern auch davon, wie sie es herausfindet. Dieses anregende Buch wird bei der Fachfrau, der Akademikerin und der Laiin Anklang finden, die sich für das Wesen und die Funktion des Körpers und seiner diversen und oft rätselhaften Manifestationen interessiert. Lemmas Forschung ist breit angelegt und gründlich. Sie bezieht sich auf Beiträge aus verschiedenen Bereichen des psychoanalytischen Spektrums, hat Biologie, Philosophie, Filme und Märchen studiert und neurowissenschaftliche Forschungen zitiert. Mit *Der Körper spricht immer* vertieft und erweitert Lemma ihr Verständnis des Territoriums, das sie in ihrem vorherigen Buch *Under the Skin: A Psychoanalytic Study of Body Modification* (2010) erkundet hat.

Zu Beginn teilt uns Lemma mit, dass das Material, das ihre Befunde stützt, hauptsächlich ihrer drei bis fünf Mal pro Woche stattfindenden Arbeit mit Jugendlichen und Erwachsenen entstammt. Ihre ehrlichen, offenen und detaillierten Berichte von Sitzungen mit Patient*innen, die körperliche Symptome mitbringen, und insbesondere ihr Verständnis der Wirkungen, die diese Patient*innen auf sie haben, werden Fachleuten für psychische Gesundheit eine enorme Hilfe sein. Lemmas Erleben der Übertragung, der Gegenübertragung und besonders ihrer eigenen körperlichen Gegenübertragung ist ihre primäre Ressource, wenn es darum geht, die innere Verfassung ihrer Patientin oder ihres Patienten zu verstehen und zu ermitteln, wie und wann sie eingreifen sollte.

Lemmas Grundannahme ist, dass das Embodiment die Psyche prägt. Die Körperrepräsentanz ist, wie sie im Anschluss an Freud betont, die primitivste Form der Selbstrepräsentanz. Der Körper verankert das Ich in der physischen Realität. Das Ich entwickelt sich im Verhältnis zum Körper. Lemma ist der Ansicht, dass der »Körper … eine grundlegende Gegebenheit des Lebens [ist], die alle weiteren psychischen Funktionen trägt« (Lemma, S. 32 in diesem Buch).

Bisexualität

Zwischen Psychoanalyse und Biologie bestand schon früh eine Verbindung, denn Freud ging von einer konstitutionell inhärenten Bisexualität aus, die er aus der Anatomie und Embryologie seiner Zeit herleitete. Zum Ende seines Lebens schrieb er:

> [Die Psychoanalyse] steht auf gemeinsamem Boden mit der Biologie, indem sie eine ursprüngliche Bisexualität des menschlichen (wie des tierischen) Individuums zur Voraussetzung nimmt. Aber das Wesen dessen, was man im konventionellen oder im biologischen Sinne »männlich« und »weiblich« nennt, kann die Psychoanalyse nicht aufklären, sie übernimmt die beiden Begriffe und legt sie ihren Arbeiten zugrunde. Beim Versuche einer weiteren Zurückführung verflüchtigt sich ihr die Männlichkeit zur Aktivität, die Weiblichkeit zur Passivität, und das ist zu wenig. (Freud, 1920: 301)

Heute erkennen Psychoanalytiker*innen an, dass sich Männlichkeit nicht auf Aktivität reduzieren lässt, genauso wie Weiblichkeit nicht bloß in Bezug auf Passivität betrachtet werden kann. Wir haben unser Verständnis der Komplexität von Geschlecht erweitert. Allerdings kann uns die Beibehaltung des Konzepts der Bisexualität vor einer reduktionistischen Auffassung von Sexualität bewahren.

Obwohl sich Freuds psychoanalytische Perspektive auf eine *intrapsychische* Bisexualität konzentrierte, war Bisexualität für ihn eindeutig im Körper verwurzelt. In *Der Körper spricht immer* kommt Alessandra Lemma wieder und wieder darauf zurück, das Verhältnis zwischen dem Biologischen und dem Psychologischen zu erforschen. Aus Freuds Sicht war Bisexualität der infantilen Sexualität nachgeordnet, die er als wichtigste Triebkraft bei der Bildung von Symptomen ansah, und der Ödipuskomplex war für ihn der Kernkomplex der Neurose. Nichtsdestotrotz wird sich der inhärente und idiosynkratische Charakter unserer Bisexualität auf ödipale Konflikte und deren Lösung auswirken. Die idiosynkratische Bisexualität der betreffenden Person wird zudem ihre Phantasien über ihren Körper prägen – Phantasien, die bei Alessandra Lemmas Patient*innen eine so wichtige Rolle spielen.

Ich werde mich nicht mit bisexuellen Praktiken beschäftigen, sondern mich auf die intrapsychische Bisexualität und deren entwicklungsbedingte und klinische Manifestationen konzentrieren. Smith (2002) fasst drei Aspekte von Bisexualität zusammen, die für unser Verständnis der

Patient*innen, die Lemma in ihrem Buch beschreibt, von Bedeutung sind: (1) Unbewusste bisexuelle Identifizierungen lassen sich bei uns allen beobachten, ob wir diese Identifizierungen nun als männlich und weiblich, maskulin und feminin oder mütterlich und väterlich definieren; wie Freuds (1920) weibliche jugendliche Patientin sind wir allesamt Mischungen all dieser Kategorien und in diesem Sinne bisexuell. (2) Somit lässt sich im *Verhalten* aller Individuen eine Mischung aus maskulinen und femininen Eigenschaften feststellen. (3) Jede Wahl eines sexuellen Objekts ist bisexuell. Das bedeutet, dass wir – erneut wie Freuds Patientin – Objekte begehren, die uns unbewusst sowohl an männliche als auch an weibliche Personen aus unserer Vergangenheit erinnern (Freud, 1920). Wie Freud (1986: 400) in einem Brief an Fließ schrieb: »Ich gewöhne mich auch, jeden sexuellen Akt als einen Vorgang zwischen vier Individuen aufzufassen.«

Die Tragödie der Bisexualität besteht darin, dass sie ein unvollständiger Zustand ist: weder ganz das eine noch ganz das andere. Im Laufe unserer Entwicklung benutzen wir unsere inhärente Bisexualität, um unseren Körper als mehr oder weniger maskulin oder feminin zu identifizieren, insofern sich unser Selbstbild im gewöhnlichen Entwicklungsverlauf zum Ende der Adoleszenz fixiert. Bei den jugendlichen und erwachsenen Patient*innen, die Lemma beschreibt, hat ein Zusammenbruch des gewöhnlichen Entwicklungsverlaufs stattgefunden. Angesichts der Komplexität unserer bisexuellen Disposition ist es allerdings nicht überraschend, dass der Weg zur Kongruenz zwischen unserem Körper und unserem Selbstbild oft ein turbulenter Prozess ist.

Obwohl wir davon ausgehen, dass unsere aktiven und passiven Impulse durch unsere Bisexualität geprägt sind, werden sie auch von inneren körperlichen Zuständen wie Krankheiten, von Phantasien und psychischen Zuständen wie Manie und Depression und von äußeren Faktoren wie traumatischen Erfahrungen und Objektbeziehungen angetrieben. Unsere bisexuelle Konstitution ist eine triebhafte Ressource, die wir einsetzen, um auf jedweden Reiz zu reagieren. Anhand unserer aktiven und passiven Persönlichkeitsmerkmale ist unsere Bisexualität sichtbarer, besonders wenn diese sich in unserem aggressiven und sexuellen Verhalten ausdrücken.

Während der oralen Entwicklungsphase sind die Haut und der Mund des Kindes die ersten Organe sexueller/erotischer Befriedigung und Medien eines *psychosensorischen* Austausches zwischen Mutter und Kind. Von Geburt an findet die Ausgestaltung eines Ich- und Nicht-Ich-

Empfindens in einer bisexuellen Sphäre statt; das Erleben eines harten Nippels und einer weichen Brust, psychisches Eindringen mittels Projektion von Triebbedürfnissen in die Mutter, Einverleibung mittels Aufnahme von Muttermilch und aktives Erkunden und Containment. Das erste Identifizierungsobjekt des Babys, sozusagen seine erste »Wahl« eines Objekts, ist die Mutter, insbesondere ihre Brust und ihr Körper. Während seines ersten Lebensjahres identifiziert sich das Kind mit der Bisexualität der Mutter, ihren maskulinen und femininen Eigenschaften, bevor es ihr Geschlecht erkennt.

Das psychische Erleben von Bisexualität ist oft unheimlich. Freud (1919) beschreibt das Unheimliche als angsteinflößend, d. h. nicht heimisch, *unheimlich* und zugleich vertraut, wie ein vages Gefühl von »*Heimat*«. Er erinnert uns daran, dass »das weibliche Genitale ... der Eingang zur alten Heimat des Menschenkindes [ist], zur Örtlichkeit, in der jeder einmal und zuerst geweilt hat« (Freud, 1919: 259). Unser aller ursprüngliches Heim war ein intrauterines Leben, der Kern der Weiblichkeit der Mutter. Freud beschreibt zwei Klassen von unheimlichen Erfahrungen: Eine geht aus der Wiederbelebung zuvor überwundener, primitiver Vorstellungen hervor; die andere entsteht dadurch, dass die Unterdrückung infantiler Komplexe aufgehoben wird, und zwar »durch einen Eindruck« (263) wie etwa die (Wieder-)Entdeckung des weiblichen Genitals durch den Jungen.

Ich habe den Eindruck, dass die unheimliche Dynamik des Miteinanders von Vertrautem und Fremdem in den Körpern einiger transsexueller Patient*innen, die ich behandelt habe, verwurzelt ist. Kohon (2014: 24) erinnert uns: »Das Unheimliche kann auch dann auftauchen, wenn etwas präsent, aber noch nicht explizit geworden ist.« Die Transsexuelle fühlt sich ihrem Körper entfremdet. Die Unsicherheit und der Terror der transsexuellen Spannung – d. h. nicht ausschließlich männlich oder ganz weiblich zu sein – ist unerträglich. Komplementarität ist unmöglich. Das Ziel des operativen Eingriffs besteht darin, die äußeren Indizien des Unheimlichen – dessen, was sich unvollständig und fremd anfühlt – zu vernichten.

Die Geborgenheit, Pflege und Sicherheit, die der kleine Junge aus seinem Kontakt mit dem Körper der Mutter zieht, stärkt womöglich feminine Aspekte seiner Bisexualität. Diese feminine Komponente des ursprünglichen bisexuellen Musters des Mannes kann in Vergessenheit geraten, wird später jedoch wiederbelebt, ganz wie das Erleben des Unheimlichen.

Zu den Möglichkeiten, die uns unsere Bisexualität bietet, gehört zudem die Fähigkeit, maskuline und feminine Eigenschaften an anderen Personen und an uns selbst festzustellen, zum Ausdruck zu bringen und wertzuschätzen. Wie der Junge die primären femininen und maskulinen Objekte erlebt, wird sich darauf auswirken, ob er sich negativ oder positiv mit der Wiederbelebung seines unheimlichen femininen »Heims« identifiziert. Seine Feststellung, dass die Genitalien des anderen Geschlechts sich von seinen eigenen unterscheiden, ruft aufgrund seiner frühesten Identifizierung mit dem Weiblichen das unheimliche Gefühl hervor, dass das Anderssein der anderen Person etwas Vertrautes an sich hat. Diese Identifizierung hinterlässt den unbewussten Überrest, dass jemand anders etwas besitzt, das er beinahe, jedoch nicht ganz besaß. Womöglich entsteht daraus ein Minderwertigkeitsgefühl oder ein verheerender Mangel. Andere Individuen fühlen sich möglicherweise beraubt oder bestohlen, wenn sie das Unheimliche als ihr sexuelles Heim empfinden.

Unsere psychische Bisexualität spielt beim Dialog der betreffenden Person mit ihren primären inneren Objekten eine unbewusste Rolle. Freud ging davon aus, dass die maskuline Komponente der Bisexualität der Frau zum Wunsch des Mädchens nach einem Penis und zum Neid auf den Penis des Jungen beiträgt. Der feminine Aspekt ihrer Bisexualität verwandelt den Neid auf den Penis in den Wunsch nach einem Baby. Aus dem »Wunsch nach dem Penis soll der Wunsch nach dem Kind und nach dem Manne werden, der den Penis trägt« (Freud, 1937: 97).

Eine Gemeinsamkeit der Patient*innen, mit denen Lemma arbeitete, bestand in ihrer Abneigung gegen Reflexion und ihrem Verlass aufs Handeln, um innere Konflikte zu lösen. Jeder Patientin und jedem Patienten fiel es sehr schwer, einen reflektierenden Teil ihres Geistes einzusetzen, um über ihren Körper nachzudenken. Ihre Entwicklung steuerte nicht auf die Integration ihrer Bisexualität in eine ödipale Struktur und Symbolisierung von Konflikten zu, sondern setzte sich innerhalb einer zweidimensionalen sexuellen Identität fort, die keinen Platz für die strukturierende Funktion eines väterlichen Penis hatte. Die daraus entstehende Fragmentierung konnte nur körperlich containt werden.

Ferraro (2001) legt nahe, dass Birksted-Breens (1996) Konzept des Penis-als-Verbindung sich der Mutter und dem Vater anschließt und dadurch die Bisexualität des ödipalen Paars (Freuds Geschlechtsverkehr zwischen vier Individuen) konsolidiert. Die Patient*innen, die Lemma beschreibt, waren nicht in der Lage, einen Penis mit verbindender Funktion zu integrieren. Sie erlebten den Körper noch immer als ein präsymbolisches, konkretes Objekt. Ferraro erinnert uns daran, dass diese Denkweise »den

Körper in einen Phallus verwandelt, der halluzinatorisch einer Phantasie von Selbstgenügsamkeit und Unverletzbarkeit versklavt ist, wodurch die Bereitschaft, den Penis des Vaters in seiner strukturierenden Funktion zu verinnerlichen, blockiert wird« (Ferraro, 2001: 497). Die Konsolidierung des Bisexuellen in einer andauernden ödipalen Konstellation ermöglicht einen symbolischen Dialog mit einer dreidimensionalen Realität.

Doch was ist, wenn das Erleben des Unheimlichen, von dem transsexuelle Patient*innen häufig berichten, das eines »Heims« ist, das nicht da ist oder das Überleben gefährdet? In den Augen dieser Individuen ist die Mutter eine fremde und unsichere Präsenz, die auf ihren Körper projiziert wird. Die transsexuelle Person will sich mit der geschlechtsangleichenden Operation bewusst und konkret von einem bedrohlichen Objekt befreien, das nun mit ihrem Körper identifiziert wird, und einen bekannten und besseren Körper erschaffen, wie Lemmas Patientinnen in Kapitel 4 und 5 verdeutlichen.

Stellvertretende Selbstverstümmelung

Im Verlauf dieses gesamten Buches betont Lemma, dass das zwingende Bedürfnis, den Körper zu modifizieren, das diese Patient*innen auszeichnet, von bewusster oder unbewusster Phantasie angetrieben wird, die ihr Enactment anregt. Die Phantasie selbst ist die psychische Lösung für Angst, Sorge, psychische Schmerzen, Verzweiflung, gewaltsame innere Zustände und insbesondere für Ängste vor der mangelhaften Besetzung oder Überbesetzung des Körpers des Kindes durch die Mutter. Um der Patientin oder dem Patienten helfen zu können, ist ein Verständnis dieser Phänomene unerlässlich.

Eine unbewusste Phantasie, die bei einigen der Patient*innen auftrat, die ich behandelt habe und die sich eine geschlechtsangleichende Operation wünschten, war die der stellvertretenden Selbstverstümmelung. In der Portman-Klinik, in der ich dreißig Jahre lang arbeitete, behandelte ich eine Reihe von Patient*innen, die sich selbst verstümmelten, indem sie sich mit Rasierklingen, Messern oder Skalpellen schnitten oder sich Verbrennungen zufügten, in der Regel mit einer Zigarette. Zudem behandelte ich Individuen, die eine geschlechtsangleichende Operation anstrebten – wobei es sich meiner Ansicht nach um eine Fehlbezeichnung handelt, die auf der Annahme beruht, die Geschlechtsidentität einer Person sei zuweisbar[1] – und nach Portman überwiesen wurden, um mit jemandem über ihren Wunsch nach einer Operation nachzudenken, bevor sie sich dafür entschieden, operiert zu werden. Wie Alessandra Lemma anmerkt, wird die Entscheidung, sich einer geschlechtsangleichenden Operation zu unterziehen, von dem Wunsch angetrieben, eine Phantasie in Erfüllung gehen zu lassen, die wiederum die Lösung tiefsitzender psychischer Schmerzen darstellt. Ich habe festgestellt, dass viele der Patient*innen, die eine geschlechtsangleichende Operation anstrebten, Selbstverstümmelungstriebe auf Chirurg*innen verschoben hatten, sodass die stellvertretende Selbstverstümmelung einen Teil ihrer Phantasie ausmachte.

Es gibt wichtige Gemeinsamkeiten und Unterschiede zwischen der Selbstverstümmelung und der stellvertretenden Selbstverstümmelung, die nach meinen Erfahrungen in den Phantasien mancher Patient*innen vorkommt, die Chirurg*innen für eine geschlechtsangleichende Operation suchen. Der offensichtliche deskriptive Unterschied besteht darin, dass Selbstverstümmelungshandlungen auf akute und vorübergehende Art und Weise funktionieren, wiederholt werden können und häufig auch wiederholt werden. Die geschlechtsangleichende Operation hingegen ist aller Wahrscheinlichkeit nach ein einmaliges, irreversibles Ereignis. Bei beiden Handlungen ist der Körper das Objekt von Projektionen. Doch bei der geschlechtsangleichenden Operation steht der Körper, wie Lemma in Kapitel 1, 3 und 4 so deutlich veranschaulicht, eher im Mittelpunkt der Besetzung.

Eine Person, die sich selbst verstümmelt (wie Sharon in Kapitel 3), hat ein kompliziertes und ambivalentes Verhältnis zur Oberfläche ihres Körpers. In seiner Analyse eines jungen Mädchens, das sich Schnittwunden zufügte, hat Kafka (1969) die wichtige Rolle hervorgehoben, die der Haut als Übergangsobjekt zukommt. Die Haut, die für das Kind das erste Medium für sinnlichen Kontakt, Geborgenheit und Kommunikation ist, kann ebenso das Misslingen des mütterlichen Containments und den ungemilderten körperlichen Schmerz, das Unbehagen und die Wut des Kindes aufzeichnen. Wenn die Projektion der Wut auf die mangelhaft containende Mutter gegen das Selbst gerichtet wird, wird die Oberfläche des Körpers womöglich zu einem bösen Objekt und einer Zielscheibe der Vergeltung.

1 Im Englischen spricht man von einer sex reassignment surgery, eine Operation also, die der betreffenden Person im wörtlichen Sinne ein neues Geschlecht zuweist (reassignment: Neuzuweisung, Neuzuordnung). [Anm. d. Ü.]

In dieser Hinsicht ist die Körperoberfläche für die sich selbst verstümmelnde und für die nach einer geschlechtsangleichenden Operation strebende Person ein Projektionsobjekt.

Allerdings habe ich festgestellt, dass die sich verstümmelnde Person in der Regel vor allem mit dem Inneren ihres Körpers, und zwar mit dem Blut, beschäftigt ist. Caroline Kettlewell beschreibt dieses Phänomen in ihren Memoiren *Skin Game* (2000) auf lebhafte Art. Sie schreibt:

> Im Kielwasser der Klinge schmolz die Haut dahin, teilte sich, um kurz die milchigweißen Unterhautschichten zum Vorschein zu bringen, bevor eine dünne, wulstige Linie satten, karmesinroten Blutes durch die zentimeterlange Kluft sickerte. Das Blut quoll hervor und fing an, die reinen, blanken Ränder meiner behutsam gezogenen Wunde zu verzerren.
> Das Chaos in meinem Kopf spann sich zu einer seidenen Stille. Ich hatte mich ganz zur Unmittelbarkeit von Hand, Klinge, Blut und Fleisch hin aufgelöst. (Kettlewell, 2000)

Zum Anblick ihres Blutes hatten meine Patient*innen unterschiedliche Assoziationen. Bei einigen war die erotische Befriedigung, die sie daraus zogen, dass sie das Blut aus den Grenzen ihrer Haut entließen, deutlich spürbar. Diese Patient*innen fühlten sich oft in ihren Körpern gefangen, genauso wie sie sich von ihren Müttern erstickt fühlten. In dieser Hinsicht sind sie einigen der Patient*innen, mit denen Lemma gearbeitet hat, nicht unähnlich. Sich in die Haut zu schneiden, war eine sexuell aufgeladene Befreiung. Kafkas Patientin beschrieb, wie das Blut den Körper definierte und streichelte, »wie ein wollüstiges Bad, das seine Konturen bildete und Form ausprägte, während es sich über die Hügel und Täler ihres Körpers ausbreitete« (1969).

Für andere hatte das Blut etwas Toxisches an sich und stellte abscheuliche Seiten ihrer selbst dar, von denen sie sich befreiten, indem das Blut hinausfloss. Eine Patientin von Rob Hale (Campbell und Hale, 2014) beschrieb dies so: »Der Schmerz wird unerträglich, und du fügst dir Schnitte zu, um Blut zu sehen. Ich war ständig davon überzeugt, grünen Schleim in mir zu haben. Also, statt Blut hätte ich Dreck und Rotz in meinen Adern. Und manchmal hörst du diese Stimme, die sagt: ›Du bist Dreck, du bist Schmutz.‹ Und dann schlitzt du einfach … irgendwas, um zu beweisen, dass es Blut ist.«

Während die geschlechtsangleichende Operation für einige Individuen zur *idée fixe* werden kann, kann Selbstverstümmelung zur Sucht werden.

Coid et al. (1983) haben festgestellt, dass der Akt des Sich-in-die-Haut-Schneidens von einem erhöhten Ausstoß an Plasmaendorphinen – die körpereigenen Opiate – begleitet wird. Rob Hale (Campbell und Hale, 2014) hat von Patient*innen berichtet, die sagten, sie verspürten ein Hoch an Endorphinen, bevor sie sich Schnittwunden oder Verbrennungen zufügten. Dies hatte zweierlei zur Folge: Erstens trat kein körperliches Schmerzgefühl ein, und zweitens handelte es sich psychologisch um ein Erleben von Euphorie, sexueller Erregung und Lockerung der Kontrolle durch das Über-Ich.

Der Mann, der nach einer geschlechtsangleichenden Operation strebt, verfolgt zwei Ziele. Zum einen besteht das Ziel darin, den Teil seines Körpers abzutrennen oder zu verstümmeln, den er als fremd und unsicher empfindet, wie zum Beispiel seinen Penis. Bei den Patienten, die ich behandelt habe, wird dieser Wunsch, ihren Körper anzugreifen, zum Teil von der Identifizierung mit einer Mutter angetrieben, die als abwesend, destruktiv und ihre Männlichkeit leugnend erlebt wurde. Zweitens gibt es den Wunsch, durch die Hände einer Chirurgin oder eines Chirurgen – wieder eine mit der Mutter identifizierte Person – einen anderen Körper zu erschaffen. Eine Quelle der Begeisterung, die dieser Wunsch hervorruft, ist die Überzeugung, dass die Chirurgin in ihrem Auftrag die Darstellung eines anderen Geschlechts chirurgisch aus dem Geschlecht ihres gegebenen Körpers formen wird. Die Körperoberfläche ist das Medium, das die Chirurgin ihnen zurechtschneidet.

Die psychische Bisexualität, die im Unheimlichen zu ihrer Darstellung gelangt, wird von der transsexuellen Person allerdings negiert und begünstigt daher keine dreidimensionale innere Struktur, auf der aufgebaut werden könnte; der betreffenden Person bleibt lediglich eine zweidimensionale Oberfläche. Infolgedessen konstruiert die transsexuelle Person unbewusst eine Oberfläche, die sich ihrem Innern aufdrängt und ihm entgegensteht. Es liegt ein Bruch zwischen Innerem und Äußerem vor, und die Betrachterin sieht sich mit dem Gefühl der Inkongruenz konfrontiert, mit dem die Patientin aufwuchs. Lemma schildert dies in Kapitel 5.

Obwohl die transvestitische Person ebenfalls ganz mit der Oberfläche ihres Körpers und dessen visueller Erscheinung beschäftigt ist, sei darauf hingewiesen, dass die transvestitische Person, die die Kleidung des entgegengesetzten Geschlechts trägt und sogar versucht, als Angehörige des anderen Geschlechts durchzugehen, ihren sexuellen Körper nicht modifizieren, sondern verbergen will. Ein Ziel des Crossdressings besteht darin, sich in der Kleidung des entgegengesetzten Geschlechts zu tarnen, um die andere Person über die Existenz der versteckten Genitalien der tranvestitischen Person zu täuschen und in die Irre zu führen. Das Ziel ist außerdem, indirekt das Gefühl zu haben, im Körper der Mutter zu sein, und dadurch Ängste zu überwinden, die sich daran knüpfen, der Mutter zu entgehen oder von ihr abgewiesen oder aufgegeben zu werden. Eine moderne Entwicklung des Crossdressings ist die weibliche Maskierung. Dabei beschafft sich ein Mann eine Silikonmaske oder einen Bodysuit des Kopfes und/oder Körpers einer Frau, der den Maßen seines eigenen Körpers angepasst ist. Diese Bodysuits ahmen die Erscheinung einer Puppe nach, die die Kopie der Kopie einer Frau ist. Ein entscheidender Teil eines jeden Crossdressings ist die Fähigkeit, aus der Bekleidung der Frau herauszukommen, dem Körper der Mutter, der sie zu verschlingen und ihr Selbstempfinden zu vernichten droht, entfliehen zu können (Glasser, 1979; Campbell, im Druck).

Die Nachwirkungen der geschlechtsangleichenden Operation und der Selbstverstümmelung spielen eine wichtige, aber andere Rolle. Lemma macht uns darauf aufmerksam, welche Rolle der postoperative Körper bei der Darstellung von Inkongruenz gegenüber der Außenwelt spielt. Die Wunden und Narben eines Körpers, der von der Person selbst verstümmelt wurde, werden jedoch häufig präsentiert, um andere sadistisch zu schockieren oder anzuwidern oder um sicherzustellen, dass sich das medizinische und Pflegepersonal um sie kümmert. Manchmal ist die masochistische Komponente ausgeprägter, und die Wunden werden geheim gehalten, häufig um den Leidensprozess zu fördern und auszudehnen. Möglicherweise greift die sich verstümmelnde Person auch aktiv in den Heilungsprozess ein, indem sie fremde Objekte in die Wunde einführt. Der Masochismus wird darüber hinaus im Dienste des Sadismus mobilisiert. Robe Hale und ich sind Patient*innen begegnet, die die behandelnde Ärztin dazu angehalten haben, ohne Narkosemittel zu nähen, um sie dafür zu gewinnen, zusätzlichen Schmerz zuzufügen. Auf längere Sicht sind die Wunden womöglich eine Quelle der Scham, Schuld und Befangenheit, die vor der Sicht anderer verdeckt bleiben muss (Campbell und Hale, 2014). Ich bin jedoch auch postoperativen Individuen begegnet, die feststellten, dass sie einen Fehler gemacht hatten – der unumkehrbar war. Sie waren voller Wut auf die Chirurg*innen, hassten ihre Mütter und waren suizidal, voller Verzweiflung und Schuldgefühle.

Lemmas Gedanken zum Körper

In Kapitel 1 führt Alessandra Lemma drei Phantasien ein, die als Reaktion darauf entstehen, wie das Kind die Mutter erlebt. Sie zeigt, wie diese Phantasien den Wunsch nach einer Schönheitsoperation begründen können. Bei einer Gruppe von Patient*innen stellt Lemma einen besonderen Neid auf eine Mutter fest, die das besitzt, was das Kind braucht, es ihm jedoch vorenthält. Die Phantasie des Kindes ist, dass dieser Neid überwunden werden kann, indem die Chirurgin dazu gebracht wird, ihm oder ihr den Körper zu geben, den die Mutter zu geben sich weigerte. Lemma bezeichnet dies als die *Phantasie des Selbsterschaffens*, bei der die betreffende Person entsprechend ihrer Phantasie vorgeht, das Selbst zu gebären, indem sie einen perfekten Körper entwirft und konstruiert. So triumphiert das Individuum über die vorenthaltende andere Person – die Mutter – und umgeht jegliches Erleben von Abhängigkeit vom »Objekt des Begehrens« (Britton, 2001). Lemma macht deutlich, dass sich die Phantasie des Selbsterschaffens durch den ihr zugrunde liegenden neidischen Angriff auf die beraubende Mutter und das zeugende Elternpaar von anderen Phantasien unterscheidet.

Einige von Lemmas Patient*innen fühlten sich im Körper ihrer Mutter gefangen. Als Lösung für die vernichtende Angst vor Verschlingung entwickelte sich die *Phantasie*, ihren Körper von der Mutter *zurückzuerobern*. Lemma stellte fest, dass der klaustrophobische Raum in der Mutter bei einer Rückeroberungsphantasie auf den Körper des Selbst projiziert worden war, was in der Folge als fremde, bösartige Präsenz erlebt wird.

Im Erleben der betreffenden Person droht der Körper des Subjekts, nicht der Körper der Mutter, das Selbst zu verschlingen und zu zerstören. Die Handlung zur Lösung dieser entsetzlichen Phantasie, die sich ums Überleben dreht, besteht darin, den Aspekt des Körpers zu entfernen, der die fremde Präsenz darstellt. Im Gegensatz zur Phantasie des Selbsterschaffens ist der Kampf um Leben und Tod erkennbar, der die für die Verbannung des lebensbedrohlichen Objekts nötige Gewalt und Qual begründet.

Im Erleben vieler von Lemmas Patient*innen besetzte ihre Mutter den Körper des Kindes nicht oder wies ihn aktiv ab. Bei diesen Patient*innen stieß Lemma auf die Phantasie, einen neuen Körper zu erschaffen, der mit der Mutter *perfekt übereinstimmt*, einen Körper also, den sie begehren wird. Die Schönheitsoperation würde den Schmerz der Enttäuschung und Abweisung für immer überwinden, da sie sicherstellen würde, dass die Mutter das Selbst stets liebt und begehrt. Der Narzissmus der Mutter spielt bei der Entwicklung dieser Phantasien eine wichtige Rolle, doch bei der Phantasie der perfekten Übereinstimmung scheint die mütterliche Überbesetzung des Körpers des Kindes die Überzeugung zu bekräftigen, dass die Operation eine Verschmelzung mit dem ersehnten und idealisierten Objekt herbeiführen kann. In gewisser Weise können sich die drei Phantasien des selbsterschaffenen Körpers, des zurückeroberten Körpers und der perfekten Übereinstimmung in einigen Fällen überschneiden. Zum Beispiel kann die Rückeroberungsphantasie eine wichtige Rolle dabei spielen, die perfekte Übereinstimmung zu erzielen.

So wie Alessandra Lemma sich auf zahlreiche Quellen stützt, um ihre Theorien zu entwicklen, enthält jedes Kapitel auch detailliertes klinisches Material, das den Feinsinn und die Komplexität ihrer psychoanalytischen Arbeit vermittelt. Die Leserin wird die Möglichkeit haben, Lemmas Interaktion mit Patient*innen, die unter einer Borderline-Persönlichkeitsstörung leiden, schwierig zu verstehen und oft schwierig analytisch zu behandeln sind, im Detail zu verfolgen. In Kapitel 1 folgt Lemmas langsame und detaillierte Arbeit mit Frau A. dem Übergang von Frau A.s unerträglichem psychischem Schmerz zum psychischen Schmerz der Implantatoperation zur Vergrößerung ihrer Brüste. Die Leserin erfährt, wie Lemma schließlich versteht, dass die Implantate für Frau A. den Diebstahl eines künstlichen Objekts – implizit vom Körper ihrer Mutter – darstellten, das als eine idealisierte Brust vergegenständlicht wird.

In Kapitel 2 untersucht Lemma die psychische Funktion nekrophiler Phantasien, die darauf abzielten, eine narzisstische Kränkung umzukehren, die durch den angewiderten Blick der Mutter entstand. Lemmas analytische Arbeit mit Herrn B. veranschaulicht die Maxime: »Ist Geduld eine Tugend, so ist Warten eine Kunst.« Wieder und wieder ist sie beunruhigt und hält inne, um Herrn B. und ihren eigenen Assoziationen zuzuhören. Mehr als einmal bewahrte ihr Warten und Zuhören Lemma davor, in voreilige Deutungen hineingezogen zu werden, die die Angst des Patienten, für die perfekte Synchronie mit der Analytikerin/Mutter präpariert zu werden und in ihrer Haut zu sein, die Erotisierung von Herrn B.s nekrophiler Phantasie, verwirklicht hätten. Hinter Herrn B.s nekrophiler Phantasie steckte das Bild seiner toten Mutter, deren Leiche sie ungefährlich machte und ihn dadurch vor der Vernichtung schützte, vor der er sich fürchtet, wenn er in eine Frau eindringt. Lemma betonte, dass die Erfahrung von Demütigung in diesen Fällen eine wichtige Dynamik ist, die die betreffende Person überempfindlich dafür macht, angeschaut zu werden. Herr B. empfand die

Augen als kastrierend; daher die Bildung einer nekrophilen Phantasie, in der das Objekt keine Augen hat.

In Kapitel 3 erforscht Lemma, wie die virtuelle Welt des Internets für manche Jugendliche unwiderstehlich werden kann, da sie die Notwendigkeit, unverkennbar verschiedene innere und äußere Realitäten miteinander zu verbinden, umgeht und die Bildung der Illusion, die innere und äußere Realität seien isomorph, ermöglicht. In der virtuellen Realität wird das Internet attraktiv, weil es keine Schranken und keine Grenzen gibt. Was man sich vorstellen kann, kann verwirklicht werden. Hilflosigkeit wird durch Omnipotenz, Entfremdung durch Allwissenheit ersetzt. Avatare ersetzen wirkliche Menschen.

Die Pubertät treibt den Körper ins Zentrum der psychischen Bühne. Für die jugendliche Person, die von den hormonellen und physiologischen Veränderungen in ihrem Körper verwirrt und eingeschüchtert ist, ist es nicht ungewöhnlich, ihren Körper als ein bedrohliches Monster oder eine Außerirdische zu erleben, ein ganz und gar anderes Objekt, das nicht Teil des Selbst ist (Campbell, 2003). Die virtuelle Realität kann sexuelle Phantasien und die Masturbation anregen, doch sie umgeht das Tastgefühl, das den sinnlichen Körper ins Leben ruft (Anzieu, 1992). Durch das Internet wird der Körper für Individuen, die sich ihrem Körper gegenüber hilflos und entfremdet fühlen, womöglich zu einer Quelle sexueller Befriedigung, die Grundlage eines Verbundenseins mit anderen ist es jedoch nicht.

Um zu veranschaulichen, wie der Cyberspace ein Mittel zur Flucht vor Körper und Psyche bieten kann, präsentiert Lemma zwei jugendliche Patien*innen. Durch ihre sensible analytische Arbeit erfahren wir, wie das Eintauchen in die virtuelle Realität es zwei jugendlichen Patient*innen ermöglichte, eine in ihren Körpern hausierende beängstigende Fremdheit zu kontrollieren.

Die Leserin dieses Buches wird Patient*innen begegnen, über die bisher selten geschrieben worden ist. In Kapitel 4 untersucht Lemma, wie die weitreichende Modifizierung des Körpers einer jugendlichen Mann-zu-Frau-Transsexuellen, Paula genannt, sich auf ihr Körpererleben in der Zeit auswirkt. Lemma benutzt diesen Fall, um der Frage nachzugehen, wie unser Körper als Erinnerung an das Elternpaar dient, das uns einst ausschloss und erschuf. Die Ursprünge des Körpers stellen ganz konkret die zeitliche Dimension eines »Vor-Mir« dar.

Kapitel 5 erforscht, wie wichtig es für die transsexuelle Person ist, durch die visuelle Darbietung ihres Körpers bei anderen einen Zustand der Ambiguität herbeizuführen. Durch ihre Interviews mit acht transsexuellen Individuen und eine fünfjährige, einmal pro Woche stattfindende psychoanalytische Psychotherapie mit einer Mann-zu-Frau-Transsexuellen – Frau C. –, die sich einer geschlechtsangleichenden Operation unterzogen hat, erweitert Lemma ihre Untersuchung des subjektiven Erlebens von Embodiment. Das erste aus diesen Kontakten hervorgehende Motiv war die Inkongruenz zwischen dem gegebenen Körper und dem Körper, den diese Individuen als ihr wahres körperliches Zuhause identifizierten. Das zweite Motiv zeigte an, wie wichtig es war, als ein visuelles Objekt gesehen zu werden, was Lemma als die Kernerfahrung der transsexuellen Person ansieht. Was unübersehbar fehlte, war eine aufnahmebereite Person, die der im Körper untergebrachten Ambiguität, Verwirrung und Unsicherheit ein Zuhause hätte bieten können. Lemma ist der Ansicht, dass das Fehlen eines frühen Spiegelns dieser Inkongruenz das Kind einem unerträglichen Gefühl der Dissoziation von seinem gegebenen Körper aussetzt, die zu einer Suche nach dem »richtigen« Körper führt, um den Schmerz der Inkongruenz zu lindern. Lemma trifft die grundlegende Aussage, dass sich die innere Inkongruenz der transsexuellen Person äußerlich, d. h. visuell, manifestiert und die Aufmerksamkeit der Betrachterin auf das Inkongruenzgefühl des Subjekts lenkt.

In Kapitel 6 untersucht Lemma Almodóvars Film *Die Haut, in der ich wohne*, um Überlegungen zur Wirkung des inneren Bildes der Mutter von der maskulinen Geschlechtsidentität ihres Sohnes anzustellen. Lebhaft schildert Lemma, wie die Hauptfigur Dr. Ledgard, der nicht in der Lage ist, den Verlust seiner Tochter Norma nach deren Zusammenbruch und Rückzug zu betrauern, den jungen Vincente entführt, gefangen hält und wie ein Tier behandelt. Während Vincentes Gefangenschaft begeht Norma wie ihre Mutter Suizid. Ledgard fällt in einen paranoid-schizoiden Geisteszustand zurück und kastriert Vincente chirurgisch, indem er eine Vaginalplastik an ihm durchführt und so seine eigene Impotenz und rachsüchtige Wut angesichts des Verlusts ausagiert. *Die Haut, in der ich wohne* bekräftigt, was sich bei Frau A. (in Kapitel 1) feststellen lässt, dass nämlich äußere Veränderungen am Körper trotz der Hoffnung und Illusion und gewaltigen Projektionen der Körperoberfläche auf Beobachter*innen die innere Identität nicht berühren. In Almodóvars Darstellung ist Vera, bevor wir erfahren, dass sie in Wahrheit Vincente ist, im Besitz einer sicheren inneren Identität als Mann. Was Vincente in Veras Körper am Leben hält, stellt Lemma fest, ist sein Glaube daran, dass seine Mutter nach ihm suchen wird. Im Gegensatz zu Frau A. (in Kapitel 1) und Frau C. (in Kapitel 5), deren Mütter die Suche nach der inneren Geschlechtsidentität ihres Kindes aufgaben, glaubt Vincente immerzu, dass es ein mütterliches Gemüt gibt, das an seiner Männlichkeit festhält.

Bei der Arbeit mit Patient*innen, deren Körper das primäre Medium unbewusster Kommunikation ist, kommt der Körper der Analytikerin in der Behandlung zwangsläufig als ein unveränderlicher, verkörperter Teil des Settings vor. Darum geht es in Kapitel 7. Aus Alessandra Lemmas Sicht bietet die körperliche Erscheinung und Präsenz der Analytikerin ein verkörpertes Containment der Ängste und Phantasien der Patientin oder des Patienten. Zudem geht Lemma darauf an, wie die Analytikerin den freien Assoziationen ihres Körpers zuhört, eine Art somatische Gegenübertragung. Das verkörperte Setting ist besonders hilfreich, wenn es darum geht, den Schwerpunkt eines symbiotischen Kerns primärer Nichtdifferenzierung zu bestimmen und mit ihm zu arbeiten. Laut Bleger (1993) liegt diese Nichtdifferenzierung bei Patient*innen vor, die eine Spaltung zwischen den neurotischen und psychotischen Teilen der Persönlichkeit aufweisen. Bei diesen Patient*innen wird der Körper der Analytikerin zum Aufbewahrungsort unbewusster präsymbolischer Elemente, die nicht integriert werden können. Daraus entwickelt Lemma ein Verständnis dafür, wie primitive Kernängste vor einer Nichtdifferenzierung vom Objekt sich »als »verkörperte Phantasien« in einer gegenseitigen Symbiose zwischen Patientin und Analytikerin« (Bronstein, 2013) auf den Körper der Analytikerin auswirken.

Indem sie den Körper der Analytikerin als eine verkörperte Form des Settings auffasst, benutzt Lemma Blegers Formulierungen, um Überlegungen zu ihrer Analyse von Frau D. anzustellen. Für Frau D. waren das Einatmen der Patientin, ihre Haare und Lemmas Haare Embodiments eines symbiotischen Settings. Daher gab es keinen »Als-ob«-Raum, der einer Übertragungsdeutung Bedeutung hätte verleihen können. Lemmas langwierige und komplizierte Analyse von Frau D. zeigt der Leserin, wie Lemma Frau D. in ihrem eigenen Setting, dem es an Differenzierung mangelte, begegnen und ihr helfen konnte, ihre entsetzlichen psychotischen Ängste zu verstehen: Diese gingen aus einem Getrenntsein hervor, das sich in Veränderungen an Lemmas Körper darstellte, als Lemma sich nämlich die Haare schneiden ließ. Der Bedeutung der Haare geht Lemma in Kapitel 8 weiter nach, indem sie das Märchen von *Rapunzel* neu aufgreift.

In Kapitel 9 erforscht Lemma die psychischen Verwendungen der Toilette der Analytikerin, indem sie zwischen zwei Verwendungen unterscheidet.

Bei der ersten wird die Toilette auf perverse Art und Weise benutzt, um sexualisierte, feindselige, intrusive Dynamiken im Verhältnis zur Analytikerin auszuagieren. Beim zweiten Gebrauch der Toilette, den Lemma ausmacht, ist die Patientin oder der Patient um phantasierte Schäden besorgt, die dem Objekt zugefügt werden, wenn sie oder er inakzeptable, schmutzige Teile des Selbst preisgibt. Lemma merkt an, dass diese Patient*innen nicht in der Lage sind, die Analytikerin als Toilettenbrust zu benutzen, sodass ein idealisierteres Verhältnis zur Analytikerin bewahrt wird (Meltzer, 1995).

Alessandra Lemma hat beunruhigende *öffentliche* Darstellungen der Beziehung zwischen Körper und Selbst untersucht, nicht nur von ihrem Behandlungszimmer, sondern auch vom Fernsehstudio aus. Dreizehn Jahre lang hat Lemma Teilnehmer*innen evaluiert, um sicherzustellen, dass sie psychologisch für die Teilnahme an Makeover-Sendungen im Reality-TV »geeignet« sind. In Kapitel 10 verwendet Lemma ihr klinisches und theoretisches Verständnis der Psychoanalyse, um einige der Funktionen der Makeover-Sendungen im Reality-TV zu bestimmen. Aufgrund ihrer Erfahrung mit der Beurteilung potenzieller Teilnehmer*innen für Makeover-Programme stellt Lemma fest, dass die Herstellung eines Teilobjektuniversums im normalisierenden Rahmen des populären Reality-TV-Genres stattfindet, das das tatsächliche Leid der betreffenden Person maskiert, das allzu häufig hinter dem bewussten Wunsch steckt, an diesen Sendungen teilzunehmen. Lemmas Beschreibung zufolge existiert die Makeover-Sendung in einem paranoid-schizoiden Universum, in dem Depression, Angst und Ungerechtigkeit durch die im Einklang mit sozial bestimmten Normen stattfindende Manipulierung der Körperoberfläche beseitigt werden können.

Am Ende dieses letzten Kapitels kommt Lemma auf eines der dauerhaften Motive ihres Buches zurück. Das Reality-TV benutzt die Oberfläche des Körpers nicht nur, um den Blick zufrieden zu stellen, sondern auch um die privaten Phantasien der in diesem Buch beschriebenen Patient*innen in der öffentlichen Arena zu perpetuieren – dass nämlich eine Veränderung des Äußeren in der Tat eine fadenscheinige omnipotente Phantasie befriedigen kann, die in der Lage ist, innere Ängste vor unseren unvermeidlichen Mängeln und Abhängigkeiten zunichte zu machen.

Fazit

Alessandra Lemma schließt ihr Buch gebührend ab, indem sie uns daran erinnert, dass die Voyeurin, die in uns allen steckt, durch den Blick stets an jemandes Trauma teilnimmt: »Wir können niemals unschuldige Zuschauer*innen sein.« Ich denke, dass sich dasselbe über die Leserin von *Der Körper spricht immer* sagen lässt. Dieses Buch wird Ihr Verständnis einiger extremerer Darstellungen des Körpers und der Person, die ihn bewohnt, schärfen. Sobald wir etwas gesehen haben, können wir es nicht ungesehen machen. Der Blick kann nie unschuldig und, wie ich hinzufügen würde, niemals neutral sein, denn wir sind, wie Lemma betont, nie ganz frei vom Einfluss unseres Unbewussten – ein Aspekt des Menschseins, den wir mit dem Opfer und der Täterin oder dem Täter teilen. Wenn wir uns allerdings »zu einem kontinuierlichen analytischen Prozess … verpflichten« (Lemma, S. 313 in diesem Buch), können wir dafür offen bleiben anzuerkennen, dass jede und jeder von uns unsere Ängste vor unseren unvermeidlichen Mängeln und Abhängigkeiten unbewusst abwehrt.

Bibliographie

Almodóvar, Pedro (Regisseur) (2011). Die Haut, in der ich wohne [Film]. Spanien: El Deseo.

Anzieu, Didier (1992). Das Haut-Ich. Frankfurt: Suhrkamp.

Birksted-Breen, Dana (1996). Phallus, penis and mental space. The International Journal of Psychoanalysis, 77: 649–657.

Bleger, José (1993). Die Psychoanalyse des psychoanalytischen Rahmens. Forum der Psychoanalyse, 9: 268–280.

Britton, Ronald (2001). Glaube, Phantasie und psychische Realität: Psychoanalytische Erkundungen. Stuttgart: Klett-Cotta.

Bronstein, Catalina (2013). Finding unconscious phantasy in the session: Recognizing form. Bulletin of the British Psychoanalytical Society, 49 (3): 16–21.

Campbell, Donald (2003). Dario Argento's Phenomena (1985): A psychoanalytic perspective on the ›horror film‹ genre and adolescent development. In The Couch and the Silver Screen: Psychoanalytic Reflections on European Cinema, hrsg. von Andrea Sabbadini. Hove: Brunner-Routledge.

Campbell, Donald (im Druck). The Core Complex, Violence and Perverse Solutions: Mervin Glasser's Contributions to Psychoanalysis. London: Routledge.

Campbell, Donald und Rob Hale (2014). Understanding the Pre-Suicide State of Mind. London: Routledge.

Coid, Jeremy, Bruno Allolio und Lesley H. Rees (1983). Raised plasma metenkephalin in patients who habitually mutilate themselves. The Lancet, 322: 545–546.

Ferraro, Fausta (2001). Vicissitudes of bisexuality: Crucial points and clinical implications. The International Journal of Psychoanalysis, 82: 485–499.

Freud, Sigmund (1919). Das Unheimliche. GW XII, 227–268.

Freud, Sigmund (1920). Über die Psychogenese eines Falles von weiblicher Homosexualität. GW XII, 269–302.

Freud, Sigmund (1937). Die endliche und die unendliche Analyse. GW XVI, 57–99.

Freud, Sigmund (1986). Briefe an Wilhelm Fließ 1887–1904, hrsg. von Jeffrey Moussaieff Masson. Frankfurt: Fischer.

Glasser, Mervin (1979). From the analysis of a transvestite. International Review of Psycho-Analysis, 6: 163–173.

Kafka, John S. (1969). The body as transitional object: A psychoanalytic study of a self-mutilating patient. British Journal of Medical Psychology, 42: 207–212.

Kettlewell, Caroline (2000). Skin Game: A Memoir. New York: St. Martin's Griffin.

Kohon, Gregorio (2014). Reflections on the Aesthetic Experience: Psychoanalysis and the Uncanny. London: Routledge.

Lemma, Alessandra (2010). Under the Skin: A Psychoanalytic Study of Body Modification. London: Routledge.

Meltzer, Donald (1995). Der psychoanalytische Prozeß. Stuttgart: Verlag Internationale Psychoanalyse.

Smith, Henry F. (2002). On psychic bisexuality. Psychoanalytic Quarterly, 71: 549–558.

Einleitung

Wenn der Körper spricht

Der Körper spricht immer. Die Psychoanalytikerin muss darauf achten, was er in seinem relativen Getöse oder Schweigen zum Ausdruck bringt oder verbirgt. In manchen Fällen ist der Körper der Patientin oder des Patienten »laut« und die Beschwerde, die Anlass zur Behandlung gibt: Es ist ein verhasster Körper oder ein Körper, der physische Schmerzen verursacht. Bei anderen ist der Körper »still«, im Erleben der Patientin oder des Patienten vernachlässigt oder geleugnet, und doch ist er in der analytischen Beziehung stark präsent, was sich in der somatischen Gegenübertragung der Analytikerin niederschlägt, in der seine noch unausgesprochene Geschichte aufgenommen und allmählich in Worte gefasst wird.

Wie wir dem Körper und seiner Geschichte zuhören, wird von der eigenen (körperliche und psychische Elemente umfassenden) Subjektivität der Analytikerin und ihren sie leitenden theoretischen und technischen Prinzipien und Annahmen beeinflusst. Bei unseren Sitzungen mit Patient*innen orientieren wir uns als Analytiker*innen alle implizit und/oder explizit an Theorien und Annahmen, die bei unserer Arbeit im Idealfall als flexible »Anleitungen« fungieren und es uns ermöglichen, den Bedürfnissen der Patientin oder des Patienten jederzeit gerecht zu werden.

Die Leserin wird in diesem Buch auf mindestens vier solcher Annahmen stoßen, die ich kurz erläutern werde und die stets den Hintergrund meiner Versuche bilden, die Patient*innen, die ich hier beschreibe, zu verstehen. Ich hoffe, dass diese Annahmen in meinem Denken nicht den Status »überwertiger Ideen« (Britton und Steiner, 1993) erlangt haben – die Gefahr, dass sie als solche fungieren und daher von der Analytikerin zur Abwehr eingesetzt werden können, ist stets vorhanden und muss genau überwacht werden.

Das Buch bedient sich meiner angewandten psychoanalytischen Arbeit mit Jugendlichen und Erwachsenen in forensischen und psychiatrischen Settings im öffentlichen Gesundheitswesen sowie meiner Arbeit als Analytikerin mit Patient*innen, die drei bis fünf Mal pro Woche bei mir auf der Couch waren. Meiner Ansicht nach ist die psychoanalytische Arbeit in erster Linie durch das innere Setting der Analytikerin (Parsons, 2008) als solche definiert, nicht durch das äußere Setting, in dem man praktiziert, oder die Häufigkeit der Sitzungen, die der Patientin angeboten werden. Die psychoanalytische Arbeit zeichnet sich dadurch aus, dass die Analytikerin *systematischen Gebrauch* von der Übertragung macht. Dies schließt die Wahrung einer analytischen Haltung ein, die auf ihrer Wahrnehmung der Übertragung fußt. Daraus gewinnt sie ihr Verständnis dafür, in welcher psychischen Verfassung sich die Patientin befindet und wie sie am produktivsten eingreifen kann.

Als Analytiker*innen »benutzen« wir die Übertragung wahrscheinlich alle in diesem Sinne, doch es ist auch wichtig, für die unterschiedlichen Wege offen zu sein, die Neugier des Patienten auf seinen eigenen Geist zu wecken und zu fördern, nicht zuletzt, aber nicht nur durch die verbale Deutung der Übertragung. So gesehen ist Repräsentationsarbeit oder unterstützende Arbeit nicht weniger »analytisch« als übertragungszentrierte Arbeit (z. B. Lecours, 2007; Ogden, 1982; Lemma, 2014) und kann in den frühen Phasen einer Analyse oder psychoanalytischen Psychotherapie mit den Arten von Patient*innen, die ich beschreiben werde, essenziell sein. Dabei handelt es sich um Patient*innen, die aufgrund ihrer ausgeprägten Schwierigkeiten, ihr Erleben psychisch zu repräsentieren, eine Herausforderung für die Analytikerin darstellen.

Natürlich unterscheidet sich die Tiefe der Analyse, die in einer einmal pro Woche stattfindenden Psychotherapie erlangt werden kann, im Vergleich zu einer intensiveren Analyse; dennoch wäre es ein Fehler, die weniger intensive Arbeit im Hinblick auf die Entwicklung unserer Disziplin als irrelevant oder marginal abzutun. Vielmehr liefert solch eine Arbeit, bei der wir uns in der Regel mit Patient*innen beschäftigen, die nie oder selten in die Analyse kommen würden, außerordentlich wertvolle Einsichten in Pathologien, die ihrerseits unser Verständnis der Psyche bereichern. Zum Beispiel präsentiere ich in diesem Buch meine Arbeit mit transsexuellen Individuen und Individuen, die zwanghaft nach einer Schönheitsoperation streben. Solche Individuen kommen selten in die Analyse oder schaffen es nur selten, sie durchzuhalten, selbst wenn sie kommen. Und doch wurde mein Verständnis der Beziehung von Körper und Psyche und der Modifizierung des Körpers zur »Heilung« der Psyche durch meine Arbeit mit diesen Patientinnen bereichert. Obgleich keine Psychoanalyse, ist diese Arbeit dennoch psychoanalytisch, insofern sie auf dem analytischen Modell eines

Unbewussten beruht und von der analytischen Beziehung Gebrauch macht, um im Hier und Jetzt der Sitzung Beziehungskonstellationen und die damit verknüpften unbewussten Phantasien, die die Patientin als notwendig für ihr psychisches Gleichgewicht empfindet, lebendig werden zu lassen.

Wie auf den folgenden Seiten deutlich werden wird, beschränke ich mich nicht allein auf psychoanalytische Beiträge, um den Körper und die somatische Gegenübertragung der Analytikerin zu verstehen, sondern stütze mich auch auf neurowissenschaftliche Forschungen. Meiner Ansicht nach ist es für die Psychoanalyse eine Bereicherung, sich mit anderen Disziplinen zu beschäftigen, nicht weil sich die Phänomene, die uns als Psychoanalytiker*innen interessieren, auf Zustände und Mechanismen des Gehirns reduzieren ließen, sondern weil diese Disziplinen zusammen ein differenzierteres Verständnis und Wissen darüber fördern, was es heißt, verkörpert zu sein.

Das verkörperte Selbst

Die erste Annahme, die meiner Arbeit zugrunde liegt, ist, dass das *Embodiment die Psyche prägt*. Daher ist es für die Analytikerin unerlässlich, den Körper stets zu beachten, selbst wenn der Patient den Körper nicht ausdrücklich als das Problem mitbringt, mit dem er um Hilfe bittet. In der Tat lässt sich die Psyche ohne irgendeine Art von Embodiment nicht denken – eine Auffassung, die mittlerweile von vielen verfechtet wird (z. B. Lakoff, 1987; Rosch, 1992; Edelman, 1995; Damasio, 2004).

Der Körper ist eine grundlegende Gegebenheit des Lebens, die alle weiteren psychischen Funktionen trägt; daher kann er ernsthafte Schäden erleiden, wenn ihm emotionales, soziales und kognitives Funktionieren verwehrt wird. Eine Flucht vor der Realität des Körpers bringt stets eine Flucht vor einem Ort in der Psyche mit sich, an dem Denken und Fühlen möglich sind und man sich somit auf die andere Person als eine »andere« beziehen kann. Deutlich erkennbar ist dies bei den Individuen, die sich zur Abwehr in die virtuelle Realität zurückziehen, um die psychischen Implikationen eines Lebens im Körper zu umgehen – ein Bedürfnis, das während der Adoleszenz, wenn der Körper mit Nachdruck die ganze Aufmerksamkeit der Psyche verlangt, besonders akut sein kann (siehe Kapitel 3). »Virtuelle Technologien«, schreibt Hillis, »bestärken den Glauben, dass sie eine ›Transzendenzmaschine‹ darstellen, in der das erfinderische Selbst seinem privatisierten physischen Anker entfliehen und in einer Ikonographie der Lust leben kann« (Hillis, 1999: 172).

Wie ich in den Kapiteln 1, 3 und 4 erläutern werde, liefert der Körper im Idealfall eine Verankerung in der Realität, nicht zuletzt der Realität des Elternpaars, das uns zur Welt bringt und daher als eine in den »gegebenen« Körper eingeprägte Erinnerung an die Realität der Unterschiede und Unzulänglichkeit fungiert, die nicht omnipotent geleugnet, sondern ausgehalten werden muss. In einem Körper zu sein, zieht eine Anerkennung der Zeit des Elternpaars nach sich – eine Zeit, »bevor« dem Körper und somit dem Selbst das Leben gegeben ist. Der Körper ist entscheidend, wenn es darum geht, die *zeitliche Verbindung* zu etablieren, die ein Kontinuitätsgefühl in unserem zeitlichen Selbstempfinden ermöglicht und uns an die Objekte bindet, von denen wir abhängig waren und womöglich weiterhin abhängen werden.

Eine weitreichende Modifizierung des Körpers, wie beispielsweise transsexuelle Individuen sie auf sich nehmen, kann deren Orientierung in der Zeit beeinträchtigen, da der neue modifizierte Körper – und somit das neue Selbst – nicht im »gegebenen« Körper, der die entscheidende Verbindung zwischen Vergangenheit und Gegenwart liefert, verankert ist. Der Zusammenbruch der zeitlichen Verbindung tritt deutlich in dem Fall der jugendlichen Transsexuellen zutage, den ich im vierten Kapitel besprechen werde. Dort führte die durch Hormone erzeugte Verzögerung der Pubertät zu einem äußerst disruptiven psychischen und körperlichen Winterschlaf.

Physisch bearbeitete Körper sind stets Körper mit einer Geschichte: Auch wenn sie nicht dem subjektiven Erleben und erwünschten Körperbild entspricht, prägt die gegebene körperliche Konfiguration und Erscheinung die psychische Repräsentanz des Körpers und muss ins Selbsterleben integriert werden. Für die hier beschriebenen Patient*innen bedeutet dies in der Regel mühsame Arbeit, um den Körper »personalisieren« zu können (Winnicott, 1945).

Das Leib-Seele-Problem hat schon einigen der größten Denkerinnen in Wissenschaft, Philosophie und Psychoanalyse einiges abverlangt. Es ist nicht Ziel dieser Einleitung oder dieses Buches, einen umfassenden Überblick über die zahlreichen Argumente vorzulegen, die vorgebracht worden sind. Stattdessen werde ich meinen Fokus auf einige psychoanalytische Schlüsselbeiträge beschränken. Diese Auswahl ist zwangsläufig subjektiv und steht für die Auffassungen, die ich hilfreich gefunden habe, manche, weil sie meine Annahmen in Frage gestellt haben, andere – vielleicht zwangsläufig –, weil sie mit meinen vorgefassten Ansichten übereinstimmten.

Der Schlüsselgedanke, der meine Arbeit vor allen Dingen prägt, führt uns entschieden auf Freud'sches Territorium. Freud (1923: 253) hat ja bekanntermaßen gesagt: »Das Ich ist vor allem ein körperliches, es ist nicht nur ein Oberflächenwesen, sondern selbst die Projektion einer Oberfläche.« Die primitivste Form der Selbstrepräsentanz ist demnach eine Körperrepräsentanz. 1927 fügte Freud in einer Fußnote[2] hinzu:

> Das Ich entspringt letztlich körperlichen Empfindungen, hauptsächlich denen, die von der Körperoberfläche ausgehen. Daher könnte es als eine psychische Projektion der Körperoberfläche betrachtet werden und zudem ... die Oberfläche des psychischen Apparates darstellen.

Für Freud stellte sich das Ich also als eine psychische Karte dar, eine Projektion der Körperoberfläche. Genauer gesagt wurde das Ich als eine psychische Repräsentanz der gefühlten *libidinisierten* Beziehung des Individuums zu seinem Körper angesehen.

Seit Freud wurde sorgfältig ausgeführt, dass das Ich seine Funktionsweise folglich aus Körpermodellen bezieht (Lichtenberg, 1978). Dies geht vielleicht am deutlichsten aus Kleins Schriften hervor, in denen die Psyche als eine Art »Verdauungstrakt« (Caper, 1999) beschrieben wird, der psychische Zustände aufnimmt (introjiziert) und ausstößt (projiziert). Ebenso betont Fenichel (2005), dass das, was geschluckt werden kann, die erste Realität des Babys ausmacht: Das In-den-Mund-Nehmen und Ausspucken bildet ihm zufolge die Grundlage allen Erlebens.

Wie Freud (1923) betont später auch Schilder (1950) in seiner bahnbrechenden Studie zum Körperbild, dass die Propriozeption bei der Entwicklung des körperbezogenen Selbstempfindens eine entscheidende Rolle spielt. Im Wesentlichen betonen beide, dass innere Wahrnehmungen das Ich zu Beginn des Lebens grundlegender formen als äußere. Mit anderen Worten, das Leben hindurch entspringen die Struktur und Identität des Ichs in hohem Maße dem körperlichen Empfinden und Bewusstsein (Hägglund und Piha, 1980). Freud zementierte also die später von anderen weiterentwickelte Ansicht, dass das Körperselbst der Container und die Grundlage des Selbstempfindens ist (Winnicott, 1966, 1972; Mahler und Furer, 1968; Haag, 1985; Krueger, 1989; Sandler, 1993).

Für Freud hatten die Triebe ihren Ursprung stets im innersten Teil des Körpers. Seiner Definition nach ist der Trieb ein »psychischer Repräsen-

2 Die Fußnote wurde erst der englischen Übersetzung hinzugefügt. Siehe: Freud, Sigmund (1923). The ego and the id. Standard Edition XIX, S. 26. [Anm. d. Ü.]

tant der aus dem Körperinnern stammenden, in die Seele gelangenden Reize« (Freud, 1915: 214). Er fügt hinzu, der Trieb sei »ein Maß der Arbeitsanforderung, die dem Seelischen infolge seines Zusammenhanges mit dem Körperlichen auferlegt ist«. Wenn wir an seine Definition des Triebs denken, so erklären sich die Transformationen, die stattfinden und die Inhalte seiner ursprünglichen Ausdrucksform verändern, aus diesem Hinweis auf »Arbeit«. Dies, betont Green, verdeutlicht

> einen doppelten Prozess: der erste ist die Transformation der im Körper geborenen und die Psyche erreichenden Impulse, die sich von somatischen Reizen in psychische Repräsentanzen verwandeln; der zweite ist die der Psyche auferlegte Arbeit, deren Ziel es ist, *die Situation, in der die Vermittlung ihrer Repräsentanzen an die andere Person scheitert,* zu ändern.
>
> (Green, 1998: 655; Hervorhebung von mir)

Obwohl Freud sowohl die Bedeutung des Triebs als auch des Objekts unterstrichen hat, haben seine Nachfolger*innen letztere ausdrücklicher und gründlicher ausgearbeitet. Im Hinblick auf den Trieb ist seine rigorose Beschreibung jedoch hilfreich, denn sie vereinigt die Ideen der Verankerung im Soma, des die Psyche erreichenden Reizes und des Maßes der Arbeitsanforderung, die der Psyche aufgrund ihrer Verbindung zum Körper auferlegt ist.

Freuds Betonung des Körpers ist sinnvoll platziert und knüpft an gegenwärtige neurowissenschaftliche Perspektiven an oder nimmt diese gar vorweg. Körperliche Bewegungen und die Registrierung dieser Bewegungen in einem sich entwickelnden propriozeptiven System, d. h. einem System, das seine eigenen Bewegungen registriert, tragen zur selbstorganisierenden Entwicklung neuronaler Strukturen bei, die nicht nur für motorisches Handeln verantwortlich sind, sondern auch dafür, wie wir ein Bewusstsein für uns selbst erlangen, wie wir mit anderen kommunizieren, *wie wir leben.* Körperliche Bewegungen (und natürlich die Reaktionen anderer auf diese Bewegungen) kündigen die Linien der Intentionalität an, Gesten bilden die Konturen der sozialen Kognition. In diesem allgemeinsten *und* grundlegendsten Sinne prägt das Embodiment die Psyche.

Merleau-Ponty (1966) hat im Rückgriff auf die Psychoanalyse dargelegt, dass der Körper im Sinne eines latenten Wissens über die Welt agiert, das dem kognitiven Erleben vorausgeht. »Einen Leib haben«, sagt er, »heißt über ein umfassendes Gefüge verfügen, das die Typik sämtlicher perzeptiver Entfaltungen... umfasst und ausmacht« (Merleau-Ponty, 1966: 377). Sein

Modell verkörperter Intentionalität enthält einen Raum für das *Körperschema* – eine Vorbedingung der Möglichkeit von Wahrnehmung. Das Körperschema muss von der Idee des Körperbildes, die Analytiker*innen vertrauter sein wird, unterschieden werden. Es bezeichnet ein System sensomotorischer Prozesse, die beständig Haltung und Bewegung regulieren, und ist eine »Sammlung von Gesetzen« anstatt von Bildern (Gallagher, 2005).

Als Psychoanalytiker*innen neigen wir dazu, uns mit dem *Körperbild* – der Repräsentanz unseres Körpers in unserer Psyche, mitsamt dem Affekt und den Phantasien, die damit einhergehen – zu beschäftigen. Es ist die psychische/libidinöse Karte des Körpers, die nicht nur von den Gesetzen der Biologie organisiert wird, sondern auch von den Bedeutungen und Phantasien, die wir an unser Körpererleben herantragen. Genau genommen ist es treffender zu sagen, dass wir es mit einer imaginären Anatomie zu tun haben.

Obwohl das gefühlte Körpererleben stets mehr oder weniger im Wandel begriffen ist, gilt auch, dass wir aufgrund des frühen Erlebens körperlicher Zustände und körperlichen Austausches mit anderen eine Repräsentanz unseres Körpers entwickeln, die mehr oder weniger beständig ist und sowohl Wahrnehmungs- als auch evaluative Komponenten enthält. Damasio (2000) vergleicht die Repräsentanz des Körperselbst mit einer Karte im Gehirn, die über verschiedene Zustände hinweg Kontinuität liefert. Auch wenn Damasio dies nicht weiter ausführt, sollten wir hinzufügen, dass sie außerdem die notwendige Kontinuität bezüglich der Qualität und Reichweite des affektiven Kerns liefert (Bucci, 2008).

Während das Körperschema konstitutionell begründet ist, bringt uns das Körperbild daher wieder zur wichtigen Rolle des intersubjektiven Zusammenhangs, in dem sich der gegebene Körper entwickelt. Das Körperbild ist nicht angeboren, und die Psychoanalyse kann hier einen wertvollen Beitrag zum Verständnis der Entwicklungsfaktoren und -phantasien leisten, die die psychische Repräsentanz des Körpers mitformen und affektiv einfärben. Bei meiner Arbeit behandele ich die Wahrnehmung, die der Patient von seinem Körper hat, als eine Reflexion gewisser Dispositionen, die er in Bezug auf diesen hat (Überzeugungen und Phantasien), sowie gewisser Dispositionen, die sein Körper in Bezug auf die Welt hat (eine bestimmte Haltung, ein Gleichgewichtsgefühl und andere triebhafte, autonome Aspekte des Embodiments). Somit könnten wir sagen, dass das Körperschema die Intentionalität beschränkt (Gallagher, 2005), Objektbeziehungen ihr aber ihre affektive Resonanz verleihen, was sich im Körperbild des Patienten niederschlägt.

Um die meiner Ansicht nach essenzielle *dynamisch unbewusste* Dimension der Repräsentanz, die wir zu jedem Zeitpunkt von unseren Körpern haben, zu unterstreichen, ziehe ich es vor, den Begriff *Körpervorstellung(en)* zu benutzen. Dieser Begriff bringt die potenzielle Fluidität unseres Körperbildes präziser zum Ausdruck und betont zugleich, dass die Repräsentanz des Körpers in der Psyche eine unbewusste psychische Organisation ist, die von bestimmten Phantasien vom Selbst und der anderen Person angetrieben wird. In der Übertragungsbeziehung können diese Phantasien näher ausgeführt werden. Körpervorstellungen entstehen aus den frühesten inneren körperlichen Erfahrungen – zum Beispiel von Schmerz und Genuss – im Verhältnis zu anderen Menschen und nehmen Einfluss darauf, wie das Individuum sein Körperselbst erlebt. Daher ist die Körpervorstellung, wie Schilder bemerkt, das Bild unseres Körpers in unserer Psyche, das sich aus den idiosynkratischen Bedeutungen ergibt, mit denen der Körper durch diese frühesten Interaktionen ausgestattet worden ist. Sie beruht auf Projektions- und Introjektionsmechanismen. Wichtig ist, dass die Repräsentanz des Körpers von Grund auf eine Funktion libidinöser Objektbesetzungen ist.

Die Repräsentanz unseres Körpers in unserer Psyche ist stets objektbezogen, auch wenn ihre ursprüngliche Quelle im Potenzial und den Einschränkungen des Körpers liegt. Auch Green hat ja bemerkt,

> dass es zur Repräsentanzenbildung einer Beteiligung des Objekts bedarf, wobei sich die äußere Objektgestalt mit einer aus den eigenen Körperbedürfnissen stammenden Vorstellung verbindet. Aus dieser Verbindung emergiert das Unbewusste, und das Risiko, das in der Begegnung von Trieb und Objekt liegt, wirft zugleich ein Licht auf ihr mögliches Scheitern. (Green, 2006: 251)

In einem späteren Aufsatz wird diese Thematik weiter ausgeführt:

> Aus dieser ersten Vereinigung zwischen der vom Körper ausgehenden psychischen Repräsentanz und den Erinnerungsspuren des Objektbildes wird ein neues Gebilde geschaffen: die Objektrepräsentanz. In dieser neuen Mischung hat das Subjekt jegliche inhärente Subjektivität ausgearbeitet, nicht nur aufgrund der Projektion, sondern auch weil er oder sie dem, was dem inneren Sinn seines oder ihres Körpergefühls entstammt, eine begreifliche und bedeutsame Form verliehen hat. (Green, 2004: 120)

Wie wir unseren Körper erleben, wird von den Bedeutungen und Phantasien anderer geprägt. Daher erzählt unser Körper die Geschichte mehrerer Generationen. Unsere Körperrepräsentanz geht aus der Verinnerlichung der Körpervorstellungen der anderen Person – der Mutter – hervor. Dies geschieht durch die unbewusste Übermittlung von Gesten, der Körperhaltung, Angewohnheiten, Rhythmen, die allesamt affektbeladene Repräsentanzen des mit der anderen Person interagierenden Selbst enthalten:

> Ein präverbaler Säugling nimmt nicht die Worte, sondern die impliziten Intentionen der Kommunikation auf … Dieses Register wird übermittelt durch Körperkontakte, Gesichtsausdrücke, Gesten, den Klang der Stimme.
>
> (Raphael-Leff, 2015)

Die frühen körperlichen Erfahrungen mit Primärobjekten, die für die Etablierung eines angemessen libidinös besetzten Körperselbst zentral sind, werden als prozedurale Erinnerungen gespeichert. Um zu verstehen, wie Körpervorstellungen intergenerationell übermittelt werden können, müssen wir uns kurz der Funktionsweise des Gedächtnisses zuwenden.

Die Gedächtnisforschung hat zwei Arten des Gedächtnissystems unterschieden: deklarative und implizite (Schacter, 1995). Deklarative Erinnerungen können abgerufen und verbalisiert werden und liefern das Narrativ unseres Lebens. Implizite Erinnerungen hingegen sind präverbal (in der Regel in Bezug auf die ersten zwei bis drei Lebensjahre) und deshalb nicht direkt zugänglich und können aufgrund der langsameren Reifung der für das explizite Gedächtnis nötigen Hirnstrukturen nicht verdrängt werden – mit anderen Worten, sie sind deskriptiv unbewusst, nicht dynamisch unbewusst (Clyman, 1991).

Das implizite Gedächtnissystem umfasst prozedurale, emotionale und affektive Erinnerungen. Für unsere Repräsentanz des Körpers ist dies sehr wichtig, weil die frühesten sensomotorischen Erfahrungen, die Gefühle anregen und Affekte mit sich bringen, höchstwahrscheinlich als prozedurale Erinnerungen des eigenen Körpers in Verbindung mit einer anderen Person kodiert sind. Höchstwahrscheinlich sind sie also im nicht verdrängten Unbewussten gespeichert. Diese Erinnerungen – auch »Gefühlsschemata« (Bucci, 2008) genannt – nehmen Repräsentanzen anderer Leute auf, die das Körperselbst des Kindes bestätigen oder zurückweisen. Ein Gefühlsschema kann direkt durch sinnliche Wahrnehmungsmerkmale oder aus dem Gedächtnis aktiviert werden. Dieser Umstand ist klinisch relevant, denn er deutet an, dass die Analytikerin auf subsymbolische Kommunikation eingestellt sein muss, die verkörpert ist (Bucci, 2008). Wir sprechen hier also von somatischen und sinnlichen Prozessen, die weder verbalisiert noch symbolisiert werden können und die möglicherweise jenseits von absichtlicher Kontrolle oder organisiertem Denken operieren und von der Analytikerin durch ihre somatische Gegenübertragung registriert werden (siehe unten und Kapitel 7).

Prozedurale Erinnerungen an körperliche Erfahrungen basieren somit auf körperlichen Erfahrungen mit einer anderen Person, die das Körpererleben und somit das Bild des Säuglings von sich selbst prägen. Das Gefühl, mit dem einladenden Körper der Mutter zu verschmelzen oder sich von ihr nicht gehalten zu fühlen, wird von intensiven Affekten begleitet, die sich höchstwahrscheinlich auf Gedächtnis, Wünsche und Phantasie auswirken (Pine, 2000):

> Die taktilen Empfindungen, die das an der Brust ernährte Kind vor allem in der perioralen und oralen Zone und an den Händen hat – die sich bereitwillig an die Brust oder jedes beliebige andere Objekt klammern, das mit der Handflächenzone in Berührung kommt, angefangen mit den Kleidern in der Nähe der Brust –, werden deshalb zu einigen der von der primitiven Psyche angesammelten fragmentarischen frühen (fokalen) Erfahrungen. (Gaddini, 2015: 39)

Winnicott hat erkannt, wie wichtig frühe Beziehungen sind, wenn es darum geht, dem körperlichen Gegebenen Form und Bedeutung zu verleihen, und den treffenden Begriff »Verkörperlichung« geprägt, um darauf hinzuweisen, dass wir alle einen Körper haben, in dem wir leben und den wir uns zu eigen machen müssen:

> Ebenso wichtig wie die Integration ist die Entwicklung des Gefühls, daß man als Person im eigenen Körper lebt. Auch hier sind es wieder die Trieberlebnisse und die wiederholte ruhige Erfahrung des Gepflegtwerdens, die allmählich das aufbauen, was man als zufriedenstellende Personalisierung bezeichnen kann. (Winnicott, 1945: 66–67)

Wie ihr Baby wird auch die Mutter ein Erleben ihres Körpers im Zusammenspiel mit einer anderen Person verinnerlicht (und als eine prozedurale Erinnerung abgespeichert) haben. Das Körpererleben der Mutter wird sich darauf auswirken, wie sie auf die Körperlichkeit des Babys eingeht. Säuglinge, die als ängstlich gebunden klassifiziert werden, haben oft Mütter, die eine Abneigung gegen engen Körperkontakt aufweisen (Ainsworth et al., 1978). Main (1990) betont, dass das Ausmaß an Berührung keine feststellbaren Folgen hat, wohl aber die Art und Weise, in der das Baby gehalten wird (z. B. liebevoll im Vergleich zu unbeholfen). Sie fand einen signifikanten Zusammenhang zwischen den vom Elternteil berichteten Kindheitserfahrungen von Abweisung durch die Mutter und einer anschließenden beobachteten Abneigung gegen Körperkontakt mit dem Baby. Die Unmittelbarkeit des Körperkontakts mit ihrem Baby wird höchstwahrscheinlich die eigenen latenten, primitiven Gefühle, Phantasien, Wünsche und Ängste der Mutter aktivieren, die ihr eigenes frühes Erleben widerspiegeln. Mit anderen Worten, was die Mutter sieht, wenn sie ihr Baby anschaut (und dies gilt natürlich ebenso für den Vater), ob sie sich ihm körperlich und psychisch zur Verfügung stellen kann, wird von der Qualität der in ihr hausenden Beziehungen beeinflusst, nicht zuletzt von der Qualität der Beziehung zwischen und mit ihren eigenen inneren Eltern.

Das eigene Körpererleben des Babys wird also durch sein Erleben der Beziehung der anderen Person – der Mutter – zu seinem Körper vermittelt (Laufer, 1981). Und wie sie seinen Körper empfindet, wird dadurch vermittelt, wie sie ihren eigenen Körper empfindet. Insofern die Mutter (oder der Vater) in dieser Hinsicht auf Schwierigkeiten gestoßen ist, kann der Körper des Babys zum Behälter ihrer eigenen Projektionen werden. Tatsächlich kann ein ungelöstes Trauma sozusagen in einer *stellvertretenden Körpermodifizierung* zutage treten, was zum Eindringen in den Körper der anderen Person führt. In Kapitel 6 erläutere ich dies anhand einer psychoanalytischen Interpretation von Almodóvars Film *Die Haut, in der ich wohne*.

Angesichts all dieser Überlegungen wird deutlich, weshalb reduktionistische neurologische Darstellungen des Körpers die schematischen Operationen, in denen sich der Körper in seinen Beziehungen zu anderen – d. h. in einem bestimmten emotionalen und sozialen Kontext – eine spezifische Organisation oder Gestaltung aneignet, niemals adäquat erfassen können. Und doch liefert die Zusammenführung der Psychoanalyse mit neurowissenschaftlichen Perspektiven eine hilfreiche Erinnerung an die bedeutende Rolle des zu habituellen Dispositionen führenden Körperschemas *und* der dynamischen Beziehung zu emotionalen Umgebungen, in der dessen Entwicklung stets stattfindet. Ein Verständnis des Körpers erfordert also erklärende Darstellungen, die hinter der Intentionalität zurückbleiben und über die Neurophysiologie hinausgehen.

Bisher habe ich eine objektbeziehungstheoretische Sicht auf die Entwicklung des Körperbildes skizziert, die meinen persönlichen Standpunkt in dieser Frage anzeigt. Um uns dem Körper zu nähern, müssen wir jedoch feinsinnig einen Bogen zwischen einem innerpsychischen Einpersonenmodell und einem objektbeziehungstheoretischen Modell spannen. Eine zu starke Gewichtung des letzteren läuft Gefahr, die Bedeutung des gegebenen Körpers in den Hintergrund zu drängen. Die Betonung konstitutioneller Faktoren war natürlich sowohl für Freuds als auch für Kleins Denken zentral. Sogenannte »Konflikttheorien«, die konstitutionellen »Gegebenheiten« oder Konflikte erzeugenden Kräften Bedeutung zuschreiben, werden zuweilen »Defizittheorien« gegenübergestellt, die Einflüssen aus der Umgebung eine zentrale Rolle zuteilen. Meiner Ansicht nach ist dieser Gegensatz irreführend, und mein eigener Ansatz beruht auf der Annahme, dass bei vielen Patient*innen (und gewiss bei den in diesem Buch besprochenen) sowohl Konflikte als auch Defizite in Betracht gezogen werden müssen, um zu verstehen, welche psychischen Strukturen vorliegen und was sie im Rahmen einer analytischen Behandlung tolerieren können.

In seiner eindringlichen Darstellung der Ontogenese des Denkens widmet sich Ferrari (2004) der Frage nach der relativen Gewichtung konstitutioneller Faktoren (d. h. des Körpers) und Objektbeziehungen bei der Bildung der Psyche. Er knüpft den Beginn des psychischen Funktionierens an die erste Registrierung sinnlicher Wahrnehmungen und rückt damit die Beziehung zwischen Ich und Körper gegenüber der gegenwärtigen Ausrichtung auf die Beziehung zwischen Ich und äußerem Objekt in den Vordergrund. Er ist der Ansicht, dass sich das früheste Ich von Beginn an auf das sinnliche Erleben seines eigenen Körpers beziehen muss und das Ich sich daher zunächst auf den Körper bezieht. Ferrari bezeichnet den Körper als das »konkrete Ursprungsobjekt« (KUO) und deutet somit an, dass dies den Beginn des psychischen Selbst darstellt:

> Das KUO stellt jede einzelne Person in ihren ursprünglichen Aspekten dar und nicht im Verhältnis zur Welt … man kann es als den ursprünglichen spezifischen Kern beschreiben, der jede individuelle Person seit der Geburt von allen anderen Menschen unterscheidet. Es ist ein Objekt, weil es vorhanden ist … es ist nicht das Ergebnis einer Entwicklung (eines Prozesses der Introjektion-Projektion zum Beispiel), sondern es ist das Kind selbst … das Objekt ist konkret, weil seine Körperlichkeit seine vorrangige Eigenschaft ist. Die Körperlichkeit besteht darin, ein Mann oder eine Frau und, mehr noch, dieser Mann oder diese Frau mit dieser spezifischen Triebbesetzung und körperlichen Ausstattung zu sein. (Ferrari, 2004: 48)

In dieser frühen Phase der Entwicklung scheint Ferrari einen primitiven Körper zu beschreiben, dem eine Denkerin fehlt (Green, 1998). Wenn in der Entwicklung alles gut verläuft, wird das KUO vom Denken »in den Schatten gestellt« (und nicht ersetzt). Das bedeutet, dass sich das Individuum von der sinnlichen Erfassung des Körpers zur symbolischen Kenntnis eines anderen Geistes bewegt, was mit der durch die Seh- und Hörsinne erleichterten Wahrnehmung von Distanz zusammenfällt. Bei einer gesunden Entwicklung erlangen Beziehungen zu anderen gegenüber der unmittelbareren Beziehung zum Körper eine Vormachtstellung, d. h. es findet, wie ich es andernorts genannt habe, eine Entwicklung von einem monadischen Körper zu einem dyadischen Körper statt (Lemma, 2010).

Das sinnliche Körpererleben muss containt werden, damit es psychisch repräsentiert werden kann. An dieser Stelle betont Ferrari, wie wichtig die Rolle der Mutter ist. Mit anderen Worten, Ferrari stellt das Hervorgehen aus der Leiblichkeit – vom »biologischen Stadium« zu einem »psychischen Stadium« (Resnik, 2005: 53) des Körpers (des repräsentierten Körpers) – durch den Prozess der von einigen so genannten Mentalisierung dar (Fonagy et al., 2004). Wie Green sagt:

> Wir müssen zwischen psychischen Ereignissen unterscheiden, die wir als im Körper verwurzelt betrachten müssen, Gedanken ohne Denker, die diesem primitiven psychischen Handeln und Denken, das von einem Denker gedacht werden muss und deshalb einem anderen Denker übermittelt werden kann, sehr nahestehen. (Green, 1998: 652)

Ferraris Darstellung lässt die Bedeutung der Objektbeziehungen nicht außer Acht. Er schlägt zwei relationale Eckpunkte vor: Die »vertikale Beziehung« bezeichnet die Beziehung zwischen dem KUO und dessen Repräsentanz in der Psyche, wohingegen die »horizontale Beziehung« die Beziehung zwischen Baby und Mutter bezeichnet. Hier hebt Ferrari die wichtige Funktion der Mutter hervor, die frühesten Empfindungen des Babys zu containen und zu organisieren.[3]

3 Er spricht von der Einheit von Selbst und Körper als einer »einfachen Dimension« (d. h. das Baby/Kind nimmt sich selbst als ein konkretes Objekt wahr – es muss sich dem zuwenden, was seinem Körper entspringt) und von der Beziehung zu Objekten und ihren psychischen Repräsentanzen als der »zweifachen Dimension«. Was man auch sonst über Ferraris Hypothese zum KUO denken mag, die einfachen/zweifachen Dimensionen sind hilfreich, wenn es darum geht, die Beziehung des Selbst zum Körper und den unentwirrbaren Synchronismus der vertikalen und horizontalen Dimensionen im Sinn zu behalten, ohne eine gegenüber

In vielerlei Hinsicht finden Ferraris Ideen auf Klein'schem Territorium ein willkommenes Zuhause: Die Körperlichkeit war für Kleins Darstellung der frühen Entwicklung zentral, da sie die strukturierende Wirkung der Beziehung zur mütterlichen Brust und zum mütterlichen Körper allgemein (siehe Kapitel 1) unterstrich. Wie Klein macht er auf konstitutionelle Faktoren aufmerksam und verknüpft das somatische Erleben eng mit den ersten psychischen Erfahrungen und somit als die Grundlage früher unbewusster Phantasien und somatischer Erinnerungen (siehe auch Segal, 1964; Bronstein, 2013). Auch Bion (2013) sah Sinnesdaten als den Anfangspunkt der Entwicklung des Denkens an und zog in Erwägung, dass psychischer Schmerz in einem von ihm so genannten »protopsychischen« Zustand gespeichert wird.

Allerdings sollten wir beachten, dass Ferraris Konzeption des KUO ein Komplex aus somatischen Funktionen (sinnlich, metabolisch), aber kein introjiziertes Objekt ist. Das bedeutet, dass das KUO aus seiner Sicht jeglicher Art von introjektiven Prozessen vorausgeht. Die Leiblichkeit ist also das »Rohmaterial« für die Entwicklung der Psyche. Obwohl das Baby bei der Geburt eindeutig körperlich abhängig ist und daher von Beginn an in Beziehung zu seinen Mitmenschen steht, betont Ferrari die biologische Unabhängigkeit des Babys und macht somit darauf aufmerksam, wie wir die körperliche Ausstattung konzeptionalisieren.

Ein Teil des Problems, dem man bei der Lektüre begegnet, besteht darin, dass Ferrari den Vorrang des körperlichen »Gegebenen« gegenüber dem Einfluss der mit der Geburt zusammenfallenden intersubjektiven Umgebung unterstreicht. Was in dieser Hinsicht als vorrangig angesehen werden kann, wird weiterhin diskutiert. In der Tat ist es fraglich, ob sich das physische »Gegebene« je sinnvoll von den Reaktionen trennen lässt, zu denen solch ein Gegebenes die Umgebung einlädt, die ihrerseits Einfluss darauf ausüben wird, wie das Baby dieses körperliche Gegebene erlebt. Zudem weist Mancia (1994) darauf hin, dass Ferrari nicht auf die Bedeutung von Abwehrprozessen wie Spaltung und projektiver Identifizierung eingeht, die sich vermutlich auf die Beziehung zum KUO auswirken. Allerdings

---

der anderen zu privilegieren. Zudem macht sie uns darauf aufmerksam, dass eine Regression zu einer einfachen, sinnlichen Dimension zur Abwehr eingesetzt werden kann, wie sich bei vornehmlich somatischen Krankheitsbildern beobachten lässt. Die einfache Dimension ermöglicht es uns, über die »Sedimentierung« (Ferrari, 2004) einer Erfahrung nachzudenken, die im Körper entsteht (z. B. aufgrund von Schwierigkeiten bei der Geburt), anstatt durch die Introjektion eines äußeren Objekts.

weist Ferrari auf den Gebrauch hin, den das Individuum vom KUO machen kann, indem es es als Ersatz für das äußere Objekt behandelt.

Ich bin nicht überzeugt, dass es klinisch sehr gewinnbringend ist, Ferraris Konzeption des KUO in exakt der von ihm dargelegten Form beizubehalten. Dennoch habe ich mich näher mit seinen Ideen befasst, denn sein evokatives Bild des Körpers, der in den Schatten gestellt wird, zeichnet die riskante Reise nach, die wir alle machen müssen, um von der Konkretheit unseres Körperselbst zu einer Repräsentanz unseres Körperselbst in der Psyche zu gelangen. Lombardi (2002) greift sinnvoll auf Ferraris Arbeit zurück, schafft es aber, einen deutlicheren Mittelweg zwischen den innerpsychischen und den zwischenmenschlichen Polen des Erlebens zu finden. Da er sich mit den Schwierigkeiten der Patientin befasst, das sinnliche und körperliche Erleben zu integrieren, wenn der Körper sich entweder aufdrängt – wie bei der *pensée opératoire*[4] (Marty und de M'Uzan, 1963) – oder völlig ausgeschlossen wird, betont Lombardi, wie wichtig es ist, sowohl die innerpsychischen als auch die relationalen Aspekte der Übertragung beim Deuten im Sinn zu behalten.

Eine Fokussierung auf den Körper wirft wichtige Fragen zum präsymbolischen Erleben auf: zu dessen Kodierung, wie bereits besprochen, aber auch zu dessen anschließender Vermittlung an andere. Aus klinischer Sicht macht dies uns wiederum auf die mühsame Arbeit aufmerksam, Patient*innen zu helfen, die Defizite in ihrer Fähigkeit aufweisen, ihr Erleben zu mentalisieren. Ein interessanter Beitrag zu diesem komplexen Bereich findet sich in Fonagy und Targets (2007) Arbeit zur »eingebetteten Psyche«. Sie verknüpfen Bindungstheorie, Kognitionswissenschaft und Psychoanalyse, um zu zeigen, dass die Psyche um eine Reihe von Kernrepräsentanzen herum organisiert ist, die aus frühen sensomotorischen, emotionalen und umgebungsbedingten Erfahrungen mit dem Primärobjekt hervorgehen. Ihrer Ansicht nach beruhen Sprache, symbolisches Denken und Abwehrmechanismen auf prototypischen präverbalen, »verkörperten« Erfahrungen von Gesten mit dem Primärobjekt. Die sich mit der Zeit entwickelnde Abstraktionsfähigkeit ermöglicht es uns, diese grundlegenden Repräsentanzen mit Bedeutung zu füllen, indem wir metaphorische Vergleiche zwischen Abstraktionen (z. B. der Idee einer Mutter) und Reihen geistiger Bilder ziehen, die in physische Erfahrungen mit dem Primärobjekt eingebettet sind. Sie stützen sich auf George Lakoffs Arbeit, insbeson-

4 Diese zeichnet sich durch eine starke Besetzung der physischen Sinne aus, die die Repräsentanz des Erlebens in den Schatten stellt.

dere auf den Schlüsselgedanken, dass das Denken im Körper verwurzelt ist (und auch Freud behauptete ja, das Denken sei ein »Probehandeln«), und auf die von Iván Fónagy vorgebrachte linguistische Theorie der gestischen Sprache.

Die gestische Sprache, die den für die früheste Form präverbalen Austausches charakteristischen Körpergesten gleicht, wird Iván Fónagy zufolge im prozeduralen Gedächtnis gespeichert und gibt den Rede- und Sprachformen eines Individuums ihre Form. Dies ist eine sehr wichtige und hilfreiche Beobachtung, denn sie fügt dem Begriff der »Kommunikationsebenen« eine subtile, aber ergiebige Dimension hinzu: Während wir mithilfe des Lexikons und der Grammatik unserer Kultur kommunizieren, sind die Derivate der gestischen Sprache, die sich als die prosodischen Elemente des Sprechens (wie Rhythmus oder Tonalität) äußern, wie eine »primordiale Grammatik« (Fonagy und Target, 2007), die einen sekundären Kommunikationskanal bereitstellt, über den Nichtbewusstes (im deskriptiven Sinne) vermittelt wird und der zur Abwehr erst anschließend dynamisch vom Bewusstsein ausgeschlossen werden könnte.

Überlegungen zur gestischen Sprache und zum implizit durch den Körper Kommunizierten bringen uns wieder mit anderen Disziplinen in Berührung, die sowohl für eine konzeptionelle als auch eine klinische Beschäftigung mit dem Körper relevant sind. Vor allem die neurowissenschaftliche Forschung hat deutlich gemacht, dass der Säugling mit einem Körperschema und der Propriozeption, den intermodalen Umwandlern und den Spiegelneuronen ausgestattet ist, genetisch kodiert für die expressive intersubjektive Bewegung der menschlichen Interaktion. Entscheidend ist, dass das Körperbild dem intermodalen und intersubjektiven Wechselspiel zwischen der Propriozeption und der Sicht auf das Gesicht der anderen Person entspringt.

Die Intentionen der anderen Person und die verkörperten Möglichkeiten des interagierenden Säuglings lassen sich direkt am Gesicht und den physischen Handlungen der anderen Person ablesen. Dies verdeutlicht aus einem anderen Blickwinkel, wie wichtig die Qualität der *verkörperten* Erfahrung mit der Bezugsperson und – so könnten wir ergänzen – zwischen Patient und Analytikerin ist. Im Verlauf solcher präverbalen Interaktionen, bei denen sowohl Eltern als auch Säuglinge ihrer psychischen Verfassung Ausdruck verleihen und auf die der anderen Person eingehen – hauptsächlich ohne Bewusstsein und oft durch den Körper –, ist die Fähigkeit der Eltern, die *nonverbal zum Ausdruck gebrachte innere Welt* des Säuglings zu verstehen, entscheidend, um die Grundlage für die Entwicklung der Fähigkeit zu schaffen, das Erleben zu mentalisieren. Schließlich hat man nahegelegt, dass das verkörperte Mentalisieren der Eltern, das sich mittlerweile messen lässt, bei der Entwicklung des Mentalisierens eine entscheidende Rolle spielt (Shai und Fonagy, 2014). Es bezeichnet die Fähigkeit der Eltern,

> die psychischen Zustände des Säuglings (z. B. Wünsche, Begehren, Vorlieben) implizit und nicht unbedingt bewusst zu erfassen, zu verstehen und aus den kinästhetischen Äußerungen des gesamten Körpers des Säuglings – Veränderungen der Körperbewegung und -haltung – zu erschließen und (2) ihre eigenen kinästhetischen Muster entsprechend anzupassen. (Shai und Fonagy, 2014)

Der Idee des verkörperten Mentalisierens liefert eine hilfreiche Perspektive in Bezug auf die in der Literatur erkennbaren Spannungen zwischen psychoanalytischen Ein- und Zweipersonenmodellen hinsichtlich des Körpers, denn sie vereinbart das *Faktum* des Körpers und dessen Individualität und Prädispositionen (d. h. konstitutionelle Ausstattung) mit der Tatsache, dass die Erfahrung, in einem Körper zu sein, den Körper und Geist einer anderen Person erfordert, um die Fähigkeit zu fördern, das eigene Körpererleben zu mentalisieren und somit das affektive Erleben zu regulieren. Dementsprechend gehe ich in Kapitel 5 einigen Vermutungen über ein Defizit bei einem intersubjektiven Spiegelungsprozess in Bezug auf körperliche Zustände nach, die uns dabei helfen könnten, das Leid mancher transsexueller Individuen zu verstehen. Zudem lege ich den Schluss nahe, dass das markierte und kontingente Spiegeln des Körpererlebens des Selbst für uns alle höchstwahrscheinlich von entscheidender Bedeutung für die Entwicklung eines kohärenten und sicher im Körper verwurzelten Selbstempfindens ist.

Indem wir unser Augenmerk darauf richten, dass wir eingebettete Wesen sind, werden wir daran erinnert, dass unsere ersten Wahrnehmungen und Phantasien ihrer Qualität und ihrem Inhalt nach sinnlich sind (Isaacs, 1983; Bronstein, 2013). Unsere ersten Gefühle stehen im Zusammenhang mit Erfahrungen wie heiß/kalt, weich/hart, nass/trocken. Auf Tustins (1989) Begriff einer »autosensuellen Phase« aufbauend, spricht Ogden (1995) von einer autistisch-berührenden Position, die gleichermaßen auf der Berücksichtigung eines präsymbolischen, sinnlichen Erfahrungsniveaus fußt. Diese »Position« – also eine psychische Organisation – gehe der paranoid-schizoiden und der depressiven Position Kleins voraus, und doch koexistiere sie dialektisch mit ihnen. Ogdens Beschreibung der autistisch-berührenden Position konzentriert sich auf das Wesen der von ihm so genannten »empfindungsdominierten Erfahrung«, aus der Bedeutung hervorgeht. Er ist der Ansicht, dass das rudimentärste Selbsterleben aus Beziehungen, die von sinnlicher Kontiguität (z. B. streicheln) geprägt sind, und aus der Kontinuität körperlichen Erlebens entsteht. Diese schützen das Baby vor körperlicher und somit psychischer Desintegration. Kontiguität und Kontinuität tragen zur Entwicklung einer »begrenzten sensorischen Oberfläche« bei, auf der sich das Erleben des Babys entfaltet.

Zuletzt sollte der wichtige Beitrag, den Julia Kristevas Ideen für unser Verständnis des präsymbolischen Erlebens geleistet haben, erwähnt werden. Ein Großteil ihrer Arbeit setzt sich mit dem Gegensatz von Körper und Geist auseinander und zeigt, dass körperliche Energien unsere Bezeichnungspraktiken durchziehen und dass Körper und Geist somit nie voneinander getrennt werden können. Sie skizziert einen wichtigen Unterschied zwischen dem von ihr so genannten *Semiotischen* und Lacans *Symbolischem*:

> Ich unterscheide also einerseits zwischen dem Sinn der Triebe und Affekte, der gemäß den Primärprozessen geordnet ist, deren sensorische Vektoren sich häufig von der Sprache unterscheiden (Klang, Melodie, Rhythmus; Farbe; Geruch etc.) und den ich semiotisch nenne, und andererseits der linguistischen Bedeutung, die sich in den linguistischen Zeichen und ihrer syntaktisch-logischen Anordnung verwirklicht. (Kristeva, 1994: 120)

Das Semiotische (d. h. die Lehre von den Zeichen) ist also der präverbale Weg, auf dem sich körperliche Energie und Affekte ihren Weg in die Sprache bahnen. Kristeva behauptet also, dass Lacans Bereich des Imaginären, anstatt überschritten zu werden und somit jenseits des Horizonts der Analyse zu liegen, dank seiner Spuren im Semiotischen erkennbar ist (und beachtet werden muss). Somit ließe sich das Semiotische als die im Unbewussten entstehenden Ausdrucksmodi begreifen, wohingegen das Symbolische sich darauf bezieht, wie sich eine Person mithilfe eines stabilen Zeichensystems (z. B. geschrieben oder gesprochen) bewusst auszudrücken sucht. So umgeht ihr System unnötige Gegensätze und zeigt vielmehr, dass sich der semiotische Pol (Natur/Körper/Unbewusstes) stets bemerkbar macht, dass er sich in den Bereich des Symbolischen (Kultur/Geist/Bewusstsein) entlädt. Die präsymbolische Dimension mit ihren affektgetriebenen Signifikationsmodi ist daher niemals außer Reichweite und bleibt eine ständige Begleiterin im Signifikationsprozess.

Wie wir in dieser kurzen und selektiven Besprechung der Literatur gesehen haben, ist der Körper aus der heutigen Sicht von Analytiker*innen, Philosoph*innen und Neurowissenschaftler*innen weit mehr als ein neutrales Gehäuse. Dies ermöglicht einen Blick auf das Selbst, der eine viel subtilere und komplexere Mischung aus Körper und Psyche umfasst. Mit der Ausrichtung auf Bedeutung – vor allem unbewusste Bedeutung –, die das Kennzeichen psychoanalytischer Ansätze darstellt, ist diese Sicht keineswegs inkompatibel. Sie unterstreicht lediglich, dass Körper und Psyche eine untrennbare Einheit bilden, und ebendiese Auffassung prägt meine Herangehensweise in diesem Buch. Wie Gaddini treffend bemerkt hat,

> betrachtet die Psychoanalyse den Körper und die Psyche als ein Funktionskontinuum, dessen Schlüsselelement ein Differenzierungsprozess der psychischen Funktion ist, der vom Körper zur Psyche schreitet, aber den die Psychoanalyse untersucht, indem sie von der Psyche zum Körper zurückgeht.
>
> (Gaddini, 2015: 25)

Die beiden Körper im Sinn behalten – der Einsatz der somatischen Gegenübertragung der Analytikerin

Die zweite Annahme, die meiner Arbeit zugrunde liegt und von der Idee eines verkörperten Selbst herrührt, betrifft die *klinischen Implikationen* von Freuds theoretischen Erkenntnissen zur Bedeutung des Körper-Ichs. Henry Rey fängt dies gut ein, indem er uns daran erinnert, dass »man in jeder Analyse zum Körperselbst gelangen muss, wenn man eine tiefe und dauerhafte Veränderung erzielen will« (1994: 267).

Um die psychische Struktur des Patienten zu verstehen, muss man verstehen, wie er sein Körperselbst erlebt. Dies ist bei allen Patient*innen wichtig, umso mehr jedoch bei Patient*innen, deren Psychopathologie sich durch den Körper äußert. Diese Ausrichtung ist in den Arbeiten vieler früherer und gegenwärtiger Analytiker*innen gründlich ausgearbeitet (z. B. Hoffer, 1964, 1978; Marty und De M'Uzan, 1963; Gaddini, 2015; Lombardi, 2002; Ferrari, 2004; Aisenstein, 2006; Bucci, 2008; Bronstein, 2013).

Als Analytiker*innen arbeiten wir stets an der Grenze von Soma und Psyche. Wie wir die Welt erleben, wird zwangsläufig aus der einzigartigen Perspektive unseres Körpers vermittelt. Um die Beziehung zwischen Körper und Geist zu verstehen, müssen wir deshalb an der Grenze des realen und des imaginierten Körpers denken, an der Grenze eines einzigen Körpers und zweier oder weiterer Körper. Der *Körper der Analytikerin* fungiert ja oft als ein wirksamer Katalysator für die Assoziationen und Phantasien der Patientin oder des Patienten, gerade wenn der Körper irgendwie verändert wird, zum Beispiel durch Krankheit oder auf alltäglichere Art und Weise wie durch oberflächliche Änderungen im Aussehen (z.B. ein Haarschnitt). In Kapitel 7 gehe ich auf den Körper der Analytikerin ein und der Frage nach, ob es nützlich sein kann, ihn als einen Bestandteil des analytischen Settings aufzufassen. Der Körper hinter der Couch, der für die Patientin oder den Patienten am Anfang und Ende der Sitzungen sichtbar ist, muss zusammen mit dem bewusst oder unbewusst phantasierten Körper der Analytikerin außerhalb des eigentlichen Behandlungszimmers betrachtet werden. In Kapitel 9 zum Beispiel setze ich mich damit auseinander, wie die Patientin oder der Patient die Toilette des Behandlungszimmers benutzt, die womöglich als ein Ort empfunden wird, an dem »schmutzige« Geheimnisse erregt deponiert und perverse sexuelle Phantasien vom Körper der Analytikerin geschürt und ausagiert werden können.

Patient*innen, denen es schwerfällt, eine stabile Differenzierung vom Objekt herzustellen und aufrechtzuerhalten, weisen in der Regel ausgeprägte Symbolisierungsschwierigkeiten auf und projizieren womöglich heftig in den Körper der Analytikerin, wie Analytiker*innen, die mit psychotischen Patient*innen und autistischen Kindern arbeiten, auch häufig feststellen. Die sich daraus ergebenden somatischen Gegenübertragungsreaktionen der Analytikerin gehen möglicherweise aus projektiven Prozessen hervor, die die verbale Artikulation umgehen und im Körper deponiert werden. Unter somatischer Gegenübertragung verstehe ich eine Fülle von sinnlichen und motorischen Erfahrungen wie zum Beispiel ein körperliches Unbehagen der Analytikerin, Atemwechsel, ein Gefühl von Müdigkeit, Schläfrigkeit oder Ruhelosigkeit, Jucken oder Übelkeit und so weiter.

Um die der *somatischen Gegenübertragung* zugrunde liegenden Mechanismen zu verstehen, habe ich es abermals hilfreich gefunden, mich der neurowissenschaftlichen Forschung zuzuwenden. Heute wird dem motorischen System keine bloß exekutive Rolle mehr zugeschrieben; vielmehr wird es für weitaus komplexer gehalten: Es wird durch ein Mosaik aus frontalen und parietalen Arealen gebildet, die eng mit den Seh-, Gehör- und Tastarealen verbunden sind. Das hat zur Folge, dass die Wahrnehmung direkt in die Dynamiken des Handelns verstrickt zu sein scheint. Spiegelneuronen dienen hierfür als gutes Beispiel, denn sie zeigen, dass es zuallererst von unseren motorischen Ressourcen abhängt, ob wir die Handlungen und sogar die Intentionen anderer Leute erfassen. Kurz gesagt, die Entdeckung der Spiegelneuronen zeigt, dass das Denken im sich bewegenden Körper seinen Ursprung hat.

Die Arbeit von Vittorio Gallese und Kolleg*innen ist für unser Verständnis der somatischen Gegenübertragung besonders relevant. Gallese (2006) behauptet:

> Bei der sozialen Kognition handelt es sich nicht bloß um »soziale Metakognition«, d. h. um ein *explizites* Nachdenken über die Inhalte des Geistes einer anderen Person mittels abstrakter Repräsentanzen. Zwischenmenschliche Beziehungen haben auch eine Erfahrungsdimension, die es möglicht macht, den Sinn der von anderen ausgeführten Handlungen und die Gefühle und Empfindungen, die sie erleben, direkt zu erfassen. Diese Dimension der sozialen Kognition ist *verkörpert*, insofern sie zwischen unserem multimodalen Erfahrungswissen über unseren gelebten Körper und der Erfahrung, die wir mit anderen machen, vermittelt. (Gallese, 2006: 16; Hervorhebungen von mir)

Gallese hat den Schluss nahegelegt, dass der Spiegelungsmechanismus für Handlungen und andere Spiegelungsmechanismen im Gehirn Beispiele verkörperter Simulation darstellen. Die verkörperte Simulation liefert eine neue, empirisch begründete Vorstellung von Intersubjektivität, die in erster Linie als von ihm so genannte »Interkorporalität« gesehen wird. Bei der Beobachterin oder dem Beobachter werden innere nichtsprachliche Repräsentanzen der mit Handlungen, Gefühlen und Empfindungen assoziierten körperlichen Verfassungen hervorgerufen, so als würde sie oder er eine ähnliche Handlung vollziehen oder eine ähnliche Emotion oder Empfindung verspüren wie die beobachtete Person.

Mithilfe eines isomorphen Formats können wir die Handlungen anderer auf unseren eigenen motorischen Repräsentanzen sowie die Gefühle und Empfindungen anderer auf unseren eigenen viszeromotorischen und somatosensorischen Repräsentanzen abbilden. Unsere Gehirne und die anderer Primaten scheinen Gallese zufolge die verkörperte Simulation als einen grundlegenden Funktionsmechanismus entwickelt zu haben, der uns eine direkte Einsicht ins psychische Leben anderer gewährt und somit unsere Fähigkeit, mit anderen mitzufühlen und – wie wir ergänzen können – zu mentalisieren, möglich macht.

Um zur analytischen Situation zurückzukehren: Als Psychoanalytiker*innen verstehen wir, dass die »körperlichen Gefühlslagen« (Wrye, 1997) der Patientin oder des Patienten unsere körperlichen Gefühlslagen zwangsläufig beeinflussen und von ihnen beeinflusst werden: Der Patient kommuniziert durch seinen Körper, und die Analytikerin nimmt solch eine Kommunikation in ihrem Körper auf. Dies kann jedoch kein identisches Abbild dessen sein, was der Patient erlebt, denn während es von der Analytikerin aufgenommen wird, wird das Projizierte durch ihre eigene innere Welt auch modifiziert (Arizmendi, 2008).[5]

Dass die Subjektivität der Analytikerin unumgänglich ist, wird heute von Analytiker*innen über viele verschiedene Schulen hinweg anerkannt (auch wenn die technischen Implikationen dieser »Tatsache« in verschiedenen Schulen sehr verschieden behandelt werden). Diese Subjektivität umfasst eine körperliche Dimension und äußert sich durch die körperliche Präsenz der Analytikerin und die dazugehörige emotionale Atmosphäre, zu der die Körperlichkeit der Analytikerin beiträgt. Somit obliegt es der Analytikerin, mit dem, was es für sie bedeutet, in einem Körper zu sein, in Verbindung zu stehen. Unsere Natur als verkörperte Wesen stellt uns nicht nur alle vor Herausforderungen; sie liefert zudem ein unerlässliches Register des auf der somatischen Gegenübertragung beruhenden Geschehens zwischen Analytikerin und Patient. Die analytische Arbeit verlangt, dass wir nicht nur den Körper der Patientin oder des Patienten, sondern auch unseren eigenen Körper im Auge behalten, um unsere körperbedingten »blinden Flecken« zu überwachen.

Das ganze Leben lang ist der Körper Schauplatz eines potenziell entsetzlichen Mangels an Kontrolle. Der Körper ist verstörend, weil er stets die Spur der anderen Person in sich trägt. Diese grundlegende psychische Wahrheit müssen wir irgendwie in unser Selbstbild integrieren. Sich der Realität des Körpers zu stellen, geht also mit einem Paradox einher: Es bedeutet nämlich, den Körper mitsamt seinen Begehren und Begrenzungen in Besitz zu nehmen und gleichzeitig die Tatsache einzubinden, dass der Körper der Ort ist, an dem wir der anderen Person begegnen, an dem wir die Bedeutung von Selbigkeit[6] und Differenz, Abhängigkeit und Trennung verhandeln. Das Ausmaß, in dem der Körper als ein einladendes oder nicht einladendes Zuhause für das Selbst empfunden wird, spiegelt sowohl bei

5 Die äußerst komplexe Beziehung zwischen unbewussten motorischen, affektiven, Erinnerungs- und Phantasieprozessen sprengt den Rahmen dieser Einleitung.

6 Im Original: sameness [A. d. Ü.].

der Analytikerin als auch bei der Patientin oder dem Patienten die Qualität der frühesten Identifizierungen wider.

Bei präsymbolischen Kommunikationsformen, die sich der verbalen Artikulation entziehen, werden wir unmittelbar darauf aufmerksam, dass der Spielraum für Enactments in der klinischen Situation stets weit ist, da wir uns hier im Bereich des präsymbolischen Funktionierens befinden – bei der Patientin oder dem Patienten *und* potenziell auch bei der Analytikerin, deren Fähigkeit, ihr eigenes Körpererleben symbolisch auszugestalten, vorübergehend gestört sein kann. Solche körperlichen Erfahrungen müssen, um mit Bions (2013) Ausdruck zu spielen, zu »Gedanken mit einem Denker« und letztendlich mit der Patientin oder dem Patienten geteilt werden, um die Entwicklung der Symbolisierungsfähigkeit zu fördern.

Die »sinnliche Anerkennung« (Lombardi und Pola, 2011) der Projektionen der Patientin oder des Patienten durch die Analytikerin ist bei diesen Patient*innen möglicherweise aber eine wesentliche Voraussetzung, bevor Deutungen hilfreich sein können. Diese Vorgehensweise verlangt, dass die Analytikerin die »Protoemotionen« (Ferro, 2015) der Patientin oder des Patienten containt, d. h. die Analytikerin muss sich auf die Sinnlichkeit der Patientin oder des Patienten konzentrieren, bevor die Analyse in gewöhnlicherer Weise fortschreiten kann, und das Sinnliche kann anschließend in Gedanken verwandelt werden. Dafür muss die Analytikerin das in ihren Körper Projizierte zunächst psychisch repräsentieren, und in ihrer Psyche muss es womöglich einige Zeit lang containt werden, bevor es der Patientin oder dem Patienten präsentiert werden kann.

Der Körper im Behandlungszimmer – im Gegenübersitzen und auf der Couch

Meine dritte Annahme ist, dass Sehen und Gesehenwerden in den frühen Lebensjahren zentrale Dynamiken sind, die die Entwicklung des Selbst und speziell dessen Körpererleben prägen. Diese Dynamiken spielen sich in veränderter Form in der Übertragung ab und müssen in der analytischen Beziehung so durchgearbeitet werden, dass wir *die wechselseitige Beobachtung im Behandlungszimmer* – d. h. dass sowohl Analytikerin als auch Patientin als visuelle Objekte für die jeweils andere Person fungieren – immer in Betracht ziehen müssen.

Bei einem normalem Entwicklungsverlauf begreifen wir, dass wir gesehen werden müssen, um uns selbst zu sehen. Vom Zeitpunkt der Geburt an sehen wir unsere eigenen Möglichkeiten in den Gesichtern anderer (Gallagher, 2005): Was wir nicht sehen, prägt unser inneres Erleben ebenso sehr wie das, was wir sehen. Als visuelles Objekt für die andere Person stellt das Selbst also eine Herausforderung dar, mit der wir alle konfrontiert sind.

Sartre (1943 [2004]) hat die zwischenmenschliche Spannung, mit der wir alle zurechtkommen müssen, in seiner Erörterung »des Blicks« sehr gut eingefangen. Er beschreibt dort zwei Arten des Blicks: Das schauende Ich (die Voyeurin) weicht einem Ich, das selbst zu sehen ist (dem Schauspiel). Das Blatt wendet sich – immer. Die Feststellung, dass die Welt ihre Kohärenz aus der Perspektive der anderen Person annimmt, ist zutiefst bedrohlich, nicht zuletzt weil uns diese andere Perspektive nicht zugänglich ist, insofern wir die Gedanken, Gefühle oder Wahrnehmungen der anderen Person nicht absolut kontrollieren können. Wenn wir uns unsere eigene Spekularität bewusst machen, erkennen wir, dass unsere Fundamente außerhalb von uns selbst liegen, dass wir, wie Sartre sagte, »für den Anderen existieren«. Dieses Sein für die andere Person bringt einen Zustand der Abhängigkeit mit sich, der in erster Linie im Körper erfahren wird.

Lacans Feld des Sehens ergänzt diesen Gedanken, indem es die zentrale Rolle des Begehrens einführt.[7] Er behauptet, dass der Blick der anderen Person, durch den der Voyeur zum Schauspiel für die andere Person wird, diesem sein illusorisches Überlegenheitsgefühl entzieht. Dabei ist Lacans

7 Allerdings ist das Begehren für Lacan ein sprachlicher Prozess, losgelöst von jeglichem Schmutz körperlicher Erregung. Lacans Begriff des Mangels ist ja eine gegenwärtige Figur der metaphysischen Tradition, die einen Leib/Seele- und Natur/Kultur-Dualismus aufgestellt hat. In dieser Hinsicht sind Julia Kristevas Auffassungen aus meiner Sicht besser auf die Bedeutung des Körpers eingestellt. Ihre Ausarbeitung von Lacans Auffassungen des Subjekts als einem Effekt seiner sprachlichen Praxis ist hilfreich, da sie durch ihre Betonung der präsymbolischen Dimension des Erlebens – der »semiotischen Chora« – eine meiner Ansicht nach wesentliche Verbindung zum Körper bewahrt. Sie bezieht sich hier auf den Raum, in dem Bedeutung semiotisch ist, d.h. unter der Oberfläche des sprechenden Wesens (z.B. körperliche Energien, Rhythmus). Demnach unterscheidet sie zwischen dem Sinn der Triebe und Affekte, der gemäß den Primärprozessen geordnet ist, deren sensorische Vektoren sich häufig von der Sprache unterscheiden … und den ich semiotisch nenne, und … der linguistischen Bedeutung, die sich in den linguistischen Zeichen und ihrer syntaktisch-logischen Anordnung verwirklicht. (Kristeva, 1994: 120)

Hinweis hilfreich, dass ein exhibitionistischer Impuls im Kern des menschlichen Seins liegt: Wir müssen gesehen werden, damit wir uns selbst sehen können. Diese visuelle Vermittlung vergleicht er mit der Photographie:

> … auf dem Felde des Sehens ist der Blick draußen, ich werde erblickt, das heißt ich bin ein Bild … Von Grund auf bestimmt mich im Sichtbaren der Blick, der im Außen ist. Durch den Blick trete ich ins Licht, und über den Blick werde ich der Wirkung desselben teilhaftig. Daraus geht hervor, daß der Blick das Instrument darstellt, mit dessen Hilfe das Licht sich verkörpert, und aus diesem Grund auch werde ich … *photographiert.* (Lacan, 1987: 113)

Eine Photographie für die andere Person zu sein, ist deshalb problematisch, weil es sich so anfühlen kann, als würden wir zu einem Standbild, gefangen in einem fremden Moment, das wir nicht kontrollieren können. Wie auch immer wir uns präsentieren, letztendlich haben wir keine Kontrolle darüber, was die andere Person sieht. Das liegt daran, dass die Wahrnehmung der anderen Person von uns in eine sich verändernde Matrix ihrer eigenen unbewussten Gefühle, Erinnerungen und Phantasien eingebettet ist und von Projektionsmechanismen gefiltert wird, die uns für die andere Person libidinös resonant, »böse« oder unsichtbar machen.

Sarte und Lacan treten mit sehr verschiedenen begrifflichen Gerüsten an den »Blick« heran; doch ihre Ideen berühren sich, wenn es darum geht, dass der eigene, für die andere Person existierende Körper auch ein Schauplatz potenzieller Entfremdung ist. Diese Einsicht hat klinische Implikationen für den Einsatz der Couch oder des Stuhls bei Patient*innen, deren psychischer Schmerz sich in erster Linie durch den Körper ausdrückt und die es aus meiner Sicht erforderlich machen, dem Erleben der visuellen Beziehung zwischen Patientin und Analytikerin besondere Beachtung zu schenken.

Aufgrund des sich ausweitenden Feldes der Pathologien, mit denen Psychoanalytiker*innen heute arbeiten, sind wir dazu aufgerufen, unsere Arbeitsweise fortwährend zu reflektieren und zu bedenken, ob es sich bei Veränderungen des analytischen Settings um Enactments oder um notwendige Anpassungen handelt, die es manchen äußerst verstörten Patient*innen ermöglichen werden, mit der Analyse zurechtzukommen. Ich beschäftige mich hier ausschließlich mit dem Einsatz der Couch.

Mir fallen etliche Patient*innen ein, die die Couch als unerträglich erlebten, während sich andere mühelos an sie gewöhnten, allerdings nicht aus den »richtigen« Gründen. Manche wehrten sich gegen die Couch, *weil* sie ihnen den visuellen Kontakt mit mir nahm, den sie als bedeutsam empfanden; andere zogen sie vor, weil sie sie vor meinem Blick schützte, den sie als bedrohlich empfanden.

Freuds ursprüngliche Rechtfertigung für den Einsatz der Couch war ebenso sehr von seiner Ansicht geprägt, dass das Unterdrücken motorischer Handlungen das Reflexionsvermögen steigert, wie von seinem persönlichen Unbehagen, über einen langen Zeitraum hinweg angestarrt zu werden:

> Ehe ich diese Bemerkungen zur Einleitung der analytischen Behandlung beschließe, noch ein Wort über ein gewisses Zeremoniell der Situation, in welcher die Kur ausgeführt wird. Ich halte an dem Rate fest, den Kranken auf einem Ruhebett lagern zu lassen, während man hinter ihm, von ihm ungesehen, Platz nimmt. Diese Veranstaltung hat einen historischen Sinn, sie ist der Rest der hypnotischen Behandlung, aus welcher sich die Psychoanalyse entwickelt hat. Sie verdient aber aus mehrfachen Gründen festgehalten zu werden. Zunächst wegen eines persönlichen Motivs, das aber andere mit mir teilen mögen. Ich vertrage es nicht, acht Stunden täglich (oder länger) von anderen angestarrt zu werden.
> (Freud, 1913: 467)

Ich plädiere nicht »für« oder »gegen« die Couch: Darum geht es hier nicht. Aus meiner Sicht ist der Einsatz der Couch für die meisten Patient*innen ein sehr wichtiger Teil des analytischen Prozesses und erleichtert diesen. Nichtsdestotrotz ist es wichtig, darüber nachzudenken, warum wir die Couch benutzen und ob sie für unsere Patient*innen *immer* hilfreich ist. Es lohnt sich zu fragen, ob der Einsatz der Couch zu unserer Identität und bestmöglichen Arbeitsweise als Analytiker*innen und zum aus unserer Sicht besten Weg passt, der Patientin oder dem Patienten zu helfen, oder ob wir uns manchmal hinter ihr »verstecken« müssen.

Die Forschung ist in diesem Bereich relativ spärlich und wird die Frage vermutlich in keine der beiden Richtungen beantworten. Keine empirische Studie hat die Wirkung der Couch auf das psychoanalytische Verfahren und Ergebnis untersucht. Lingiardi und De Bei (2011) stellen den Nutzen der Couch in Bezug auf das therapeutische Handeln in Frage und werden dabei von aktuellen Beiträgen aus der affektiven Neurowissenschaft, der Säuglingsforschung und anderen psychotherapeutischen Forschungen bestärkt. Schacter und Kächele (2010) stellen fest, dass es keine empirische Grundlage dafür gibt, alle psychoanalytischen Patient*innen auf die Couch zu legen oder anzunehmen, dass die Couch die freie Assoziation befördert.

Darüber hinaus sehen viele Analytiker*innen mittlerweile ein, dass nonverbale Erfahrungen und Phantasien zunächst womöglich nur durch motorisch begründete Enactments zugänglich sind (Celenza, 2005). Diese Manifestationen des unbewussten Geistes können gefördert werden, wenn man sich gegenübersitzt und die Patientin oder der Patient das Gesicht der Analytikerin sehen kann und darauf reagiert. Zudem hat die Analytikerin die Patientin oder den Patienten besser im Blick und kann somit zum Beispiel die Konflikte, die anhand von Veränderungen der Haltung oder des Blicks ausagiert werden, leichter erkennen (Goldberger, 1995). Celenza bemerkt dazu:

> weil man sich auch abwendet, wenn man sich hinlegt, müssen (aus Sicht der Analytikerin) beim Vergleich von Couch und Stuhl zwei Variablen in Betracht gezogen werden: zum einen die Erfahrung und Bedeutung der Platzierung des Körpers, also liegend oder aufrecht sitzend; zum anderen die Erfahrung und Bedeutung, visuellen Zugang zum Gesicht der Analytikerin zu haben.
>
> (Celenza, 2005: 1648)

Ungeachtet des Mangels an empirischen Belegen in diesem Bereich wissen wir aufgrund unserer täglichen Praxis vermutlich dennoch alle, dass wir, wenn die Patientin oder der Patient die Couch benutzt, eher das Gefühl haben, ihr oder ihm nicht vom einen Augenblick auf den anderen antworten zu müssen, und die gleichschwebende Aufmerksamkeit besser aufrechterhalten können. Der Einsatz der Couch fungiert also als eine Art Korrektiv gegen Enactments, die sich eher ereignen, wenn wir uns gegenübersitzen und das Gefühl haben, antworten zu müssen, anstatt zu reflektieren und auf unsere Träumereien einzugehen, die Erkenntnisse darüber liefern können, was sich unbewusst zwischen Analytikerin und Patientin abspielt. Außerdem erhält die Patientin, wenn sie keinen Zugang zu den Gesichtsausdrücken der Analytikerin hat, weniger Hinweise auf deren Gefühlszustand, wodurch die Ausarbeitung unbewusster Phantasien angeregt wird.

Ich möchte jedoch den Gedanken nahelegen, dass die Analytikerin die Couch im Falle einiger Patient*innen möglicherweise zur Abwehr einsetzt, um der Wirkung des Blicks der Patientin oder des Patienten, den sie als zu verstörend oder irgendwie intrusiv empfindet, auszuweichen. Ich vermute, dass Freud deshalb keinen Gefallen daran gefunden hat, den ganzen Tag lang angestarrt zu werden, weil ein anhaltender visueller Bezug die Analytikerin einer ganzen Reihe von Erfahrungen aussetzt, deren viszerale Wirkmächtigkeit umso größer ist, wenn Analytikerin und Patientin sich gegenübersitzen

Manche der in diesem Buch beschriebenen Patient*innen saßen mir bei meiner Arbeit gegenüber. In dieser Hinsicht steht meine Arbeit für eine Abweichung von einem standardmäßigeren analytischen Setting. Während die Arbeit im Sitzen sowohl der Patientin als auch der Analytikerin zahlreiche Einschränkungen und Anforderungen auferlegt, kann sie uns dennoch wichtige Erkenntnisse liefern, denn sie verlangt von uns, die gegenseitige visuelle Wirkung, die Patientin und Analytikerin aufeinander haben (z.B. Wright, 1991; Steiner, 2006a, 2006b; Peringer, 2006), nicht bloß am Anfang und Ende von Sitzungen, sondern kontinuierlich in Betracht zu ziehen.

Als Analytiker*innen können wir von der containenden Funktion von Worten verführt werden. Für manche Patient*innen ist die visuelle Beziehung jedoch von größerer Bedeutung – zumindest bis ein besseres Verständnis dafür erlangt worden ist, wie sie ihren Körper benutzen und die Blickbeziehung erleben. Aus meiner Erfahrung ist der Einsatz der Couch für einige dieser Patient*innen (zumindest anfangs) nicht hilfreich, nicht weil er eine bösartige Regression verursacht (obwohl dies ebenfalls passieren kann), sondern vor allem weil er das visuelle Feld und die Konflikte umgeht, die sich im Aufeinandertreffen der beiden Blicke bündeln. Die Aufforderung, sich auf die Couch zu legen, werden einige dieser Patient*innen gewiss begrüßen, denn sie wollen den gegenseitigen Blick von Analytikerin und Patientin vermeiden, weil sie sich davor fürchten, was er ihnen antun könnte (beispielsweise könnten sie Scham verspüren, wenn die Therapeutin sie ansieht) oder was ihr Blick der Therapeutin über ihren Hass verraten könnte. Umgekehrt suchen manche Patient*innen die visuelle Beziehung auf, um die Analytikerin einzuschüchtern oder zu demütigen. Aber auch hier habe ich mir die Frage gestellt, ob der Einsatz der Couch nicht in erster Linie dem Schutz der Analytikerin dient, anstatt dieser Art von Patientin zwangsläufig zu helfen.

Bei meiner Arbeit sowohl mit transsexuellen als auch mit Individuen, die ihre Körper mithilfe von Schönheitsoperationen (siehe Kapitel 1), Piercings und Tattoos (siehe Lemma, 2010) ausgiebig modifizieren, ist mir wiederholt die Wirkung aufgefallen, die ihre visuelle Erscheinung auf mich hatte. Bei der in Kapitel 5 beschriebenen Arbeit mit Frau C. – einer Mann-zu-Frau-Transsexuellen – war mir beispielsweise bewusst, wie mich ihre detaillierten Beschreibungen der geschlechtsangleichenden Operationen beeinflussten, da ich sie innerlich verarbeitete, *während sie mich ansah.* Während sich Frau C. langsam auf den Tag ihrer Operation zubewegte, hatte ich nicht selten das Gefühl, mit Nachdruck dazu gebracht zu werden, auf der Stelle einen Körperteil anzusehen, das herausgeschnitten werden musste, so als wollte sie unbedingt, dass ich dieses verstörende Bild in meinem Innern heraufbeschwor, es wirklich »ansah«, während ich noch immer sie ansah, sodass sie mir ganz buchstäblich ins Gesicht schauen konnte. Mir schien, dass sie nicht nur sehen musste, dass ich verstehen konnte, wie gefangen sie sich in ihrem männlichen Körper fühlte, sondern dass ich ihr auch helfen konnte zu sehen, dass das, was sie tat, in der Tat zutiefst verstörend war, was sich zweifellos in meiner eigenen Mimik widerspiegelte. Anders gesagt, während es wichtig war, ihr subjektives Erleben zu spiegeln, war es ebenso unerlässlich, dass sie buchstäblich und metaphorisch sehen konnte, dass ich auch meine eigene Perspektive darauf hatte und dass diese sich von ihrer unterschied – eine Perspektive, die ihr, wenn auch erst nach der geschlechtsangleichenden Operation, schließlich dabei half, eine Verbindung zu dem Verlust herzustellen, der ihr Leben verwüstete.

Zuletzt interessiere ich mich nicht nur für die visuelle Beziehung zwischen Patientin und Analytikerin, sondern auch für ihre *olfaktorische Beziehung*. Wir alle haben ein tiefsitzendes Gespür dafür, dass das, was von unserem Körper ausgeht, nicht nur unser körperliches, sondern auch unser psychisches Innenleben erkennen lässt. Der perverse Gebrauch der Toilette der Analytikerin durch den Patienten, den ich in Kapitel 9 beschreibe, wird im selben Kapitel Frau H.s Fallgeschichte gegenübergestellt. Frau H.s Ängste vor der Destruktivität ihrer Aggression zogen zunächst ein phobisches Vermeiden meiner Toilette nach sich und entwickelten sich dann hin zum Gebrauch der Toilette als Container für die als böse empfundenen und inakzeptablen Teile ihres Selbst. So schützte sie die Beziehung zu mir, als sie sich noch nicht darauf verlassen konnte, dass ich ihre »übel riechenden« Projektionen aufnehmen und überstehen würde. In diesen Fällen wird die Toilette ganz konkret zum Schauplatz der »Toiletten-Brust« (Meltzer, 1995), damit eine idealisiertere Beziehung zur Analytikerin erhalten wird. Den Schwierigkeiten dieser Patientin lag ein Defizit auf der Ebene des olfaktorischen Containers zugrunde. Meine Arbeit mit ihr half mir zu verstehen, wie wichtig es in der frühen Entwicklung für das Baby ist, zu spüren, dass das Objekt bereit ist, den intimen körperlichen Raum zwischen ihnen ohne jegliches Eindringen zu betreten und den Geruch des Babys einzuatmen und somit dessen Körperprojektionen aufzunehmen und sie in Alpha-Elemente zu verwandeln.

Die Arbeit mit all den Individuen, die ich in diesem Buch beschreibe und denen ich für all das, was sie mir über die Psyche, über analytisches Arbeiten und über mich selbst zu verstehen geholfen haben, dankbar bin, erforderte eine besondere Einstimmung auf das Körperselbst und die körperliche Gegenübertragung. Das Ziel der Arbeit ist – um Lombardis treffende Formulierung zu borgen – die Konstruktion einer »Sprache, die der Körperlichkeit das Sprechen ermöglicht« (Lombardi, 2002: 370).

Der mütterliche Körper

Auf meine vierte und abschließende Annahme gehe ich in mehreren Kapiteln detailliert ein, daher möchte ich sie hier nur kurz erwähnen: Um zu verstehen, wie die Patientin oder der Patient ihr oder sein Körperselbst erlebt, müssen wir die primordiale Beziehung, die wir alle zum mütterlichen Körper haben, verstehen. Diese Beziehung kann in erster Linie durch Neid (siehe Kapitel 1) oder durch das Grauen vor dem Zurückfallen in den Körper der Mutter (siehe Kapitel 2) gekennzeichnet sein. Im Körper der Mutter gefangen zu sein, kann deshalb furchterregend sein, weil man verschlungen wird, doch es kann durch gewaltsame projektive Identifizierungen auch angestrebt werden, denn »drinnen« wird dem Individuum die narzisstische Kränkung erspart, die sich daran anschließt, »draußen« und getrennt zu sein.

Die Trennung vom mütterlichen Körper birgt immer ein gewisses Trauma in sich, daher hinterlässt die Art und Weise, in der wir diese Trennung erleben, in uns allen emotionale Überreste. Die analytische Arbeit mit den hier besprochenen Patient*innen hat mir geholfen zu verstehen, dass die Defizite und Konflikte der Patientin oder des Patienten sich häufig auf die Wirren der Trennung vom Körper der Mutter beziehen. Diese äußern sich auf unterschiedliche Art und Weise, zum Beispiel als dermatologische Beschwerden (siehe Kapitel 2) oder Somatisierungsstörungen (siehe Kapitel 9) oder in der Beziehung der Patientin beispielsweise zum Haar der Analytikerin oder zu ihrem eigenen Haar (siehe jeweils Kapitel 7 und 8 für eine Untersuchung der Bedeutung und des Gebrauchs der Haare in der analytischen Beziehung).

Tatsächlich zieht sich diese Thematik durch viele der Kapitel in diesem Buch: Viele der beschriebenen Patient*innen schienen Defizite zu haben im Hinblick auf die Entwicklung eines Gefühls für ihren Körper als begrenzten physischen Raum und auf die schmerzhafte Schwierigkeit, in ihrer eigenen Haut zu leben (siehe insbesondere Kapitel 2, aber auch Kapitel 4, 5 und 9). Stattdessen versuchten sie, erneut einen Zustand der Verschmelzung mit dem mütterlichen Körper herbeizuführen, der in ihrem eigenen Innern dann perversen und gewaltsamen Angriffen ausgesetzt war.

Abschließende Gedanken

Der individuelle Körper existiert nicht im luftleeren Raum: Er entwickelt sich und reagiert auf äußere sowie auf die inneren Kräfte, die den Hauptschwerpunkt dieses Buches bilden. An dieser Stelle kommt jedoch ein letzter persönlicher Standpunkt ins Spiel: Als Psychoanalytikerin finde ich es nicht nur anregend, sondern für meinen Bezug zur Psychoanalyse auch unerlässlich, deren Anwendung über das Behandlungszimmer hinaus zu erweitern.

Im Laufe der letzten dreizehn Jahre habe ich Fernsehproduktionsfirmen, die an der Produktion von Reality-TV-Sendungen beteiligt sind, beraten. In der Regel bedeutete dies, dass ich die Teilnehmer*innen untersuchte, um ihre psychologische »Tauglichkeit« für die Teilnahme zu gewährleisten. In dieser Zeit habe ich ein besonderes Interesse für »Makeover«-Sendungen entwickelt, die mir wertvolle Einsichten darüber geliefert haben, wie individuelle Dynamiken insbesondere im Hinblick auf den Körper mit sozialen Prozessen interagieren. Außerdem hat dies Gedanken zur Qualität des von solchen Sendungen begünstigten Blickes selbst – d. h. wie wir, die Zuschauer*innen, die Teilnehmer*innen in diesen Sendungen betrachten sollen – angeregt. Meine persönlichen Überlegungen zur von mir so genannten »Ethik des Blicks« und dessen Korrumpierung bilden das Schlusskapitel des Buches, in dem ich – hoffentlich – die Relevanz und Reichweite psychoanalytischer Ideen über die Grenzen des Behandlungszimmers hinaus aufzeige.

Kapitel 1

Neid und der mütterliche Körper

Die Psychodynamiken der Schönheitschirurgie

Beispiele für Körpermodifizierung finden sich in allen Zeitaltern und Kulturen. Das erste dokumentierte wiederherstellungschirurgische Verfahren wurde bereits 1000 v. Chr. in Indien durchgeführt, um Nasen zu ersetzen, die zur Strafe amputiert worden waren oder die aufgebrachte hinduistische Männer ihren ehebrecherischen Frauen buchstäblich abgebissen hatten (Favazza, 1996). Der italienische Chirurg Gaspare Tagliacozzi gilt weithin als Vater der modernen plastischen Chirurgie. Als während des 16. Jahrhunderts der Bedarf nach plastisch-rekonstruktiven Eingriffen aufgrund häufiger Duelle und Straßenschlägereien hoch war, trat Tagliacozzi als Wegbereiter der italienischen Methode zur Wiederherstellung von Nasen hervor (Gilman, 1999). Die Ursprünge der Schönheitschirurgie finden sich somit im »Verdecken« oder in der Reparatur von gewaltsamen Auseinandersetzungen – eine Dynamik, die, wie ich behaupten werde, von zentraler Bedeutung ist, um manche Individuen zu verstehen, die eine Schönheitsoperation anstreben. Ich möchte »manche« betonen, denn wir müssen uns vor Verallgemeinerungen hüten: Eine einzige Psychodynamik, die die Entscheidung, sich einer Schönheitsoperation zu unterziehen, in allen Fällen erklären kann, gibt es nicht.

In diesem Kapitel werde ich zunächst eine allgemeine Betrachtung der Schönheitschirurgie vornehmen, mich im Rahmen des klinischen Beispiels allerdings auf eine Patientin konzentrieren, die eine Brustvergrößerung anstrebt. Dieser Fokus begründet sich nicht bloß dadurch, dass es sich bei der Brustvergrößerung um die am häufigsten vorgenommene Operation handelt, denn er veranschaulicht zudem deutlich einige der Dynamiken rund um Neid und Groll, die den Wunsch mancher Patient*innen nach einem Eingriff, insbesondere einer Brustvergrößerung, verstärken.

Mein Ansatz ist psychoanalytisch und konzentriert sich auf intrapsychische Variablen, doch natürlich entwickelt sich das subjektive Erleben des eigenen Körpers stets in einer bestimmten Familie, in einer bestimmten Kultur und zu einem gewissen Zeitpunkt. Das bedeutet, dass der individuelle Körper immer auch ein sozialer Körper ist, und vor allem ist er ein *vergeschlechtlichter* Körper. Die Erfahrung, in einem weiblichen Körper zu sein, wird sich von der Erfahrung, in einem männlichen Körper zu sein, unterscheiden, und für die Gestaltung solcher Erfahrungen sind wiederum nicht nur Dynamiken der inneren Welt verantwortlich, sondern auch das, was die vorherrschende Kultur in den jeweiligen weiblichen oder männlichen Körper projiziert. Hierbei handelt es sich um eine äußerst wichtige Dimension individuellen Körpererlebens, die von vielen Autor*innen bereits eloquent artikuliert worden ist (siehe zum Beispiel Cixous, 2013; Grosz, 1990; Frosh, 1994; Orbach, 2009). Es ist in der Tat unmöglich, den Körper außerhalb der kulturellen, sozialen und politischen Diskurse zu denken, die unser aller Leben rahmen und mehr oder weniger Druck auf uns ausüben, besonders in Bezug auf unser Streben nach einem begehrenswerten Äußeren. In diesem Kapitel allerdings beschäftige ich mich in erster Linie mit den verinnerlichten Objektbeziehungen, die dafür verantwortlich sind, dass manche Patient*innen eine Schönheitsoperation vornehmen lassen wollen. Den Einfluss soziokultureller Faktoren werde ich daher außen vor lassen.[8]

Indessen macht ein kulturübergreifender Überblick deutlich, dass in westlichen wie in nicht-westlichen Kulturen neben der Schönheitschirurgie eine Vielzahl weiterer körpermodifizierender Praktiken wie Tätowieren, Piercen und Skarifizieren Eingang in den Mainstream gefunden hat (Pitts-Taylor, 2003, 2007; Lemma, 2010). Da sie so weit verbreitet sind, sollte vorsichtig mit der Annahme umgegangen werden, dass es sich bei diesen Praktiken um Pathologien handelt. Schließlich modifizieren wir alle unsere Körper, und sei es auch nur durch Kleidung, Make-up, Haarfärbemittel, Kieferorthopädie und Kontaktlinsen. Körperliche Modifizierung dient daher nicht per se als Merkmal einer Gruppe von Menschen, die ganz anders sind als der Rest von »uns«. Allerdings kann sie eine zwingendere Qualität annehmen und dazu dienen, das Selbst zusammenzuhalten.

8 Eine umfassendere Diskussion dieser Faktoren findet sich bei Orbach (2009) und Lemma (2010).

Schönheitschirurgie heute – einige Fakten und Forschungsergebnisse

Als Psychoanalytiker*innen sollten wir uns angesichts des atemberaubenden Anstiegs der Anzahl von Menschen, die sich Schönheitsoperationen unterziehen, besorgt zeigen. Überall auf der Welt (also nicht nur in westlichen Kulturen) legen Chirurg*innen ihre Skalpelle an, um sogenannte »neue« Körper zum Vorschein zu bringen. Der Trend, den eigenen Körper als »Projekt« (Giddens, 1991) anzusehen, hat dazu geführt, dass das globale Schönheitsgeschäft zügig wächst und selbst in Zeiten wirtschaftlicher Rezession nach wie vor floriert. Im Jahr 2012 haben zertifizierte Ärzt*innen in den Vereinigten Staaten mehr als zehn Millionen chirurgische und nichtchirurgische Eingriffe durchgeführt.[9] Im gleichen Jahr stieg die Zahl solcher Eingriffe um drei Prozent. Dabei waren 17 Prozent aller Eingriffe chirurgisch, was 61 Prozent der Gesamtausgaben der Patient*innen ausmachte. Im Vereinigten Königreich wurden laut der British Association for Aesthetic Plastic Surgery (BAAPS) 2012 insgesamt 43.172 chirurgische Eingriffe vorgenommen, ein Anstieg von 0,2 Prozent gegenüber dem Vorjahr.[10] In beiden Ländern war die Brustvergrößerung die am häufigsten durchgeführte Operation, gefolgt von Fettabsaugen, Bauchstraffung, Augenlid- und Nasenkorrektur. Neueste Marktforschungen zeigen, dass insbesondere der Anteil junger Menschen, die eine Schönheitsoperation in Betracht ziehen würden, stark angestiegen und die Akzeptanz körperlicher »Mängel« unter jungen Leuten gesunken ist. So würden sich unter jungen Frauen 35 Prozent Brustimplantate zulegen, wenn sie es sich leisten könnten (Mintel, 2010).

Alles in allem ist die Forschungsliteratur auf diesem Gebiet etwas uneindeutig. Die meisten interviewbasierten Studien legen zwar nahe, dass bei Patient*innen, die sich einer Schönheitsoperation unterziehen, Hinweise auf eine Psychopathologie vorliegen; jedoch kann dies nicht zuverlässig behauptet werden, wenn standardisierte psychometrische Maßstäbe angewandt werden (Sarwer et al., 1998). Dennoch weisen Studien eine höhere Verbreitungsrate psychischer Probleme unter denjenigen Patient*innen auf, die nach einer Schönheitsoperation verlangen (19 Prozent), als unter anderen Chirurgiepatient*innen (vier Prozent) (Sarwer et al., 2004). Der

9 *Press Center American Society for Aesthetic Plastic Surgery*, verfügbar unter http://www.surgery.org/media/news-releases/ (Zugriff am 25. März 2013).

10 Quelle: *British Association of Aesthetic Plastic Surgeons*.

Anteil von Patient*innen mit Dysmorphophobie, den man in dieser Bevölkerung wohl als hoch einschätzen würde, schwankt angeblich zwischen neun und 53 Prozent – eine Variabilität, die vermutlich auf den Einsatz unterschiedlicher Messverfahren zurückzuführen ist (Ercolani et al., 1999; Phillips et al., 2000; Aouizerate et al., 2003). Es ist allerdings eindeutig, dass Dysmorphophobie häufiger bei Patient*innen auftritt, die eine Schönheitsoperation anstreben, als innerhalb der allgemeinen Bevölkerung, die eine Dysmorphophobierate von ein bis zwei Prozent aufweist. So wird der Wunsch nach ungewöhnlichen Gesichtsveränderungen, die beispielsweise Knochenkonturierungen und -transplantationen oder Wangen- und Kinnimplantate (in Fällen, in denen das Gesicht als zu breit oder zu schmal empfunden wird) einschließen, in der Regel mit einer erheblichen psychologischen Beeinträchtigung in Verbindung gebracht (Edgerton et al., 1990). Bezeichnenderweise, und in Übereinstimmung mit unseren Erwartungen als Psychoanalytiker*innen, werden vor allem Beziehungsprobleme mit der Überlegung und Entscheidung in Verbindung gebracht, sich einer Schönheitsoperation zu unterziehen. Swami und Mammadova (2012) haben in ihrer Studie festgestellt, dass Frauen in unglücklichen Beziehungen eine Operation mit höherer Wahrscheinlichkeit in Betracht ziehen.

Die mütterliche Landschaft

Psychologische Forschungsergebnisse beruhen auf einer großen Menge von Stichproben. Sie sind daher insofern relevant, als sie aus einer systematischeren Sicht bestätigen, dass sich das Streben nach einer Schönheitsoperation nicht auf ein primär soziokulturelles Phänomen reduzieren lässt, sondern vielmehr Ausdruck von Beziehungsschwierigkeiten ist. Als solcher verlangt es ein feinsinniges Verständnis verinnerlichter Objektbeziehungen und deren Auswirkungen auf die Fähigkeit der betreffenden Person, Beziehungen zu anderen einzugehen. Genauer gesagt ist ein Verständnis der Beziehung des Babys zu dem ersten Körper nötig, mit dem es interagiert: dem der Mutter.

Unser Selbstempfinden beruht auf dem Verlust der Mutter. Eine grundlegende Komponente dessen, »wer ich bin«, ist unweigerlich »eine Person, deren Mutter weg ist«, denn bei der Geburt ist das Selbst mit seinem ersten Verlust konfrontiert: dem Verlust seiner Bleibe im Körper der Mutter. Die Tatsache des Getrenntseins und der Verlust sind eine wichtige Dimension der Subjektivität, und sie sind aufs Engste mit dem Erleben von Neid verknüpft, denn wenn sich Abhängigkeit und Verlust nicht ertragen lassen, kann Neid die psychische Landschaft einnehmen und beherrschen. Bei einigen der Individuen, die ihren psychischen Schmerz durch Modifizierung des Körpers zu überwinden versuchen, können wir beobachten, dass dadurch das Gefühl umgangen werden soll, der anderen Person ausgeliefert oder irgendwie von ihr abhängig zu sein.

Ich bin zu der Einsicht gelangt, dass zwanghaftere und extremere Formen der Körpermodifizierung die Schwierigkeit widerspiegeln, diesen grundlegendsten aller Lebensumstände in sich aufzunehmen: Wir können uns nicht selbst gebären. Der Körper ist der Ort, an dem wir diese »Wahrheit« so akut spüren wie nirgendwo sonst. Er ist Zeuge unserer wechselseitigen Bezogenheit. Die geteilte Körperlichkeit von Mutter und Baby, aus der wir alle hervorgehen, ist die verkörperte Version psychischer Abhängigkeit. Vollständig treten wir aus diesem geteilten körperlichen Raum jedoch nie heraus, denn die Spuren der anderen Person – der Mutter – sind unauslöschlich in den Körper eingeschrieben. Gelingt es uns nicht, diese Abhängigkeit von anderen in unser Selbstempfinden zu integrieren, so wird das subjektive Körpererleben beeinträchtigt.

Sowohl Mutter als auch Baby müssen sich ihren Weg durch die von Abhängigkeit und Trennung hervorgerufenen Ängste bahnen, was bereits dann schwierig genug ist, wenn sich ihre Dyade relativ reibungslos entwickelt. Wenn in dieser Beziehung nun auch noch Schwierigkeiten auftreten, kann dies dazu führen, dass psychische Prozesse pervertiert werden. Anstatt von der Erfahrung abhängiger Empfänglichkeit für das Objekt ist die Beziehung dann womöglich vom Neid auf und dem Triumphieren über das Objekt geprägt.

Kleins Auffassung vom frühen Erleben des Babys stellt nicht nur den Neid ins Zentrum unseres emotionalen Lebens, sondern betont auch, wie wichtig der mütterliche Körper ist: Er ist der erste Schauplatz der intensivsten psychischen Aktivität des Babys. Viele ihrer Schriften heben die primordiale Beziehung des Babys zum mütterlichen Körper hervor, um den herum das Baby dann eine Bedeutungswelt zu strukturieren beginnt. Dies geschieht insbesondere durch Erfahrungen von Befriedigung und Frustration, nicht nur an der Brust, sondern auch durch den sensorischen Austausch, von dem diese frühesten Interaktionen stark geprägt sind. Das Körpererleben der Mutter ist aus Kleins Sicht also untrennbar mit dem eigenen Körpererleben des Babys verbunden.

Klein zufolge beherbergt der Körper der Mutter ihre befriedigenden Besitztümer, für die die inneren Inhalte wie Fäkalien, Babys und ein einverleibter Penis stehen. Sie legte den Schluss nahe, dass der primitivste Prototyp des Neids der Neid auf die physischen Möglichkeiten des Körpers der anderen Person sei, die dem Selbst gefühlt vorenthalten sind: Dem Neid auf die nährende Fähigkeit der Brust folgt der Neid auf die Fähigkeit der Mutter, sexuelle Lust vom Penis des Vaters zu beziehen und sich fortzupflanzen.

Die Beziehung des Babys zum Körper der Mutter kann daher akquisitorisch genannt werden. Diese neidische Habgier wird durch den epistemophilen Trieb noch verstärkt – also durch das Verlangen des Babys, das innere Territorium des Körpers der Mutter zu entdecken und zu erobern. Das frühe Klein'sche Baby wird also von seinen körperlichen Bedürfnissen und oralen Impulsen angetrieben, um die Nahrung und wertvollen Güter von der Mutter zu erlangen, die sie, die Mutter, wohl ganz konkret in ihrem Körper besitzt.

Sowohl Jungen als auch Mädchen beneiden und begehren den Körper der Mutter und dessen Besitztümer, doch es gibt einen Unterschied im Erleben zwischen den Geschlechtern: Das Mädchen kann in der Gewissheit Trost finden, dass es die weiblichen Attribute seiner Mutter eines Tages selbst erlangen wird, wohingegen der Junge akzeptieren muss, dass sein Wunsch, sich so fortzupflanzen wie seine Mutter, zum Scheitern verurteilt ist. Die narzisstische Kränkung des Mädchens scheint auf den ersten Blick also nicht so heftig zu sein wie die des Jungen, und dennoch sind Mädchen wie Jungen gleichermaßen mit der physischen Unmöglichkeit, Leben zu spenden, konfrontiert. Insofern müssen beide ihre relative Impotenz sowie die Einsicht ertragen, dass sie sich nicht selbst gebären können. Der Körper wird dem Kind »gegeben«. Wir werden in Kürze auf diesen Punkt zurückkommen.

Eine Möglichkeit, mit der schmerzhaften Kluft zwischen dem Selbst und der anderen Person zurechtzukommen, ist die Identifizierung – ein Prozess, der bei den Patient*innen, die ich hier beschreibe, stets gestört ist. In seiner Schrift *Zur Einführung des Narzißmus* erinnerte uns Freud: »Was [der Mensch] als sein Ideal vor sich hin projiziert, ist der Ersatz für den verlorenen Narzißmus seiner Kindheit« (Freud, 1914: 161). Die Unbeständigkeit der Identifizierung führt dazu, dass das Schicksal der idealisierten anderen Person womöglich ungewiss ist, denn es hängt von der Fähigkeit des Selbst ab, der anderen Person ihr Getrenntsein und ihre Eigenständigkeit einzuräumen. Eine gesunde Identifizierung ist gewissermaßen von der vermeintlichen Idealgestalt der anderen Person inspiriert, ohne mit ihr gleichgesetzt zu sein. Vielmehr umfasst ein solcher Prozess die »Bildung einer imaginären Angleichung« (Silverman, 1996: 71) in unserem Innern, deren Quelle (das Objekt der Identifizierung) wir anerkennen und uns dann zu eigen machen. So trug zum Beispiel eine junge Frau mit tiefen Ängsten in Bezug auf ihre äußere Erscheinung, als sie zu mir in die Sitzung kam, einmal genau das gleiche Kleid, das ich in der vorigen Woche getragen hatte. Als sie einige Jahre später bemerkenswerte Fortschritte gemacht hatte und ihre Therapie zu Ende ging, bemerkte sie im Rückblick auf diese Phase der Therapie: »Inzwischen würde ich das nie mehr machen, und trotzdem finde ich, dass ich mich ein bisschen wie Sie kleide.« Dass sie nun in der Lage war, klar zwischen »ein bisschen wie Sie« und ihrer frühen Selbstprojizierung in meinen Körper, dem Drang »ich zu sein«, zu unterscheiden, machte die Veränderung deutlich, die in der Zwischenzeit stattgefunden hatte.

Dies führt uns zur wichtigen Frage der Identifizierung. Bei allen Patient*innen, die ich hier beschreibe, liegt eine Störung des Identifizierungsprozesses vor. Das Problem lässt sich gut anhand populärer »Makeover«-Fernsehsendungen veranschaulichen. Bei diesen Sendungen können wir beobachten, wie der Wunsch befördert wird, *zum Ideal zu werden*, anstatt dass lediglich danach gestrebt wird, *so zu sein wie das Ideal*, wie wir es bei einem gewöhnlicheren Identifizierungsprozess erwarten würden. Resnik (2005) hat den unbewussten psychologischen Mechanismus, den dieses Programmformat einsetzt, als »physischen Transvestismus« bezeichnet: Das Selbst eignet sich die körperliche Gestalt und Persönlichkeit einer anderen Person an, indem es ihre Kleidung anzieht und ihre Gesten und ihr Aussehen imitiert (wie es in den Sendungen geschieht, in denen die Teilnehmer*innen dazu angehalten werden, die Wahl ihres chirurgischen Eingriffs am Aussehen eines bestimmten »Stars« auszurichten). Nachahmende Identifizierungen dieser Art können tiefe Gefühle von Neid verbergen, weil es sich um eine Aneignung der anderen Person durch Imitation handelt. Wie Gaddini (2015) beobachtet hat, geht die Nachahmung der Identifizierung voraus und läuft in erster Linie visuell ab. Solche Nachahmungen sind von der Phantasie bestimmt, das Objekt zu sein oder zu werden, indem man den eigenen Körper modifiziert. Es besteht jedoch ein wichtiger Unterschied zwischen dem Objekt, das man sich wünscht zu sein, und dem Objekt, das man besitzen möchte. Gaddini zufolge ist letzteres durch Neid gekennzeichnet.

Wer sich danach sehnt, das eigene Ideal zu sein, erlebt die Vergeblichkeit solcher Anstrengungen als Dystopie des fragmentierten Körpers. Diese taucht beispielsweise in den Träumen dysmorphophober Patient*innen ziemlich häufig auf und zeigt, welche Schwierigkeiten es ihnen bereitet, den eigenen Körper in das Selbstbild zu integrieren. Traumbilder von entstellten, angegriffenen und zerschnittenen Körpern offenbaren den Neid, der denjenigen gegenüber empfunden wird, deren vermeintliche körperliche Integrität und Schönheit nichts anderes in Erinnerung ruft als das Gefühl der eigenen Unzulänglichkeit. Die Analyse zeigt, dass diese Angriffe unbewusst auf einen reichen, aber unnachgiebigen mütterlichen Körper gerichtet sind und welche Bedeutung dieser im Unbewussten hat. Für diese Patient*innen besitzt das Objekt jene Ganzheit oder Einheit, der sich das Selbst beraubt fühlt. Dies hat sich als ein auffälliges Merkmal meiner Arbeit mit verschiedenen Frauen herausgestellt, die sich einer Schönheitsoperation unterzogen und sich dadurch etwas »Besseres« zu eigen gemacht haben (zum Beispiel die größeren Brüste), das nicht zum Selbst gehörte und das die innere andere Person, die innere Mutter, zu besitzen und ihnen vorzuenthalten schien.

Bei normaler Entwicklung kann sich die Mutter am Körper des Babys erfreuen, sodass sich das Baby wiederum an seinem eigenen Körper als einem von ihr getrennten erfreuen kann. Das Baby muss seinerseits »akzeptieren«, dass seine Mutter – die ihm ihren Körper ursprünglich gegeben hat (was Guignard, 2008, die »mütterliche Mutter« nennt) – ihm zwar Liebe und Bewunderung entgegenbringen kann, allerdings nicht *immer*, da sie von ihm getrennt ist und ihren eigenen Sexualpartner hat. So muss das Kind nun mit der »sexuellen Mutter« (Guignard, 2008) wetteifern, wodurch eine schmerzvolle Distanz zwischen dem Selbst und dem mütterlichen Objekt entsteht.

Der mütterliche »sexuelle« Körper erregt Neid, weil er als Objekt des Begehrens wahrgenommen wird. Als solches kann er sowohl der »Grund des Begehrens« sein, wie Lacan sagt, also das Selbst mit seinem Verlangen nach dem Objekt konfrontieren, als auch dem Selbst vor Augen führen, dass es außerstande ist, das Begehren des Objekts alleine zu befriedigen – was für das Kind unmöglich ist. Wir haben es hier also mit einem entscheidenden Paradox zu tun: Wir können das Begehren der Mutter nicht erfüllen, und doch ist uns die Spur ihres Begehrens (oder dessen Nichtvorhandensein) in den Körper eingeprägt.

Dieses Dilemma ist innerlich besonders schwierig zu bewältigen, wenn die Besetzung des Körperselbst durch die Mutter mangelhaft ist. In solchen

Fällen ist Neid auf den mütterlichen Körper erkennbar – ein Neid, der bei jeder betreffenden Person je nach ihrem bestimmten Entwicklungsverlauf mehr oder weniger virulent destruktive Formen annimmt. Was auch immer der Grund für das Desinteresse oder die Ablehnung – oder in manchen Fällen gar die aktive Projektion in den Körper des Babys – seitens der Mutter sein mag, das Selbst erlebt dies womöglich als eine Verweigerung, das zu geben, was nötig ist, um sich begehrenswert zu fühlen. Das mütterliche Objekt scheint in den vorenthaltenen Gütern zu schwelgen, sodass das Selbst einen Groll gegen das als beraubend empfundene Objekt zu hegen beginnt. Dieser Zustand der Deprivation regt bei manchen Individuen die omnipotente Phantasie an, »zur Mutter zu werden«, die im Streben nach einer Schönheitsoperation ausagiert wird.

Natürlich ist es weder hilfreich noch möglich, Verallgemeinerungen über die Bedeutung und Funktionen jedweder Art der Körpermodifizierung vorzunehmen. Die der Entscheidung für eine Körpermodifizierung zugrunde liegenden Absichten sind komplex und vielfältig: Sich auf den ersten Blick ähnelnde Methoden der Körpermodifizierung können unterschiedlichen Zwecken dienen. Es gibt aber eine Sache, die sie vereint: Da sich der Körper innerhalb und anhand unserer frühen Beziehungen zu anderen Menschen – vor allem zu unseren Hauptbezugspersonen – entwickelt, bringt seine Modifizierung immer etwas über die Qualität verinnerlichter Beziehungen zum Ausdruck und wirkt sich sowohl auf innere als auch äußere Beziehungen aus.

Um diesen Patient*innen zu helfen, ist es unerlässlich, die dominanten unbewussten Phantasien zu verstehen, die dem Streben nach einer Schönheitsoperation und/oder -prozedur zugrunde liegen. Ich werde nun drei unbewusste Phantasien beschreiben – vermutlich gibt es noch weitere –, die ich bei meinen Patient*innen beobachtet habe. Meiner Ansicht nach empfinden die Individuen, für die die Körpermodifizierung eine zwingendere Form angenommen hat, diese Phantasien womöglich als notwendig für ihr psychisches Gleichgewicht. Es handelt sich um die Phantasie des *Selbsterschaffens*, die Phantasie der *Rückeroberung* und die Phantasie der *perfekten Übereinstimmung*. Diese Phantasien schließen sich nicht gegenseitig aus; vielmehr kann sich zum Beispiel die Funktion der Schönheitsoperation im Erleben eines Individuums zu jedem gegebenen Zeitpunkt verschieben und von unterschiedlichen Phantasien gestützt werden.

Die Phantasie des Selbsterschaffens

»Was meine Schönheit angeht, bin ich knallhart«, schreibt eine Person:

> Ich will Ergebnisse sehen und nicht bloß darauf hoffen … Ich habe mir mit fetten Spritzen langsam Restylane in das zarte Fleisch um meinen Mund herum injizieren lassen. Ich habe mir die Brüste vergrößern und die Brauen transplantieren lassen … In Taxis habe ich vor Schmerzen geschrien, auf dem Weg nach Hause von sogenannten »Mittagspausenbehandlungen«.
>
> (Avril Mair in der britischen Ausgabe der *Elle* vom März 2009, S. 309)

Sie fügt hinzu, dass dies für sie »keine Übung in Selbsthass« sei, sondern Ausdruck der Tatsache, dass sie »Schönheit liebt«. Wie Mair würden viele Schönheitspatient*innen dies als Rechtfertigung ansehen, den gegebenen Körper zu ändern. Aber was genau ist mit »Schönheit lieben« gemeint? Zwar kann ich mir nicht anmaßen zu wissen, was es für diese bestimmte Person heißt, jedoch habe ich ein genaueres Bild davon, was »Schönheit lieben« für einige meiner Patient*innen bedeutet hat, für die das Streben nach Schönheit ein »Ort des seelischen Rückzugs« (Steiner, 1998) war, also ein innerer Ort »relativer Ruhe« (ibid: 17), der es ihnen erlaubte, die Realität zu meiden.

Für einige der Patient*innen, die ich im Sinn habe, diente »Schönheit lieben« – sie also durch Schönheitsoperationen und -prozeduren zu erlangen suchen – dem Ausagieren der omnipotenten Phantasie, das Selbst durch Neugestaltung des eigenen Körpers zu gebären und dadurch die andere Person – die Mutter – und somit jegliches Gefühl der Abhängigkeit vom »Objekt des Begehrens«[11] (Britton, 2001) zu umgehen. Der Gebrauch, den diese Patient*innen vom Körper gemacht haben, zeugt vom Verlangen, den Körper den eigenen Vorschriften gemäß und ohne Einmischung seitens der anderen Person – der Mutter – neu zu gestalten: ein Ausagieren dessen also, was ich die *Phantasie des Selbsterschaffens* nenne.

Der Versuch, die andere Person – die Mutter – zu umgehen, wird oft von einer inneren Verfassung getragen, in der der Körper obsolet wird und

11 Ich ziehe den Begriff *Objekt des Begehrens* dem des primären Objekts oder der signifikanten Anderen vor, um die sinnlichen, körperlichen Komponenten dieser frühesten Beziehung hervorzuheben und um zu betonen, wie ausschlaggebend diese für die Bildung eines begehrenden und begehrenswerten Körperselbst als Grundlage der Erwartung ist, dass das Selbst geliebt werden wird und lieben kann.

das Selbst allmächtig ist und über die andere Person – die Mutter – triumphiert.[12] Das Ergebnis des modifizierten Körperselbst lässt uns darüber im Unklaren, »wer« die Person ist und – konkreter – wessen Aussehen sie besitzt. Das erinnert an das, was Jean Baudrillard (1994) »Kopien ohne Originale« genannt hat: ein angestrebtes Idealbild des Selbst, das insbesondere eine Schönheitsoperation zu liefern verspricht, das jedoch keinerlei Rückbezug auf ein »Original« hat, worunter ich den Körper verstehe, der dem Individuum von der anderen Person – der Mutter – gegeben wird.

Der implizite Angriff auf das Objekt, den ich hier erläutere, könnte ein klareres Verständnis vier umfangreicher epidemiologischer Studien ermöglichen, die in Amerika und Europa durchgeführt wurden und einen Zusammenhang zwischen Brustimplantaten und Suizid festgestellt haben. In all diesen Studien war die Suizidrate unter Patient*innen mit Brustimplantaten zwei- bis dreimal so hoch wie unter Patient*innen, die sich anderen kosmetischen Prozeduren unterzogen hatten (Sarwer, 2006). Was diesen Fund erklären kann, ist unklar. Eine These ist, dass postoperative Komplikationen, die bei Brustvergrößerungen nicht ungewöhnlich sind, zur Depression und schließlich zum Suizid führen. Außerdem könnte es sein, dass Patient*innen, die eine Brustvergrößerung anstreben, unrealistischere Erwartungen und/oder größere bereits bestehende psychologische Probleme haben. Diese Annahme wird durch eine Studie bekräftigt, die unter Frauen, die eine Brustvergrößerung angestrebt hatten, eine höhere Rate an präoperativen psychiatrischen Klinikaufenthalten festgestellt hat als unter Frauen, die andere kosmetische Eingriffe hatten vornehmen lassen (Jacobsen et al., 2004). Ich möchte nahelegen, dass die Konkretheit der Aneignung der mütterlichen Brust bei diesen Patient*innen akutere, paranoide Rache- und Vergeltungsängste schürt, was noch eine weitere Erklärung für das erhöhte Suizidrisiko bei einigen von ihnen sein kann. Mit anderen Worten, die Phantasie des Selbsterschaffens unterscheidet sich von den anderen Phantasien, die ich besprechen werde, durch den ihr zugrunde liegenden neidvollen Angriff auf den phantasierten mütterlichen Körper – das phantasierte mütterliche Objekt –, der ihr spezifisches Kennzeichen ist.

12 Die Phantasie des Selbsterschaffens ist graphisch im Werk der französischen Körperkünstlerin Orlan und des australischen Cyberpunk-Künstlers Stelarc dargestellt. Ihre Werke veranschaulichen auf eindringliche und provokative Weise, wie der Körper zum Schauplatz von Neuerfindungen des Selbst werden kann (siehe zum Beispiel Goodall, 2000, und Lemma, 2010, für eine Besprechung ihrer Werke).

Umgeht man die Realität der eigenen Ursprünge, zieht dies zwangsläufig natürlich auch eine Verleugnung der Realität des Elternpaars nach sich – und nicht nur der Realität der geteilten Körperlichkeit von Mutter und Baby. Der Angriff auf das Elternpaar ist in der Phantasie des Selbsterschaffens inbegriffen. In der Tat lässt sich in vielen dieser Fälle das Fehlen des sogenannten »Penis-als-Verbindung« (Birksted-Breen, 1996) feststellen, d.h. die verbindende und strukturierende Rolle der Einsicht, dass Mutter und Vater miteinander verbunden sind und ein kreatives Paar bilden, wird nicht erfüllt. Wenn diese Realität akzeptiert wird, kann sich das Individuum sowohl mit der Tatsache des Unterschieds als auch der Komplementarität arrangieren und somit seine eigene Unzulänglichkeit sowie sein Verlangen nach der anderen Person akzeptieren. Gelöst wird dieses psychische Dilemma, indem eine Phantasie, die dem Selbst seine Omnipotenz und Selbstgenügsamkeit zusichert, durch Manipulation des Körpers ausagiert wird. Diese psychische Position kann durchaus als »phallisch« bezeichnet werden, insofern der Phallus einen inneren Zustand vollkommener Selbstgenügsamkeit repräsentiert und somit ein Angriff auf Andersartigkeit ist und als Abwehr gegen Abhängigkeit fungiert.[13]

Die Rückeroberungsphantasie

Es ist unser Körper, der uns die durch Intimität jedweder Art entstehenden Spannungen am konkretesten spüren lässt: die Spannung zwischen dem Verlangen, mit der anderen Person zu verschmelzen, und der Angst, von ihr in Besitz genommen zu werden. Bei manchen Individuen kann dies tiefe klaustrophobische Ängste hervorrufen, die nicht reflektiert werden können. Die Modifizierung des eigenen Körpers kann als ein Versuch verstanden werden, mit dieser Art der Angst zurechtzukommen.

Rey (1994) hat eine primitive universelle Position der Klaustrophobie und Agoraphobie beschrieben, die er im Körper verankert:

> Eine der diversen Manifestationen des Körperselbst ist seine Beziehung zur Klaustrophobie und Agoraphobie. Der klaustrophobische Raum ist das Er-

13 Birksted-Breen (1996) hat darauf hingewiesen, dass das Versäumnis, den Penis-als-Verbindung zu verinnerlichen, einer Reihe von Pathologien wie zum Beispiel Anorexie und Suizid zugrunde liegt, bei denen der Körper Schauplatz unbewusster Enactments ist.

> gebnis der projektiven Identifizierung des Körpers und seines inneren Raumes in die äußere Welt … Es ist daher das sich im Körper der Mutter befindende Kind, das im inneren Raum seiner Mutter, der in die äußere Welt projiziert wird, klaustrophobisch wird. (Rey, 1994: 267)

Glasser (2010) hat ein inneres Szenario – den Kernkomplex – identifiziert, das sich durch den Wunsch auszeichnet, mit dem Objekt zu verschmelzen, jedoch birgt diese Verschmelzung zugleich die Gefahr einer totalen Verschlingung, sodass ihr gewaltsam widerstanden werden muss. Diese Art der Spannung ist bei einigen der Patient*innen vorhanden, die sich dann mit Hilfe der Modifizierung des eigenen Körpers vergewissern, dass sie tatsächlich von der anderen Person getrennt sind. Sie wehrt den Wunsch ab, mit der anderen Person zu verschmelzen, der sie andernfalls dem Terror der Nichtdifferenzierung aussetzen würde. Daher möchte ich den Schluss nahelegen, dass die Entfernung oder Neugestaltung eines Körperteils bei manchen Individuen dazu dient, das Selbst vor einer fremden und gegenwärtig im Körper hausenden Präsenz zu retten oder von ihr zurückzuerobern. Sprich, die Körpermodifizierung wird von dem angetrieben, was ich die *Rückeroberungsphantasie* nenne.

Der Körper kann zudem als ein Container für die feindseligen Projektionen der anderen Person erlebt werden und sich folglich wie ein besetztes Territorium anfühlen. Wenn das der Fall ist, muss der Körper womöglich sichtbar modifiziert – physisch irgendwie als separat »markiert« – werden, damit der Körper und somit das Selbst als eigener Besitz erlebt und so von der vermeintlichen Invasion zurückerobert werden kann. In anderen Fällen muss ein als »hässlich« empfundenes Körperteil (oder mehrere) buchstäblich abgeschnitten oder irgendwie umgestaltet werden, um das verhasste Objekt zu vernichten, das konkret mit dem als hässlich empfundenen Körperteil identifiziert wird.

Bei der Rückeroberungsphantasie geht es also um die *Vertreibung* eines als fremd oder verunreinigend empfundenen Objekts aus dem Körper. Das subjektive Erleben der Patientin oder des Patienten wird von dem Gefühl bestimmt, im Besitz eines Objekts zu sein, das konkret im eigenen Körper haust und von dem sich das Selbst befreien muss. Die dieser Phantasie zugrunde liegende Gewalt richtet sich auf die Vertreibung des Objekts, zielt jedoch nicht darauf ab, über das Objekt zu triumphieren – eine Eigenschaft, die eher der Phantasie des Selbsterschaffens zukommt.

Die Phantasie der perfekten Übereinstimmung

Die frühen körperlichen Interaktionen zwischen Mutter und Baby spielen für die Etablierung von Bindungen eine äußerst wichtige Rolle und sich zugleich entscheidend dafür, dass wir uns selbst als begehrenswert erleben. Dieses Erleben ist in allererster Linie ein körperliches. Für den Rest unseres Lebens wird Begehren durch unsere Körper vermittelt. Das Körpererleben wird wiederum zutiefst von den Begehren (oder ihrem Nichtvorhandensein) geprägt, die andere in den Körper projizieren (Schilder, 1923; Lacan, 1986; Krueger, 1989, 2002; Grosz, 1990). In diesem Sinne kann die Bedeutung der frühen Blickbeziehung und des Hautkontakts zwischen Mutter und Baby gar nicht genug betont werden. Sehen und Fühlen sind untrennbar und bilden gemeinsam eine einzelne Achse, die dem frühesten körperlichen und psychischen Erleben zugrunde liegt. Im besten Falle kann durch Sehen und Fühlen Liebe geschenkt werden. Doch wenn solche Kontakte ausbleiben, nur beschränkt stattfinden oder mit Hass, Habgier oder Neid versehen sind, kann sich das Körperselbst vernachlässigt, beschämt oder vereinnahmt fühlen. In diesen Fällen wird der Körper, der als Ursprung des inneren Unbehagens oder Aufruhrs empfunden wird, zur Fläche, auf der das psychische Leid externalisiert und verarbeitet wird.

Das Begehren ist das Herzstück der frühesten Beziehung zwischen Mutter[14] und Baby. Um sich dem Bereich des Körpererlebens zu nähern, ist es unerlässlich, über Begehren nachzudenken. Ob wir uns begehrenswert fühlen, hängt von der libidinösen Besetzung unseres Körperselbst durch die andere Person ab, vor allem in der frühen Entwicklung. Zu viel Begehren, und das Kind wird zurückschrecken, da es das Gefühl hat, sein Körper werde von der »Forderung« der Mutter kolonisiert. Andererseits kann die Abwesenheit des Begehrens der Mutter genauso problematisch sein. Die Hemmungen einer Mutter im Umgang mit dem Körper des Babys werden sich ebenfalls unauslöschlich in den Körper einschreiben. Das Erbe mangelnden Begehrens ist ebenso tückisch wie der Druck, den Forderungen der Mutter nachzukommen (Olivier, 1987). So kann das Bedürfnis entstehen, den gegebenen Körper auf der Suche nach einer körperlichen Gestalt, die Begehren hervorrufen wird, zu verändern.

14 Ich benutze den Begriff »Mutter«, weil die Mutter häufig die primäre Bezugsperson ist, doch natürlich spielen neben der Mutter auch andere zentrale Bezugspersonen eine entscheidende Rolle.

Bei der Phantasie der *perfekten Übereinstimmung* dient die Körpermodifizierung meiner Ansicht nach der Erschaffung eines perfekten, idealen Körpers, der die Liebe und das Begehren der anderen Person garantieren wird. Im Hinblick auf diese Phantasie habe ich zwei bestimmte Gruppen von Patient*innen im Sinn. Die der ersten Gruppe scheinen in erster Linie ganz mit einem inneren, als unzugänglich empfundenen Objekt beschäftigt zu sein – einem Objekt, das »opak« (Sodré, 2002) und nur schwer lesbar ist. Der wiederholte Austausch mit einer wirklichen, aus welchem Grund auch immer als unzugänglich empfundenen Mutter kann zur Bildung eines quälenden inneren Gefühls der Unsicherheit in Bezug auf ihre Gefühle für das Selbst beitragen.[15] Die Suche nach absoluter Gewissheit darüber, was die andere Person »sieht«, wenn sie das Selbst anschaut, kann in der Folge verzweifelte Versuche nach sich ziehen, den Idealkörper zu erschaffen, der den liebenden, begehrenden Blick der anderen Person garantieren wird (Lemma, 2009). »Schön sein« kann dann zu einem dominanten und unnachgiebigen Organisationsmerkmal in der inneren Welt werden, angetrieben von der Phantasie, dass das Selbst und das Objekt in einem Blick gegenseitiger Bewunderung miteinander verbunden sein werden, wenn die Körperoberfläche »verschönert« wird. Deshalb ist die Schönheitsoperation für diese Patient*innen meiner Ansicht nach ein Mittel, den Schmerz des Verlusts eines Objekts abzuwenden, von dem das Selbst *immer* geliebt und begehrt werden würde.

Das subjektive Erleben der Patientin oder des Patienten ist in der Regel das einer schmerzhaften, erniedrigenden Unzulänglichkeit. Diese narzisstische Wunde wird durch eine manische Flucht ins Verändern der Körperoberfläche »geheilt«. Die Phantasie der perfekten Übereinstimmung handelt somit von der *Verschmelzung* eines idealisierten Selbst (das sehr konkret als ein idealisierter Körper empfunden wird) mit einem idealisierten Objekt/Körper.[16]

---

15 Meiner Ansicht nach handelt es sich um einen *beitragenden* Faktor, denn ich gehe davon aus, dass die angeborenen Dispositionen des Babys ebenfalls stets mit den Reaktionen der Mutter interagieren.

16 Die in dieser letzteren Gruppe von Individuen zugrunde liegende Dynamik ähnelt meiner Ansicht nach der an anderer Stelle von mir beschriebenen unbewussten Phantasie, die »selbsterhaltendes Lügen« anregt (Lemma, 2006). Wie die Lügen, die eingesetzt werden, um eine phantasierte, attraktivere Version des Selbst aufzutischen, damit sich die von der Unergründlichkeit oder Unzugänglichkeit des Objekts hervorgerufene Angst bewältigen lässt, so ist auch die angestrebte »neue« Nase eine Art Lüge, die den bewundernden, liebenden Blick sicherstellt. In diesen Fällen ist die Schönheitsoperation ein Enactment der Phantasie der perfekten Übereinstimmung.

Wenn die Besetzung des Körperselbst durch die Mutter mangelhaft ist, entsteht möglicherweise nicht nur die Sehnsucht nach einer idealisierten Mutter, die das Selbst mit bewundernden, liebevollen Augen ansieht, sondern auch ein damit einhergehendes Gefühl des Grolls angesichts der gefühlten Deprivation und somit ein Bedürfnis, das Objekt anzugreifen. Deshalb ist Feindseligkeit gegenüber dem Objekt womöglich ein wesentlicher Bestandteil der Beziehung zum ersehnten, idealisierten, begehrenden und begehrten Objekt.

Auch eine Überbesetzung des Körperselbst kann zu erheblichen Komplikationen führen. Bei einigen der Patient*innen, mit denen ich gearbeitet habe, wird in Berichten zur eigenen Geschichte und in der Qualität der dann einsetzenden Übertragung deutlich, dass sie die Erfahrung der Beziehung zu einer Mutter gemacht haben, die sich auf sehr narzisstische Weise (zuweilen mit eindeutigen sexuellen Untertönen) um den Körper und das Aussehen der Patientin oder des Patienten sorgte und dadurch Trennungsversuche unterlief. Anstatt einer mangelhaften Besetzung des Körperselbst führt die Überstimulierung des Körpers des Babys durch die Mutter hier zu einer Überbesetzung des Körperselbst (Lemma, 2009). Die Körperoberfläche ist von der Sorge, der Aufmerksamkeit und der Projektion des Bedürfnisses der Mutter nach Bewunderung überbesetzt. Es handelt sich also, um Joyce McDougalls (1991) Bezeichnung zu verwenden, um einen Fall von »einem Körper für zwei«.

Obwohl das Individuum aus diesem Übermaß an Interesse an seinem Körper Befriedigung ziehen kann, wird der Körper häufig auch als Schauplatz intrusiver Inspektionen und Verbesserungen empfunden, und das wiederum kann Hass gegen den vermeintlichen Eindringling schüren. Wenn das Körperselbst überbesetzt ist, schwankt das Individuum womöglich zwischen dem Wunsch, die narzisstische Vereinigung mit dem idealisierten Objekt aufrechtzuerhalten, und dem Versuch, sich durch die Neugestaltung eines unbewusst mit dem verhassten Objekt identifizierten Körperteils von dem vereinnahmenden Objekt zu trennen. Sprich, innerhalb dieser Gruppe kann die psychische Funktion der phantasierten oder der tatsächlichen Operation bei ein und derselben Person schwanken, also manchmal der Phantasie der perfekten Übereinstimmung Ausdruck verleihen, sonst jedoch ein Ausagieren der Rückeroberungsphantasie darstellen.

Der Realität ein »Makeover« verpassen – Frau A.s Fallgeschichte

Bisher habe ich darauf hingewiesen, dass das Streben nach Schönheitsoperationen oder -prozeduren bei manchen Individuen in erster Linie dazu dient, mit Ängsten und Konflikten zurechtzukommen, die nicht reflektiert werden können.[17] Was diese Patient*innen kennzeichnet, ist der *zwingende* Charakter des Drangs, den Körper zu modifizieren, ob in Wirklichkeit oder als beruhigende Phantasie.[18] Das zwingendere Streben nach einer Schönheitsoperation oder -prozedur wird oft von einer verzweifelten und/oder gewaltsamen inneren Verfassung gegenüber dem Selbst und dem Objekt getragen, die eine beständigere, zentrale Organisationsfunktion in der psychischen Ökonomie der jeweiligen Person darstellt.[19] Ich werde dies nun anhand meiner Arbeit mit Frau A. veranschaulichen, die in einem Zeitraum von vier Jahren mit der Zeit auf vier Sitzungen pro Woche erhöhte.

Frau A., ein Einzelkind, kam als Frühgeburt zur Welt. Aufgrund von Schwierigkeiten bei der Geburt war ihre Mutter ernsthaft in Gefahr, als sie sie zur Welt brachte. Sie erinnerte sich daran, im Schatten dieser frühen Geschehnisse aufzuwachsen. Von ihrem Vater wusste sie, dass ihre Mutter im Anschluss an ihre Geburt sehr depressiv geworden war und eine »Auszeit« genommen hatte, wie es die Familie nannte, sodass sie viele Monate lang in

---

17 Natürlich liefern Schönheitsoperationen auch Lösungen für die Schwierigkeit, sich mit dem Altern und folglich mit dem Tod abzufinden. In dieser Hinsicht sollte betont werden, dass der nun leichter gewordene Zugang zu solchen Prozeduren, mit denen die Zeichen des Alterns aufgeschoben werden, die Fähigkeit unterwandern kann, sich mit der von uns allen geteilten Schwierigkeit auseinanderzusetzen, unsere unausweichliche Vergänglichkeit zu akzeptieren (Bell, 2015).

18 Ich beziehe mich hier nicht auf Individuen, die ihren Körper während einer akuten psychotischen Phase modifizieren. Die Patient*innen, die ich beschreiben werde, waren nicht florid psychotisch; aus analytischer Sicht wird ihre Entscheidung, ihre Körper zu ändern, allerdings von der Dominanz eines psychotischen Prozesses in der Psyche geleitet.

19 Die von mir nahegelegten Phantasien zeigen, dass der Körper sowohl den Inhalt der Phantasie liefern (Bronstein, 2009) als auch zu der Fläche werden kann, auf dem diese Phantasien dann ausagiert werden. Bei diesen Phantasien handelt es sich um Versuche, mein eigenes derzeitiges Verständnis der psychischen Funktion der Körpermodifizierung zu beschreiben und zu formulieren. Es sind also vorläufige Hypothesen und keine »Fakten« – obwohl mir klar ist, dass Hypothesen allzu leicht zur Verdinglichung von Prozessen führen können, die in Wirklichkeit weitaus flüssiger und nuancierter sind.

der Obhut ihres Vaters (der oft geschäftlich unterwegs war) und ihrer Großeltern väterlicherseits verblieb. Frau A. hatte also den größten Teil ihres ersten Lebensjahres ohne eine Mutter verbracht, die auf ihre Bedürfnisse hätte eingehen und Freude an ihr haben können. Sie war bereits frühzeitig darauf bedacht, mir in vorwurfsvollem Ton zu erzählen, dass ihre Mutter sie nicht habe stillen können, und gab mir eindeutig zu verstehen, dass sie sich ihrer Mutter nie verbunden gefühlt und ihre Mutter sich auch nie sehr für sie interessiert habe. Obwohl sie ihren Vater als eine sympathischere Person beschrieb, hatte sie das Gefühl, er sei meistens nicht da gewesen.

Als Jugendliche war Frau A. sehr mit ihren, wie sie fand, kleinen Brüsten beschäftigt. Sie fühlte sich zutiefst unattraktiv, und sie erzählte mir, dass sie kaum an etwas anderes denken könnte und die Tage zählte, bis sie sich einer Operation zur Vergrößerung ihrer Brüste unterziehen könnte. Sie hasste Schwimmen und die Sommermonate, denn da offenbarte sich ihr »Nachteil«, wie sie es nannte. Lebhaft schilderte sie, wie die Welt für sie voller Leute mit großen, vollen Brüsten war, die Zugang zu Männern und all den guten Dingen im Leben hatten, die ihr stattdessen verwehrt waren.

Kurz nachdem sie im Alter von 22 Jahren die Universität verlassen und sich ihre erste Stelle gesichert hatte, unterzog sie sich einer Operation, um ihre Brüste vergrößern zu lassen. Sie erinnerte sich, dass das die beste Zeit ihres Lebens gewesen sei: Sie fühlte sich selbstbewusst, hatte ihre erste sexuelle Beziehung, und ihr fest verwurzelter Groll gegen ihre Mutter schien sie weniger bewusst zu belasten.

Frau A. kam zu mir, als sie Anfang Dreißig und selbst gerade Mutter geworden war. Es war dieser Übergang zum Muttersein, der einen starken depressiven Zusammenbruch auslöste. Sie fand es schwierig, sich darauf einzustellen, dass ihr Baby auf sie angewiesen war, und stillte ihre Tochter nicht, die, sagte sie, Schwierigkeiten habe, sich füttern zu lassen. Ihrer Beschreibung nach ähnelte ihr Mann ihrem Vater sehr: ein verlässlicher Mann, der jedoch nicht auf die Schwierigkeiten eingestellt war, die sie durchmachte. Nichtsdestotrotz hatte er sie darin bestärkt, zur Behandlung zu gehen, und es fiel ihr ziemlich schwer, ihm dies zugute zu halten.

Obwohl Frau A. regelmäßig erschien, war ich von Anfang an damit konfrontiert, wie schwer es ihr fiel, meine Hilfe anzunehmen, so als wäre ihr Gefühl, sich selbst alles, was sie brauchte, geben zu können, die einzig vertretbare psychische Position. Diese omnipotente Haltung ging mit meinem Gefühl einher, von ihr sehr genau unter die Lupe genommen zu werden. Genauer gesagt spürte ich, dass sie meinen Körper beim Eintreffen und Verlassen der Sitzungen genau begutachtete. Hin und wieder nahm sie explizit Bezug auf die Kleidung, die ich trug, indem sie zum Beispiel Vermutungen darüber anstellte, welche Designer ich mochte, und diese dann durch Aussagen »runtermachte« wie: »Sie sind ein bisschen passé, aber ich nehme mal an, Mode recycelt sich.« Einige Wochen nach dieser Aussage erschien Frau A. in einem Kleid, das meinem sehr ähnelte (nur die Farbe war anders), nahm jedoch keinerlei Bezug darauf. Ihr Interesse an meinem Körperselbst fühlte sich kontrollierend und intrusiv an.

Der folgende kurze Ausschnitt entstammt einer Sitzung, die gegen Ende des ersten Jahres unserer Arbeit stattfand. Während der vorherigen Sitzung war Frau A. sehr mit der Entscheidung einer Freundin beschäftigt gewesen, eine Brustvergrößerung vorzunehmen. Ihrer Darstellung zufolge hatte diese Freundin die Operation »dringend nötig«, weil sie wegen ihrer kleinen Brüste solche Qualen litt. Frau A. sagte, ihre eigene Brustvergrößerung sei ein »positiver Schritt« gewesen, obwohl sie sich sicher sei, dass ich das nicht so sehe. In der gleichen Sitzung hatte Frau A. zudem auf Schwierigkeiten mit ihrem Mann angespielt: Sie schwankte zwischen einem beiläufigen Herumspielen mit der Idee, dass sie ihn verlassen könnte, und dem Gedanken, dass *er* sie vielleicht verlassen würde. In dieser Sitzung hatte ich das Gefühl gehabt, dass sie diejenige war, die sich in »dringender Not« befand, wenn man bedenkt, wie schwierig die Dinge in ihrer Ehe geworden waren. Zu all dem hatte sie jedoch keinerlei reale Verbindung.

[A = Analytikerin, P = Patientin]

P: Meine Freundin hat endlich einen Termin für die Operation festgelegt. Ich werde sie begleiten – ich sage ihr ständig, dass es keinen Grund zur Sorge gibt, dass sie das hinkriegt und sich besser fühlen wird, sobald es vorbei ist … hatte einen seltsamen Traum letzte Nacht, *dass ich Sie die Straße entlanglaufen sah, und Sie waren verwundet.* … Ich weiß nicht warum, aber ich bin heute Morgen mit dem Gedanken aufgewacht, dass Sie in letzter Zeit ziemlich müde aussehen – Sie sehen aus, als seien Sie geschrumpft – und dass … vielleicht … irgendwas los ist in Ihrem Leben …

[Ihre Wahrnehmung von mir war interessant, denn tatsächlich war ich nur ein paar Wochen zuvor von einem offensichtlichen Urlaub in der Sonne zurückgekommen.]

A: Was denken Sie darüber?

P: Vor ein paar Tagen habe ich in Ihrer Straße einen Umzugswagen gesehen – und einen Mann, der ihn mit einer Menge Sachen beladen hat … Antiquitäten … Ich habe ihn schon mal gesehen … Ich glaube, es ist Ihr Ehemann … also dachte ich, er zieht da vielleicht gerade aus … Ich dachte, wenn X [ihr Ehemann] und ich uns jemals trennen, wird es ziemlich schmerzhaft, unseren Besitz aufzuteilen – es gibt ein paar Dinge, die, denke ich, mir gehören, und ich wäre entschlossen, um sie zu kämpfen … Ich nehme an, Sie werden nicht mit mir darüber reden wollen, wenn das Ihr Mann war! Wie auch immer! Ich weiß, dass Therapeutinnen ihre eigene Therapie haben, jede Menge Supervision, jede Menge Geld [lacht] … also wird es Ihnen schon gut gehen! [Ihr Ton war eher abschätzig.]

A: In Ihrem Traum sehen Sie mich verwundet, geschrumpft, mir bleibt nichts, und trotzdem ist da noch ein anderes Ich, das alles hat: Unterstützung, Geld, Urlaub …

Schweigen.

P: Meine Freundin wird sich besser fühlen – ich habe ihr gesagt, dass der Schmerz und die Beschwerden, das sie nach der OP haben wird, NICHTS [sie betonte dieses Wort sehr deutlich] ist verglichen damit, wie viel besser es ihr letztendlich gehen wird – und sie kann ja sowieso Schmerzmittel nehmen … Wenn man heutzutage den richtigen Anästhesisten kriegt und die richtige Betäubung, muss man überhaupt keine Schmerzen spüren. [Sie beschreibt nun detailliert die Brustvergrößerungsoperation, der sie sich unterzogen hat. Es fühlt sich alles so an, als sei es weit entfernt von der schwierigen Realität unseres Gesprächs, als sei sie jetzt an einem Ort in ihrem Innern, an dem sie die absolute Kontrolle hat und sich die Brüste verschaffen kann, die sie braucht.]

A: Es ist sehr schwierig, mit mir darüber nachzudenken, wie *Sie* sich wirklich fühlen. Stattdessen ziehen Sie sich in ein NICHTS in Ihrem Innern zurück, wo Sie nichts fühlen müssen und für sich selbst sorgen können.

P: [Als sie wieder zu sprechen beginnt, klingt sie gereizt.] Ich fühle mich gut … okay, insofern die Dinge momentan eben okay sind … wie ich neulich schon gesagt habe [seufzt emphatisch], X [der Ehemann] wird unmöglich – er braucht so viel von mir, was ich ihm einfach nicht geben kann … aber mir geht's gut … Es wird sich alles klären, aber …

manchmal fühlt es sich halt so an, als ob er zu viel von mir verlangt ... alle wollen irgendwas von mir, und alles, was ich ihnen sagen will, ist: »Haltet euch raus!«

A: Genau das sagen Sie gerade auch zu mir: »Lassen Sie mich in Ruhe, Sie verlangen zu viel von mir.«

Langes Schweigen.

P: Meine Tochter macht immer noch so einen Wirbel ums Essen ... sie muss Hunger haben, aber sie scheint entschlossen, nicht zu essen ... sie weigert sich zu essen, so fühlt es sich an ... absichtlich ... Ich werde sie wieder zur Ärztin bringen müssen ... [Sie geht detailliert auf die verschiedenen ärztlichen Beratungen ein, die sie in Anspruch genommen hat, und kommt jedes Mal zu dem Schluss, dass die Ärztinnen nicht helfen können. Obwohl das eine distanzierende Wirkung auf mich hat, fällt mir auf, dass ich von dem Bild der hungrigen Tochter, die sich weigert zu essen, nach wie vor sehr ergriffen bin.]

A: Sie haben auch Hunger und brauchen Hilfe, aber Sie kommen hierher und sind entschlossen zu zeigen, dass Ihnen das, was ich anzubieten habe, nichts bringt. Es ist, als müssten Sie das, was Sie von mir brauchen, leugnen und meine Angebote ablehnen, um sich zusammenzuhalten.

Ein langes Schweigen folgte, in dessen Verlauf die Patientin zu weinen beginnt.

P: Mein Mann hat mir gestern Abend gesagt, dass er es nicht länger aushält. Er denkt, dass er für eine Weile ausziehen sollte ... [Sie geht genauer auf den gestrigen Streit ein, und ihre Angst ist nun greifbarer.]

Ich werde nicht weiter auf diese Sitzung eingehen. Nur dies sei gesagt: Letztendlich kam ich darauf zu sprechen, dass sie ihre Ablehnung gegenüber meinen Versuchen, ihr zu helfen, in gewisser Weise erkannte und dann Angst bekam, ich würde es »nicht länger aushalten«, ich würde meine Sachen packen, gehen und sie geschrumpft zurücklassen.

Zwei Wochen später erschien Frau A. in großer Angst zur ersten Sitzung der Woche. Ihre Freundin hatte sich der Brustvergrößerungsoperation unterzogen, und es waren Komplikationen aufgetreten, sodass sie nun unter starken Schmerzen litt. Frau A. erzählte mir, sie habe sich deswegen sehr schlecht gefühlt, da sie sich so sicher gewesen sei, dass alles gut gehen würde; schließlich, fügte sie hinzu, sei ja auch für sie alles gut gegangen. Sie sprach sehr schnell, und es war klar, dass jenseits der Sorge um das Wohlergehen ihrer Freundin psychisch noch mehr vor sich ging.

Ich sagte, sie fühle sich offensichtlich sehr verantwortlich und schuldig, so als hätte sie ihrer Freundin geschadet.

Frau A. hielt inne. Dann sagte sie, sie fühle sich deswegen in der Tat sehr schlecht. Sie habe, seitdem all dies geschehen sei, kaum schlafen können. Dann berichtete sie von einem Albtraum, den sie vorige Nacht gehabt hatte, nachdem sie eine Schlaftablette genommen und einige Stunden lang hatte schlafen können:

> *Sie schläft, und einige Aliens kommen durch das Fenster herein, das sie versehentlich offen gelassen hat. Die Aliens sehen sehr merkwürdig aus: Sie sind allesamt sehr kleine Frauen – wie Zwerge –, und sie versammeln sich um ihr Bett. Sie ist entsetzt, als sie kleine Tranchiermesser herausholen und anfangen, überall auf ihrem Körper Einschnitte zu machen. Sie schreit: »Was wollt ihr von mir!«, doch niemand antwortet. Dann schneiden sie in ihre Brüste und holen die Implantate heraus, und sie spürt den heftigsten Schmerz.*

Frau A. sagte, es sei ein furchtbarer Traum gewesen. Es sei ihr sehr schwergefallen, ihn abzuschütteln: Er »ging mir unter die Haut«, fügte sie hinzu.

Ich sagte, die Aliens wären ihr im Traum selbst unter die Haut gegangen, hätten ihre eigene Brustoperation enthüllt und ihre Implantate entfernt.

Frau A. sagte, der Traum müsse mit der Operation ihrer Freundin zusammenhängen, doch sie wunderte sich sehr darüber, wie »scheußlich« die kleinen Aliens wären.

Ich sagte, es sei interessant, dass sie allesamt Frauen wären …

»Ja«, sagte Frau A., »aber sie waren merkwürdig aussehende Frauen, denn sie hatten keine Brüste!«

Ich blieb still, in der Hoffnung, Frau A. würde vielleicht näher auf dieses interessante Detail eingehen, doch auch sie wurde still.

Schließlich sagte ich, etwas habe sie anscheinend verstummen lassen.

Frau A. sagte, sie wisse nicht, weshalb. Ihr seien einfach die Gedanken zu dem Traum ausgegangen.

Ich sagte, es sei bemerkenswert, dass sie stecken bleibe, gerade als sie ein wohl wichtiges Merkmal der Alienfrauen preisgegeben habe: Sie hatten keine Brüste und rissen ihre im Traum gewaltsam heraus.

Frau A. verschränkte die Arme, während ich sprach, so als wollte sie ihre Brüste schützen. Wie sie auf der Couch lag, sah sie sehr beunruhigt aus.

Ich sagte, sie scheine sich wieder sehr beklommen zu fühlen.

Frau A. sagte, dass es ein entsetzliches Bild sei. Sie fragte sich, ob ihre Freundin sich wünsche, die Operation niemals vorgenommen zu haben, angesichts der Tatsache, dass alles schiefgegangen sei.

Ich sagte, ihr Traum verbinde sie womöglich mit einem Teil in ihr, der begreife: Auch wenn die Operation in ihrem Fall erfolgreich gewesen sei, konfrontiere sie der Traum sie mit einer »entsetzlicheren«, gewaltsamen Sicht auf die Operation und das, was sie repräsentiere. Sie habe das Gefühl, dass sie die Brüste »gestohlen« hätte und sie nun zurückgenommen würden.

Frau A. blieb lange still. Dann sagte sie, dass eine der Alienfrauen sie an eine Zwergenfrau erinnere, die sie einige Monate zuvor schon auf der Straße gesehen hätte. Sie hätte es unmöglich gefunden, sie nicht anzustarren, obwohl ihre Mutter ihr immer gesagt hätte, sie solle Leute, die schlimmer dran seien als sie, nicht anstarren.

Ich sagte, sie habe heute große Angst davor, dass ich auf ihr geschrumpftes Selbst herabschaue und sie diejenige ohne Brüste sei.

Frau A. nickte und sagte, sie finde, ich habe Glück und dass ich habe, was ich brauche.

In diesen beiden kurzen Ausschnitten wird die Qualität der Übertragung erfasst, die die frühe Phase unserer Arbeit kennzeichnete. Zu Beginn der ersten Sitzung projizierte Frau A. ihre Verletzlichkeit und als demütigend empfundene Geringfügigkeit in die Freundin und im Traum in mich. Ihr eigenes Gefühl der Geringfügigkeit, Angst und Hilfsbedürftigkeit ist deutlich zu erkennen, und doch kann sie es sich nicht erlauben, damit in Verbindung zu treten. Stattdessen zieht sie sich in eine betäubte innere Verfassung zurück, in der sie keinerlei Schmerz verspürt und sich selbst geben kann, was sie braucht, ohne auf eine andere Person/mich zurückzugreifen.

In ihrem ersten Traum bin ich verwundet und ausgeleert. Ich hielt das für ein Abbild ihrer eigenen Angriffe gegen mich und ihres Wunsches, mir zu nehmen, was gerechterweise ihr gehören sollte. Ihre Assoziationen zu dem Traum lassen zudem darauf schließen, dass ich in ihren Augen bereits mehr als genug habe: die Supervision, die Therapie und all das Geld, das ich in ihren Augen ganz gewiss bekomme. Außerdem würde ich noch ihre Kenntnis der Tatsache hinzufügen, dass ich gerade im Urlaub gewesen war.

Den Möbelpacker/Ehemann kann man als eine Reflexion des Teils in ihr ansehen, der die guten Dinge, die ich in ihren Augen habe, beseitigen und mich auf einen »geschrumpften« Schatten meines einstigen Selbst reduzieren will.

Gegen Ende der ersten Sitzung spürte ich, dass Frau A. es sich zeitweise erlaubte, dem, was ich gesagt hatte, zu folgen. Jedoch hatte sie das Gefühl, dass die Preisgabe ihrer Verletzlichkeit äußerst gefährlich für ihr empfindliches Gleichgewicht war. Tatsächlich ging sie in der nächsten Sitzung weiter auf die Phantasie ein, die sie mit dem Anblick des Möbelwagens draußen vor meinem Behandlungszimmer assoziierte: Sie wurde eindeutig triumphal und schuf ein Szenario, in dem sie es war, die mich unterstützte, indem sie meine Gebühren zahlte. In dieser bewussten Phantasie hatte mein Mann mich verlassen, und ich brauchte Patient*innen, um meine Hypothek weiter abbezahlen zu können. Sprich, ich war diejenige mit den kleinen Brüsten, und ich konnte sie nicht loswerden.

Wenn die Besetzung des Körperselbst durch die Mutter mangelhaft ist, lässt sich oft Neid auf den phantasierten Körper der Mutter ausmachen. Was auch immer der Grund für das fehlende Begehren der Mutter sein mag, das Selbst erlebt diesen Mangel womöglich als Weigerung, das zu geben, was nötig ist, um sich begehrenswert zu fühlen. Das mütterliche Objekt scheint stattdessen in den vorenthaltenen, »begehrenswerten« Gütern zu schwelgen. Das Selbst, dem ein ausreichendes Maß an Befriedigung vorenthalten wird, fühlt sich dann ungerecht behandelt und hegt womöglich einen Groll gegen das als deprivierend empfundene Objekt. Frau A.s Groll nahm die sehr konkrete Form ihres Versuchs an, die mütterliche Brust durch eine Brustvergrößerung für sich selbst zu erlangen; ich verstand dies also als eine Verwirklichung der Phantasie des Selbsterschaffens. Die als fehlerhaft empfundene Geburt durch die biologische Mutter wird omnipotent durch die operative Geburt korrigiert, jedoch ist der »chirurgische Vater« (Hurst, 2012) meiner Erfahrung nach lediglich ein »kleiner« Akteur, dem sein Getrenntsein nie zuerkannt wird. Mit anderen Worten, in dieser Phantasie wird das Elternpaar und nicht bloß die Mutter vernichtet.

Das von Frau A. als junger Frau befolgte Gebot, das körperlich *Gegebene* ihrem eigenen Plan gemäß zu modifizieren, war meinem Verständnis nach ein konkretes Enactment des Gebots, das die Übertragung beherrschte: Eine Zeit lang musste sie ihre Abhängigkeit von mir unentwegt leugnen, sodass sie mir nichts schuldete. Die von Frau A. verinnerlichte symbolische Brust war eine, die in verbitterter Weise präsent war und durchblicken ließ, dass es etwas Besseres und Aufregenderes gab als ihr Babyselbst, das an ihr zu trinken versuchte. Zum Beispiel hatte Frau A. das Gefühl, dass ihre Mutter ihre Energie stets zu Frau A.s Lasten in ihre eigenen Aktivitäten und Freundinnen investiert hatte. Außerdem erzählte sie mir, ihre Mutter habe immer wieder davon gesprochen, dass sie beinahe gestorben sei, als sie Frau A. zur Welt gebracht habe. Sie hatte das Gefühl, dass ihre Mutter diesen Umstand »benutzte«, um ihr Schuldgefühle abzuringen. Die Sitzungen wurden oft von Frau A.s Wut darauf beherrscht, dass ihre Mutter ihre Zeit so sehr beanspruchte. Ich hatte den Eindruck, dass sich Frau A. verpflichtet *und* abgewertet fühlte. Im Gegenzug ersetzte Pflicht Dankbarkeit. Dankbarkeit kann nur in einer Beziehung gedeihen, in der das Empfangene aus freien Stücken gegeben wurde. Im deutlichen Gegensatz dazu wird das Objekt, dem man sich verpflichtet fühlt, als das Selbst in Besitz nehmend erlebt: Das Selbst und das Objekt sind somit auf destruktive Weise miteinander verbunden.

Eines der am häufigsten wiederkehrenden Motive bei meiner Arbeit mit Frauen, die sich einer Brustvergrößerung unterzogen haben, ist die paranoide Qualität der Angst, die sich, wie der Fall von Frau A. veranschaulicht, sowohl in den Träumen der Patientinnen wie auch in der Übertragung zeigt. Das ist keinesfalls überraschend, wenn man bedenkt, dass ein Kernmerkmal der Phantasie des Selbsterschaffens in der Tat darin besteht, dass etwas sich angeeignet wird, das einer anderen Person gehört. Anders gesagt täuscht sie über die Unfähigkeit hinweg, das entgegenzunehmen und zu akzeptieren, was das Objekt gegeben hat. Der gegebene Körper ist nicht gut genug, während die phantasierte andere Person – die phantasierte Mutter – im Besitz alles Guten ist, und dieses lässt sich durch eine Operation nun buchstäblich einverleiben (wie es, wie zuvor angedeutet, bei Frau A. der Fall gewesen war).

Frauenzeitschriften (und Männerzeitschriften) sind voll von frappierenden Darstellungen dieser Art des Diebstahls, die in der Aneignung des Körpers der anderen Person – der Mutter – inbegriffen ist. Die Frauenzeitschrift *InStyle* zum Beispiel veröffentlichte regelmäßig eine Kolumne mit dem treffenden Titel »Klau diesen Look«. Das sollten wir nicht vergessen, denn bei einigen Patientinnen, die sich Schönheitsprozeduren unterziehen, lassen sich oft starke paranoide Ängste beobachten, die von der unbewussten Kenntnis des neidvollen Angriffs zeugen, der das scheinbare Streben nach der Operation um eines verbesserten Aussehens willen Lügen straft. Dies ruft wiederum Furcht vor Vergeltung hervor, sodass paranoide Ängste geschürt werden. Lindern lässt sich diese Art der Angst nur durch die Operation, die die »hässlichen«, Lügen strafenden Gefühle durch die oberflächliche Verschönerung des Körpers zumindest vorübergehend verdeckt – eine Oase der Ruhe nach dem Sturm – und ferner dem Selbst und dem Objekt versichert, dass kein wirklicher Schaden angerichtet worden ist.

Fazit

Die Entscheidung, sich einer Schönheitsoperation oder -prozedur zu unterziehen, ist nicht immer ein Indikator für Pathologie. Vielmehr habe ich in diesem Kapitel betont, dass die innere Verfassung der Patientin oder des Patienten in Bezug auf die Operation sowie deren unbewusste Bedeutung für sie oder ihn verstanden werden muss, wenn solch eine Operation verlangt wird. Genauer gesagt habe ich darauf hingewiesen, dass ein versklavenderes Verhältnis zum Streben nach Körpermodifizierung zu einem seelischen Rückzugsort werden kann, der über eine gewaltsame innere Verfassung gegenüber dem Objekt hinwegtäuscht. Tatsächlich erkennen auch Schönheitschirurginnen und -chirurgen, dass manche Individuen, die eine Operation anstreben – die sogenannten »unersättlichen« Patient*innen (Goldwyn, 2006) –, mit dem Ergebnis nie zufrieden sein werden, da die Chirurgin oder der Chirurg das, was diese Patient*innen brauchen, nicht liefern kann.

Innere und äußere gesellschaftliche Prozesse agieren synchron und wirken zusammen, um eine Welt zu schaffen, in der die Aneignung der körperlichen Attribute der anderen Person Normalität ist. Jede Erfahrung der Unterschiede zwischen sich selbst und dem Objekt, die wir alle ertragen müssen, wird umgangen.

In einem äußeren Klima scheinbar unendlicher Möglichkeiten der Selbstschöpfung herrscht ein erhöhtes Potenzial für perverse Lösungen psychischer Konflikte und Ängste. Im Hinblick auf die innere Welt können wir mit Hilfe der Psychoanalyse verstehen, dass die wirkliche Herausforderung darin besteht, einen Weg zu finden, den Verlockungen der Identifizierung mit einem narzisstischen, omnipotenten Objekt gewachsen zu sein.

Kapitel 2

Wessen Haut ist es eigentlich?

Einige Überlegungen zur psychischen Funktion nekrophiler Phantasien

Im letzten Kapitel habe ich mich mit dem Neid auf den mütterlichen Körper beschäftigt und gezeigt, wie wichtig es ist, diese Dynamik zu verstehen, wenn man mit Individuen arbeitet, die eine Brustvergrößerungsoperation anstreben. Ich möchte mich nun einer anderen Dynamik zuwenden, nämlich dem *Grauen* vor dem Körper der Mutter und seiner Bedeutung für das Verständnis von nekrophilen Phantasien. Im Gegensatz zu Klein (1957), die den vom Körper der Mutter und seinen wertvollen Besitztümern provozierten Neid betont, stütze ich mich hierbei auf Kristevas (1984) evokative Beschreibung des Grauens vor dem Körper der Mutter und somit der Angst, in den Körper der Mutter zurückzufallen. Ich werde genauer beschreiben, wie dieser als »entsetzlich« erlebt werden kann.

Die Nekrophilie ist eine Perversion, die der täglichen analytischen Praxis ziemlich fern ist. In der Regel begegnen ihr lediglich diejenigen, die in einem forensischen Umfeld arbeiten. Nekrophile Phantasien sind jedoch geläufiger, auch wenn es Patienten verständlicherweise schwerfällt, sie einzugestehen. Man hat solche Phantasien als »das neurotische Äquivalent der Nekrophilie« (Calef und Weinshel, 1972) aufgefasst. Sie beinhalten sexuelle Erregung in Bezug auf Frauen, die tot oder irgendwie bewegungsunfähig aussehen, wie zum Beispiel eine schlafende Frau. Während zwischen der Nekrophilie selbst und den daraus abgeleiteten Phantasien einige Unterscheidungen getroffen werden müssen, sollte man dennoch nicht außer Acht lassen, dass die Phantasie selbst pervers *ist*, insofern sie das Getrenntsein des Objekts leugnet und ihm gegenüber ein Ausdruck von Feindseligkeit ist.

Über die Verbindung zwischen solchen Phantasien und Körperbildstörungen und anderen somatischen Krankheitsbildern wie etwa dermatologischen Beschwerden ist bisher nichts geschrieben worden. Ich habe sie nun jedoch bei drei männlichen Patienten beobachtet, mit denen ich gearbeitet habe. Ungeachtet ihrer verschiedenen klinischen Erscheinungsbilder haben diese Patienten allesamt Störungen auf dem Körper erlebt und/oder ausagiert und die frühe Erfahrung einer *Überbesetzung* des Körperselbst durch die Mutter gemacht, deren Sorge um ihre Körper sie als exzessiv empfanden, was zu einer toxischen Mischung aus Idealisierung und Verunglimpfung führte. In allen drei Fällen zeigte sich bei den Patienten ein Grauen vor dem weiblichen Körper, und im Laufe unserer Arbeit gaben sie nekrophile Phantasien preis. Die Funktion dieser Phantasien schien in der Umkehrung einer narzisstischen Verletzung zu bestehen, bei der sie von der Mutter angewidert angesehen wurden.

In der nekrophilen Phantasie ist das Objekt aufgrund seiner Ähnlichkeit mit einer Leiche gefangen und nicht in der Lage, das Selbst abzuweisen. Diese Dynamik haben zahlreiche Autor*innen ebenfalls festgestellt (siehe zum Beispiel Bonaparte, 1984; Segal, 1992; Baker, 1984). Zudem ist es vor allem ein sich nicht rächender Container für eine Reihe von Projektionen, der nicht zuletzt dazu dient, ein Gefühl innerer Leblosigkeit zu evakuieren. Ich möchte meine Aufmerksamkeit an dieser Stelle jedoch auf ein anderes Merkmal richten: Ein entscheidender Aspekt der Phantasie vom Sex mit einer Leiche oder einer schlafenden Frau liegt darin, dass das Objekt das Selbst nicht *ansehen* kann – es ist ein nicht-sehendes Objekt, ein nicht-sehender Körper. Diese visuelle Dimension könnte, wie ich nahelegen möchte, von besonderer Bedeutung für das Verständnis von Individuen sein, die sich für ihren Körper schämen und der nekrophilen Phantasie zuwenden, um das verkörperte Schamgefühl umzukehren.

Deshalb möchte ich in diesem Kapitel erläutern, wie die »Leiche« oder der einer Leiche gleichende Körper auf verschiedenen Ebenen funktioniert: Sie ist (a) ein ungefährliches Objekt, das das Selbst nicht verschlingen wird, (b) ein sich nicht rächender Container, in den das Selbst sein Gefühl der Fragmentierung und/oder Leblosigkeit auslagern kann, und (c) ein nicht-sehender Körper, ein nicht-sehendes Objekt, der nicht demütigen kann. Ich werde mich besonders auf diesen letzten Aspekt konzentrieren, denn er hat sich bei der Arbeit mit Patienten, deren psychischer Schmerz sich im Körper befindet, als eine besonders wichtige Dimension herausgestellt.

Anhand des Falls von Herrn B., mit dem ich sieben Jahre lang fünf Mal pro Woche eine Analyse durchführte, werde ich der Frage nachgehen, wie die Funktion seiner nekrophilen Phantasien womöglich zu verstehen ist.

Seine Phantasien waren Teil einer dynamischen Beziehungskonstellation, die sein Hautproblem (Dermatitis) und sein Grauen vor dem mütterlichen Körper umfasste. Herr B. suchte nicht bewusst aufgrund von Ängsten Hilfe, die mit seinem Körper und seinen sexuellen Phantasien zusammenhingen. Allerdings konnten seine primären Schwierigkeiten mit Bedrängnisgefühlen und Trennung nicht erforscht und durchgearbeitet werden, ohne seiner Beziehung zu seinem Körper und dem, was dieser unbewusst repräsentierte und was er durch ihn ausagierte, genaue Aufmerksamkeit zu schenken. Insbesondere spürte ich, dass er sich in seiner Haut geradezu buchstäblich gefangen – klaustrophobisch – fühlte.

Herr B. war ein äußerst intelligenter, beruflich erfolgreicher, sympathischer Mann Ende Zwanzig. Jenseits dieser vordergründigen Erscheinung war jedoch klar, dass es Herrn B. in grundlegender Hinsicht schwergefallen war, die nötigen Schritte vorwärts ins erwachsene Funktionieren zu machen. Besonders deutlich war dies im Hinblick auf seine Beziehungen zu Frauen, die anfangs in der Regel intensiv, jedoch stets kurzlebig waren. Sex war für ihn alles in allem zufriedenstellend, barg jedoch die Gefahr, verschlungen zu werden, die er dann abwehrte, indem er zwischen sich und der anderen Person eine emotionale und/oder körperliche Distanz schuf.

Was mir sofort auffiel, als ich Herrn B. zum ersten Mal traf, war sein körperliches Erscheinungsbild: Er war ein attraktiver Mann, und dennoch schien er sich in seinem eigenen Körper unwohl zu fühlen. Im Gesicht sowie an Hals und Armen war seine Haut rot und schälte sich stellenweise ab. Ihre Rauheit schien mir ein Hinweis auf die Dringlichkeit zu sein, die Herrn B.s vordergründige, gelassene Einstellung zu seinem Hilfegesuch und seine angeblichen Gründe dafür Lügen strafte.

Herr B. erklärte mir, dass er in seinem Leben in vielerlei Hinsicht gute Fortschritte mache, jedoch Hilfe suche, weil ihm sein steigender Konsum von Partydrogen bei Nachtklubbesuchen und sein exzessives Rauchen trotzdem Sorgen bereiten. Obwohl er, wie er mir beschrieb, beruflich beachtlichen Erfolg hatte, wohnte er weiterhin im »Haus meiner Mutter«, wie er es bezeichnenderweise nannte, und schlief in seinem alten Kinderzimmer. Tatsächlich wohnten seine Mutter *und* sein Vater beide im »Haus meiner Mutter«.

Herr B. war das mittlere von drei Kindern. Die Ehe seiner Eltern beschrieb er als sehr unglücklich, was sein Vater seiner Ansicht nach um »eines bequemen Lebens« willen hinnahm. Herr B. beschrieb seinen Vater als einen im Grunde freundlichen, aber untauglichen Mann, der in seinem beruflichen Leben halbwegs erfolgreich, emotional jedoch unzugänglich war. Seine Mutter beschrieb er als eine labile Frau, die zu »hysterischen Ausbrüchen« neigte. Herr B. erlebte sie als kontrollierend, intrusiv und beschämend. Er hatte das Gefühl, dass sie ihn brauchte, um ihn an ihrer Seite zu haben und ihr, wie er es nannte, »unersättliches Bedürfnis nach Aufmerksamkeit« zu stillen.

Der Körper auf der Couch

In den frühen Monaten der Analyse weigerte sich Herr B., auf der Couch zu liegen. Er konnte nicht erklären, weshalb, sondern sagte ganz einfach, er fühle sich nicht wohl. Mir war jedoch bewusst, dass es ihm auch unangenehm war, von mir angeschaut zu werden. Er knüllte sich auf dem Stuhl mir gegenüber zu einem Ball zusammen und bedeckte oft das Gesicht mit den Händen.

Während dieser Zeit sprach er viel über die Erfahrungen mit seiner Mutter. Während ich ihm zuhörte, fiel mir besonders der viszerale Charakter seiner Beschreibungen auf: Die Stimme seiner Mutter zum Beispiel bezeichnete er als »schneidend«, ihre Umarmungen als »erdrückend« und ihren Atem als »faul«. Kristevas (1984) Begriff der »Abjekt«-Mutter – die Mutter, die als abstoßend empfunden wird und ausgestoßen werden muss – erfasste seine anfängliche Abneigung gegen die Couch sehr treffend, denn die Couch stellte ihn in meinen Augen vor die Aussicht, zurück in den mütterlichen Körper/mich hineingezogen zu werden. Diese Angst war auch in seinen Beziehungen zu Frauen allgemein gegenwärtig: Zum Beispiel schilderte er, dass er gleich nach dem Orgasmus seinen Penis schnell zurückziehen musste, als hätte er Angst, im Körper der Frau zu verschwinden.

Herr B. schien sich bereits von früh auf ins Geistige zurückgezogen zu haben, um mit seinen körperlichen Ängsten zurechtzukommen. In der Analyse dienten sein Intellekt und Humor allzu häufig dem Versuch, uns beiden die verstörendere und schmerzhaftere Realität eines primitiven Bereiches in seinem Erleben abspenstig zu machen, der in seinen Körper abgespalten wurde. Die Wirkung seines Unbehagens im eigenen Körper war deutlich zu spüren: ein Körper, der entweder verleugnet wurde (zum Beispiel wenn er sein Müdigkeitsgefühl oder seine Dermatitis ignorierte) oder über den er sich hinwegsetzte (etwa wenn er Risiken für sein körperliches Wohl ignorierte, indem er abseits der Piste Ski fuhr und sich so einem beachtlichen

Risiko aussetzte). In dieser Hinsicht wurde mir klar, dass wir diese Probleme womöglich noch lange unproduktiv umkreist hätten, wenn Herr B. nicht zur Analyse gekommen und insbesondere damit konfrontiert gewesen wäre, die Couch zu benutzen. So aber war die erste Begegnung mit der paranoiden Qualität dieser primitiven Ängste sofort greifbar, als wir den Gebrauch der Couch verhandelten. Zu den von ihm geäußerten Ängsten vor der Couch gehörte das Gefühl, unter meinem »Blick von hinten« gefangen zu sein, insofern er mich nicht sehen und im Auge behalten konnte.

Trotz seiner Ängste vollzog Herr B. schließlich den Übergang zur Couch. Hier ist eine gekürzte Fassung seiner ersten Sitzung auf der Couch (etwa sieben Monate nach Beginn seiner Analyse).

Sobald Herr B. auf der Couch lag, packte ihn die Panik. Er sagte, er spüre, wie seine Kehle sich zusammenschnüre und sein Herz rase. Fünfzehn Minuten lang konnte er nicht sprechen. Dann sagte er mir, ihm sei, als würde er ertrinken. Er besaß ein ausreichend intaktes Ich, um mit seiner Angst umzugehen, ohne ihr entsprechend handeln zu müssen, indem er die Couch verließ. Dennoch war seine Angst deutlich im Raum zu spüren.

Schließlich erzählte er mir von der Phantasie, die seine Gedanken beherrschte, wenn er sich hinlegte: Er sei sich bewusst, dass er jedes von hinten kommende Geräusch genau prüfe, weil er damit rechne, dass ich ihn schlagen werde und er vorbereitet sein müsse. Er sagte, sein Kopf fühle sich besonders verletzbar an, und er komme sich wegen dieser Gedanken »verrückt« vor, da er wisse, dass ich ihm niemals etwas antun würde, dass das ein »absurder Gedanke« sei. Und dennoch habe ihn die Überzeugung gepackt, dass genau das trotzdem passieren werde.

Ich hielt es für voreilig, eine Deutung der Übertragung vorzunehmen. Mir schien es wichtiger, still zu bleiben und ihm den nötigen Freiraum zu geben, um in seinem körperlichen Erleben Fuß zu fassen, als Grundlage für das Verständnis der Objektbeziehung, die gerade in Gang gesetzt wurde und für ihn so verstörend war. Außerdem dachte ich daran, dass er jedwede Intervention meinerseits leicht als intrusiv erleben konnte.

Herr B. fuhr fort und beschrieb, wie er sich vorstellte, ich würde die Hand heben, um ihn zu schlagen. Dann jedoch fügte er hinzu: »Seltsamerweise entspannt sich Ihre Hand und streichelt dann meinen Kopf, und dann berühren Sie mich... es sind keine angenehmen Berührungen … es fühlt sich eher so an, als würden Sie nach etwas suchen … etwas, das nicht in Ordnung ist... es ist wie eine Art Grooming, aber nicht liebevoll … ich weiß nicht, ich kann es nicht erklären...«

Während er sprach, wurde mir bewusst, dass mir besonders seine Wahl des Wortes »Grooming« auffiel, das in meinen Augen perverse sexuelle Konnotationen hatte, so als erlebte er mich als eine Art Pädophile. Es machte mich darauf aufmerksam, möglicherweise in eine sexualisiertere Beziehung hineingezogen zu werden, sowie darauf, dass meine Versuche, ihn zu verstehen, leicht in diesem Sinne pervertiert werden konnten.

Gegen Ende der Sitzung sagte ich, dass er kein liebevolles Grooming, sondern eher eine intrusive Inspektion antizipierte.

An diesem Punkt fing Herr B. leise an zu weinen. Er sagte, er wisse nicht, weshalb er weine. Dann fiel ihm ein, dass er einmal im Alter von sieben oder acht Jahren mit seiner Mutter am Strand gewesen sei und sie darauf bestanden habe, dass er sich mit ihr auf die Sonnenliege lege. Er sagte, er könne noch spüren, wie ihre »klebrige« Haut in der Hitze seine eigene berühre, weil kaum ausreichend Platz für ihren »riesigen« und seinen Körper gewesen sei. Sie habe ihn ermuntert, in der Sonne zu sitzen, weil sie glaubte, seine Haut würde so gereinigt werden, doch er hasste die Hitze und sei verärgert darüber gewesen, sich ihr aussetzen zu müssen, um *für sie* besser auszusehen. Er finde, dass sie sehr auf sein Aussehen fixiert gewesen sei, so wie auch auf ihr eigenes.

Herr B. erlebte die augenscheinliche Sorge seiner Mutter um seine Haut als eine Art Lüge. Bezeichnenderweise vermittelte die Deckerinnerung vom Strand sein Gefühl, von der Haut und dem Körper seiner Mutter buchstäblich in Besitz genommen zu werden: Sie nahm seinen Körper und körperlichen Raum übermäßig in Anspruch, und er klebte an ihr fest und wurde von ihrem riesigen Körper erdrückt. Ein anderes Mal beschrieb er, welchen Wert seine Mutter darauf gelegt habe, ihn, als er ein Kind war, mit den vielen Salben gegen seine Dermatitis einzuschmieren – eine Aufgabe, die sie nie dem Vater übertrug. Er erinnerte sich, dass sie damit lange Zeit verbrachte. Neben dieser Inbesitznahme seines Körpers erzählte Herr B., er habe das Gefühl, dass sie seinem Aussehen, insbesondere dem Zustand seiner Haut, gegenüber kritisch gewesen sei. Er schien also zwischen der Kolonisierung seines Körpers durch seine Mutter und der daraus folgenden Demütigung, weil er in ihren Augen nicht »perfekt« war, gefangen zu sein.

Die Couch mobilisierte diese Ängste sehr stark. In seinen Träumen kam ich in dieser Zeit oft als riesige Figur vor, der seine Bedürfnisse gleichgültig waren. Räumliche Metaphern häuften sich. Bezeichnenderweise tauchten in diesen Träumen stets nur zwei Personen auf, was den fehlenden Dritten/Vater herausstellte.

Im Haus meiner Mutter – Haut und ihre Wirren

Bilder von den Unannehmlichkeiten und Gefahren engen körperlichen Kontakts beherrschten Herr B.s frühe Erzählungen und lieferten mir Stoff zum Nachdenken über eine mögliche Verbindung zu seiner Dermatitis. Aus unserem ersten Beratungsgespräch wusste ich, dass er bereits seit seiner frühen Kindheit an Dermatitis gelitten hatte. Doch es war erstaunlich, dass Herr B. sie danach kaum je als ein Problem erwähnte, obwohl sie ganz offensichtlich ein andauerndes Problem für ihn darstellte, da seine Haut oft sichtlich aufflammte.

Indem er Bicks (1990) Ideen zur Haut weiterentwickelt, weist Anzieu (1992) darauf hin, dass das Ich in erster Linie als ein »Haut-Ich« strukturiert ist. Er legt den Schluss nahe, dass manche Hautprobleme als das Ergebnis eines Übermaßes oder eines Mangels an frühem Hautkontakt mit dem mütterlichen Objekt aufgefasst werden können. In Herrn B.s Fall gewann ich den Eindruck, dass seine Dermatitis Ausdruck der Komplikationen war, die infolge des Einflusses eines als intrusiv erlebten, unverdauten Übermaßes an mütterlichem Begehren entstehen können.

Oft kratzte Herr B. sich die Haut, wenn er sich auf der Couch befand; manchmal krallte er die Finger etwas hinein und löste dann die Oberhaut ab, sodass kleine Brüche in der Haut entstanden. Die erzwungene und oftmals blutige Abtrennung seiner Haut erweckte den Anschein, als wollte er das innere Objekt abreißen, als hätte Herr B. das Gefühl, dass sich seine Mutter buchstäblich unter seiner Haut befand. Seine Haut schien der Ort zu sein, an dem er sowohl das Eindringen seiner Mutter konkret erlebte als auch versuchte, ein Gefühl des Getrenntseins zurückzugewinnen, indem er sie ausgrub und so seinen Körper als etwas ihm Eigenes zurückeroberte. In der Adoleszenz hatte sich das derart geäußert, dass er sich seinen Körper hatte tätowieren lassen (siehe Kapitel 1 für eine Diskussion der Rückeroberungsphantasie) – was, wie er sich erinnerte, seine Mutter zutiefst verärgert habe. Letztendlich fassten wir es jedoch als seinen Versuch auf, seiner Haut einen Stempel zu verleihen, der deutlich machte, dass sie ihm selbst gehörte und nicht seiner Mutter.

Allerdings fühlte es sich in der Analyse viele Monate lang so an, als sei Herr B.s Dermatitis ein verbotenes Gebiet, sowohl zwischen uns als auch in ihm selbst. Ich hatte das Gefühl, für ihn Rücksicht auf seinen Körper nehmen zu müssen, anstatt ihn ihm vor Augen zu führen, damit wir gemeinsam darüber nachdenken konnten. Ich war mit dem Dilemma konfrontiert, dass er sich höchstwahrscheinlich bedrängt fühlen würde, wenn ich diesen Umstand zur Sprache brächte, sodass ich ein Enactment einer allzu vertrauten Dynamik mit seiner Mutter riskierte. Würde ich jedoch nichts sagen, so bestünde das Risiko, dass ich der impotente, niemals eingreifende Vater würde. Dieses Szenario war reif für Enactments, wie eine mittwöchliche Sitzung zeigt, die gegen Ende des ersten Jahres der Analyse stattfand.

Als Herr B. erschien, sah sein Gesicht sehr rot aus. Seine Haut schälte sich deutlich ab, und ich erkannte zwei kleine Wunden an seinem linken Arm. Er kratzte sich energisch an den Armen und sagte, dass er sich nicht gut fühle und zum Arzt gehen sollte.

Es war nicht klar, worum er sich in Bezug auf seine Gesundheit sorgte, also fragte ich ihn. Er schwieg. Ich fühlte mich unwohl, besorgt, in eine bedrängende Rolle hineingezogen worden zu sein, anstatt abzuwarten, um zu sehen, wie er seine Assoziationen vielleicht weiter ausgeführt hätte.

Schließlich erwiderte Herr B., er fühle sich andauernd müde. Er fragte sich, ob er einen viralen Infekt habe. Darauf ging er recht detailliert ein, allerdings ohne auf die offensichtliche Rötung seiner Haut Bezug zu nehmen.

Ich sagte, dass seine Haut auch so aussehe, als sollte man ihr Aufmerksamkeit schenken, ich jedoch den Eindruck habe, es falle ihm schwer, dies als etwas Bedeutsames an mich heranzutragen, über das wir gemeinsam nachdenken könnten.

Herr B. sagte mir, nüchtern und etwas abweisend, dies sei »bloß ein Hautleiden, so wie schlechte Zähne... was kann ich da schon tun«.

Ich sagte, ich denke, dass er sich durch meine Aufmerksamkeit für seine Haut bedrängt gefühlt habe und dies ein gefährliches Territorium sei – etwas, dem sich keiner von uns gefahrlos nähern könne. Ich fügte hinzu, dass ich hinter seiner offenkundigen Resignation eine tiefere Hoffnungslosigkeit spüre.

Dann sagte Herr B., er habe einfach damit zu leben gelernt. Es sei nicht immer schlimm, und er wisse, dass Stress es verschlimmere. Er mache sich darum jedoch keine allzu großen Sorgen. Ich spürte, dass er meinetwegen gereizt war. Er war nun sehr damit beschäftigt, seine Arme zu kratzen, als wäre ich zum Reizmittel unter seiner Haut geworden.

Er schwieg eine Weile lang, wechselte dann das Thema und erzählte mir von einer Party, zu der er diese Woche gehen würde. Er rechne damit, dass eine Frau, mit der er einst eine Beziehung gehabt habe, wohl dort sein würde und das unangenehm sein könne. Er habe die Beziehung in einer brutalen Weise beendet, die er nun bereue; doch habe er zum damaligen Zeitpunkt nicht gewusst, wie er es sonst hätte tun sollen. Er hoffe, er würde mit solch einer heiklen Situation nun anders umgehen. Aber damals habe er einfach nur den Drang verspürt, es zu beenden und wegzukommen. Sie sei eine sehr nette Frau – vielleicht denke ich, dass dies in der Tat die Art von Frau sei, auf die er es abgesehen haben sollte –, aber damals sei ihm eher nach Rückzug zumute gewesen, weil sie »zu verfügbar« gewesen sei; es habe ihm Angst gemacht, so als wollte sie nur heiraten, sesshaft werden, Kinder kriegen. Sie habe ihm das Gefühl gegeben, zu ersticken, obwohl ihm nun klar sei, dass das wohl mehr über ihn sage als über sie.

Ich sagte, er habe mein Interesse an seinem Körper als bedrängend, erstickend erlebt, als ich seine Dermatitis erwähnte, so als würde ich ihn einnehmen und wollte ihn für immer an mich binden. Und obwohl sich ein Teil in seinem Innern an der Möglichkeit, dass meine Absichten gut seien, festhalte – so wie er nun auch erkenne, dass die seiner Ex-Partnerin es wohl ebenso gewesen sein könnten –, verspüre ein verängstigter Teil von ihm das Bedürfnis, mich wegzustoßen.

An dieser Stelle stiegen Herrn B. Tränen in die Augen. Er schwieg, und dann erinnerte er sich daran, dass seine Mutter ihm einst gesagte habe: »Ich habe dich makellos zur Welt gebracht, und nun sieh nur, was du mit ihm [dem Körper] gemacht hast.« Er habe das Gefühl, dass seine Mutter sehr mit seiner Dermatitis gekämpft habe: Früher brachte sie ihn zu vielen Ärzt*innen; doch anstatt das Gefühl zu haben, dass dies aus Fürsorge geschah, erlebte Herr B. es als ihren Drang, etwas zu verbergen, dessen Anblick sie nicht ertragen konnte.

Aus meiner Sicht bestätigten dieser affektive Wandel und Herr B.s Assoziationen, dass sich in der Sitzung und zwischen uns etwas bewegt hatte, dass wir nun beide darüber nachdenken konnten, welche Bedeutung seine Dermatitis hatte, anstatt sie zu verdecken, wie es seine Mutter getan hatte. Allerdings hatte ich auch das Gefühl, dass seine Erinnerung an das Beharren der Mutter, ihm den perfekten, nun von ihm ruinierten Körper »gegeben« und ein exklusives Anrecht auf die Pflege seiner Haut zu haben, mir eine eindringliche Mahnung war: Meine Sorge und mein Verständnis konnten in seinen Augen sehr leicht pervertiert und zu der Art von bedrängendem Grooming werden, das er in der Sitzung erwähnt hatte, in der er zum ersten Mal auf der Couch lag.

Von Beginn an schärfte Herr B. mir ein, wie schwer es ihm fiel, sowohl Nähe zu tolerieren als auch den Schmerz des Getrenntseins zu ertragen.

Er fürchtete sich vor der Inbesitznahme durch das Objekt, und dennoch konnte er dessen Getrenntsein nicht ertragen und sehnte sich danach, ein ideales Selbst wieder mit einer idealisierten anderen Person zu vereinigen. Am konkretesten kam dies schon früh in der Analyse dadurch zum Ausdruck, wie er die Ankünfte zu seinen Sitzungen erlebte, was anhand einer dienstäglichen Sitzung zwei Jahre nach Beginn der Analyse deutlich wird.

Herr B. fing mit der Bemerkung an, er hasse die »Ankünfte und Abgänge«, die Ankünfte aber ganz besonders. Er sagte, er könne sehen, dass er beim Klingeln an meiner Tür »von der Angst, im Stich gelassen zu werden, eingenommen« sei, und zwar so sehr, dass er diese innere Wirklichkeit nicht abschütteln könne.

Er sagte, immer wenn er zur Sitzung erschienen sei und mich nicht vorgefunden habe, also »draußen in der Kälte zurückgelassen« worden sei, habe das »meistens« daran gelegen, dass er zur falschen Zeit gekommen sei [was er im ersten Jahr der Analyse regelmäßig zu tun pflegte].

Ich griff auf, wie sehr er sich bemühe, mich nicht offen zu kritisieren, und doch spüre ich, dass er mich durch sein »meistens« wissen lasse, dass ich in seinen Augen für sein Gefühl, draußen in der Kälte zurückgelassen zu werden, verantwortlich sei, wenn er zur falschen Zeit erscheine.

Herr B. antwortete, er wisse, dass es an seiner Verwirrtheit liege, dass ich diese aber nur verstärke, wenn ich »die Zeit der Sitzung ändere«.

Während ich ihm zuhörte, war mir bewusst, dass ich seine Zeit nur einmal geändert hatte. Allerdings hatte ich auch das Gefühl, dass er mich in der Position derjenigen, »die ihm stets Unrecht tut«, halten musste. Schließlich sagte ich, dass ich in einem Teil seines Innern nie da sein werde, wenn er mich brauche.

Herr B. ging dem nach, indem er von einem Traum erzählte, den er ein paar Nächte zuvor gehabt hatte:

Er war auf einem Konzert, auf dem zwei Personen gemeinsam a cappella sangen. Es war ein schaurig-schöner Klang, sagte er, und dann geschah etwas Furchtbares: Einer der beiden Sänger wurde von einem Hustenanfall gepackt, der seinen Gesang unterbrach. Der Sänger trank Wasser, doch konnte nicht aufhören zu husten. Sein Gesicht wurde ganz rot, und er musste die Bühne verlassen. Im Traum, sagte Herr B., verspürte er Schmerzen, während er zusah. Er hatte es absolut unerträglich gefunden, zuzuschauen, als der auf der Bühne gebliebene Sänger einen anderen Kollegen aufforderte, sich zu ihm zu gesellen und den hustenden Sänger zu ersetzen.

Als wir den Traum gemeinsam erforschten, erzählte mir Herr B., er könne sich daran erinnern, dass seine Mutter es jedes Mal gehasst habe, wenn er krank gewesen sei. Besonders den Klang des Hustens hasse sie, doch ganz allgemein habe er das Gefühl, dass sie nichts möge, was unordentlich sei und den oberflächlichen Schein störe, in dem alle Dinge an ihrem rechten Fleck seien. Ich dachte, dass der Traum und seine Assoziationen die Tyrannei einfingen, der man als Teil eines idealisierten, synchronen Paares ausgesetzt ist, wo alles »Unordentliche« abgespalten werden muss – eine Synchronie, die in dem Traum in einen körperlichen Krampf zerbricht, der sich nicht kontrollieren lässt. So wird die Schönheit der verbundenen Stimmen ruiniert, und ein Partner muss die Bühne verlassen und wird ersetzt.

Ich ging mit Herrn B. darauf ein, dass er sich im Hinblick auf uns beide nach Synchronie sehne und dass es diese Phantasie eines zeitlich perfekt abgestimmten Paares sei, die er im Sinn habe, wenn er an der Tür klingele. Doch kaum habe er geklingelt, werde die Phantasie von der unausweichlichen Verzögerung zwischen seinem Begehren und meiner Reaktion durchstochen – die perfekte Synchronie werden wir niemals wirklich erreichen können.

In dieser Analyse richtete sich ein Großteil der Arbeit darauf, mit Hilfe der Übertragung diese Dimension von Herrn B.s Erleben zu erforschen, die meiner Ansicht nach in der gerade beschriebenen Sitzung klar auszumachen ist: Aus der idealisierten Paarstruktur verstoßen zu werden, löste bei ihm ein schmerzhaftes Schamgefühl aus. Wie der hustende und vor allem *rotgesichtige*[20] A-cappella-Sänger, der die Bühne verlassen muss, hatte Herr B. schnell das Gefühl, in den Augen des Objekts mühelos von einem begehrenswerteren ödipalen Rivalen verdrängt zu werden. Seine Haut empfand er als beschädigtes Organ, als die Oberfläche, auf der er die begehrenden Berührungen gespürt hatte, nur um sich dann brutal zurückgewiesen zu fühlen, wenn er das Begehren seiner Mutter nicht befriedigen konnte. Ihr angewiderter Blick war tief in seine Haut eingeprägt.

Herr B. hatte das Gefühl, dass seine Mutter sich nach wie vor von der sehr späten Fehlgeburt eines Babys nicht lange vor seiner eigenen Geburt »verfolgt« fühle. In diesem Zusammenhang ist seine doppelte Beschäftigung mit seiner eigenen Begehrtheit und mit der Verfügbarkeit und dem Verlangen der anderen Person nach ihm recht einleuchtend. In der Analyse

20 Das rote Gesicht lässt sich womöglich nicht nur als ein Hinweis auf seine schambehaftete Haut, sondern auch als die Schamesröte seines ödipalen Verlangen auffassen.

kam diese »Tatsache« erst im zweiten Jahr ans Licht. Doch selbst vor dieser Enthüllung hatte Herr B. häufig auf die »Engstirnigkeit« seiner Mutter verwiesen. Ich fragte mich dann, wie viel Platz seine Mutter in ihrem Innern für ihn als Baby hätte übrig haben können, wenn man bedenkt, dass sie den Verlust ihres anderen Babys nicht hatte verarbeiten können, sodass sie innerlich vielleicht sowohl nach dem Trost eines Ersatzes hungerte als auch von dem Verlust des ersehnten perfekten Babys »besetzt« (Rhode, 2005) war, den Herr B. niemals würde lindern können. Der innere Groll, den dies bei Herrn B. auslöste, hielt seine Objekte/mich in einer Art Zeitschleife gefangen, in der ich auf ewig zurückweisend war und ihn seine Wunden abseits der Bühne lecken ließ, während jemand Begehrenswerteres ihn in meinen Augen ersetzte.

Dieses innere Szenario hielt Herrn B. zudem davon ab, über seinen eigenen Triumph insbesondere über seinen Vater nachzudenken, dem er nie eine Bleibe im »Haus der Mutter« zugestand. Herr B. wiederum war so eines inneren Vaters beraubt, der ihm dabei helfen konnte, die Intensität der Beziehung zu seiner Mutter zu mindern. Eine seiner Assoziationen zum hustenden Sänger aus dem Traum war eine Erinnerung daran, dass sein Vater an einer Brustinfektion erkrankt war. Er sagte, dass sein Vater »erbärmlich« ausgesehen habe. Ich dachte, dass der vertriebene Sänger auch eine Version seines Vaters war, den Herr B. verstößt und demütigt, um sich (indem er sich mit ihr identifiziert) zur Mutter zu gesellen und mit ihr in ihrem Haus/Körper ein Duett zu bilden.

Die Haut und nekrophile Phantasien – das Umkehren der narzisstischen Kränkung

Wie empfindlich Herr B. dafür war, sich gedemütigt zu fühlen und von einem begehrenswerteren Rivalen ersetzt zu werden, trat noch deutlicher und mit mehr dynamischer Spezifität hervor, als wir uns im dritten Jahr der Analyse schließlich seinen sexuellen Phantasien zuwandten.

Etwa zu dieser Zeit entschied sich Herr B., eine Reihe von Jobs abzulehnen, um sich ganz der Analyse zu widmen, denn bis dahin musste er Sitzungen aufgrund beruflicher Reisen oft absagen. Nun jedoch fand er, dass er über genügend Geld verfügte, um im Hinblick auf die Jobs, die er annahm, ein wenig wählerischer zu sein, nicht zuletzt weil er keine Miete zahlte, da er im »Haus seiner Mutter« lebte.

Anfangs stimmte ich mit ihm darin überein, diese Entscheidung als einen positiven Schritt zu sehen, der eine gewisse Reduzierung des Ausmaßes seiner klaustrophobischen Angst widerspiegelte. Rückblickend tat ich dies jedoch zu bereitwillig und agierte jene Art begeisterten Zusammenkommens aus, die so typisch für seine intensiven, wenn auch kurzlebigen Beziehungen zu Frauen war. Tatsächlich wurde die Analyse in dieser Phase (allerdings nicht zum ersten Mal, denn diese Dynamik war von Beginn an deutlich präsent) zur gegenwärtigen, lebendigen Version des »Hauses meiner Mutter«: Er richtete sich in meinem Raum/Innern ein und legte kaum den Wunsch an den Tag, wieder »auszuziehen«.

Immer wenn ich die Stase aufgriff, in die unsere Arbeit während dieser Phase gehüllt war, sprach Herr B. davon, wie »gefährlich« es sich anfühle, eine Rückkehr zur Arbeitssuche auch nur in Erwägung zu ziehen. Ich spürte zunehmend den Druck seines Bedürfnisses nach einer einhüllenden, ungebrochenen, idealen Haut, die die Welt fernhielt und uns als ein vereintes Paar schützte. Dies rief eine klaustrophobische Reaktion in mir hervor und brachte ein Gefühl der Leblosigkeit in die Analyse, als wollte er uns einbalsamieren. In meinem Denken fühlte ich mich oft schläfrig und paralysiert. Nichtsdestotrotz stellte er Bemerkungen darüber an, wie sehr er die »Stille« im Raum genieße und sich in diesem stillen Raum mehr wie »er selbst« fühle. Er war sehr von der Analyse überzeugt und erpicht darauf, mir einzuschärfen, wie gut ich in meiner Rolle sei. Der Hinweis möge genügen, dass wir uns in dieser Zeit häufig in einer »Enklave« (O'Shaughnessy, 2013) wiederfanden – einem psychischen Zufluchtsort, der die Analyse faktisch ersetzte.

Doch wie idealisiert die Übertragung auch war, es gab ebenfalls Momente, in denen ich in seinem Erleben schnell mit einer verlangenden Mutterfigur verschmelzen konnte – eine projektive Identifizierung seiner eigenen Habgier und seines eigenen Verlangens. Für Herrn B. hatte das »Objekt des Begehrens« (Britton, 2001) das beharrliche, bohrende Wesen des Verlangens an sich: ein unerträgliches inneres Objekt, das weder befriedigt noch losgelassen werden konnte.

Als wir uns diesen Dynamiken in der Übertragung widmeten, begann Herr B., weitere ödipale und aus der frühen Latenzzeit stammende Erinnerungen preiszugeben, die seine tiefe Angst offenbarten, vom Objekt abgewiesen *und* gedemütigt zu werden. Seine Erfahrung von Demütigung besaß eine deutliche visuelle Dimension, die mit dem Aussehen seiner Haut zusammenhing. Dabei ging es besonders um seine Mutter, die »in der

Öffentlichkeit bissig« sein könne. Er hatte das Gefühl, dass sie mehrere negative Bemerkungen zu seiner Haut gemacht habe, und zwar vor anderen, die ihn dann »angestarrt« haben, sodass er sich, wie er sagte, ganz »roh« vorgekommen sei.

Die Mutter kam hauptsächlich als demütigendes Objekt vor, doch auch sein Vater war durch seine Abwesenheit auffallend präsent und konnte ihm somit nicht dabei helfen, sich von seiner Mutter zu trennen. Ein interessanter Traum, den er etwa zu dieser Zeit mitbrachte, half uns, ein wenig in diese äußerst komplizierten Dynamiken sowie in das Wesen der von ihnen geschürten sexuellen Phantasien einzudringen.

Herr B. begann diese bestimmte Sitzung, indem er sagte, er habe einen Traum gehabt, der ihn sehr beunruhigt habe. Er wisse, dass er mir davon erzählen müsse, doch wenn er dies tue, müsse er andere Dinge preisgeben, über die er lieber nicht nachdenken wolle. Ich sagte nichts und wartete ab, um zu sehen, was er mit diesem Dilemma machen würde. Er beschloss schließlich, damit zu beginnen, mir den Traum zu schildern:

> *Ich lebe alleine in einem verfallenen Haus draußen auf dem Land. Meilenweit ist da niemand außer mir. Ich gehe in mein Schlafzimmer, und unter meinem Bett ist ein Sarg. Ich habe diesen Sarg selbst gemacht. Ich öffne den Deckel, und meine Mutter liegt darin. Ich betrachte sie, und sie widert mich an. Ich kann das Innere ihres Körpers sehen. Dann lege ich mich auf sie und habe Sex mit ihrem toten Körper.*

Herr B. sagte, der Traum widere ihn an. Es sei ein abscheuliches Bild, und er könne nicht akzeptieren, dass seine Vorstellung solch ein widerliches Bild hervorbringen könne.

Herr B.s Unbehagen war greifbar, was ich ihm schlicht bestätigte. Herr B. sagte, dass da noch mehr sei. Es fiel ihm schwer zu sprechen, doch letztendlich gelang es ihm, mir zu erzählen, er habe bemerkt, dass ihn die Phantasie, Sex mit seiner Partnerin zu haben, während sie schlief, sehr errege. Er finde es sehr erregend, sie sich »reglos« und schlafend vorzustellen. Er habe sie angefasst und sei dann einige Male in sie eingedrungen, während sie schlief, sodass er sie dann zwangsläufig aufgeweckt habe. Ihr habe das nicht gefallen, und sie habe ihm gesagt, dass sie sich »wie eine Leiche« behandelt fühle. Er habe sich sofort gemaßregelt und von sich selbst angewidert gefühlt. Allerdings sei er besorgt, das Verlangen nicht abschütteln zu können; damit komme er zurecht, indem er, anstatt ihm entsprechend zu handeln, es einfach als Phantasie in seiner Vorstellung benutze, wenn sie miteinander schlafen. Der Gedanke an seine schlafende, reglose Partnerin errege ihn beim Sex, doch wenn er mit mir darüber spreche, empfinde er bloß Ekel vor sich selbst.

Ich sagte, das Verlangen, mit einer Frau zu schlafen, die ihm keinen Widerstand entgegensetzen könne, weil sie wie in dem Traum tot sei oder wie seine Partnerin schlafe, beunruhige ihn zutiefst, und doch habe die Möglichkeit, jegliches Risiko der Abweisung und Demütigung zu beseitigen, etwas Verlockendes.

Herr B. sagte, er habe Angst, gedemütigt zu werden, nicht »Mann genug« zu sein, um eine Erektion aufrechtzuerhalten; wenn er sich seine Partnerin jedoch schlafend vorstelle, fühle er sich selbstbewusst. Dann erinnerte er sich an einen Traum aus seiner Kindheit, den er nie vergessen habe, weil es ein Traum gewesen sei, der sich »gut und beinahe real« angefühlt habe. Er war darin in einer Höhle, die niemand vor ihm entdeckt hatte. In dem Traum sieht er sehr jung aus und hat vollkommen geschmeidige Haut. In der Höhle fand er Goldschätze und füllte zahlreiche Taschen, die er dann mitnahm. Als er die Höhle verließ, hatte er jedoch das Gefühl, dass dort ein noch größerer Schatz versteckt war, den er nicht hatte finden können und um dessentwillen er noch einmal zurückgehen musste.

Herr B. lachte nervös und sagte, er sei sich wirklich nicht sicher, warum ihm dieser Traum gerade eingefallen sei. Er habe jahrelang nicht an ihn gedacht, doch nun, da er sich an ihn erinnere, falle ihm auf, dass er sich sehr angenehm anfühle. Die »Schätze« erinnerten ihn an die funkelnden Kieselsteine, die er früher als Kind an Stränden gesammelt hatte.

Ich sagte, er könne sich in seiner sexuellen Phantasie beim Eindringen in den schlafenden Körper seiner Partnerin potent fühlen, weil er sich eine Beziehung vorstelle, in der Abweisung und Demütigung abgeschafft seien – wie in dem Traum aus seiner Kindheit könne es keinen Rivalen geben, der entweder vor ihm im Körper der Frau gewesen sei oder geschmeidigere Haut habe als er, und er würde *gewiss* mit begehrenden Augen angesehen, wenn sie wach wäre.

Herr B. stimmte zu und kam dann auf den ersten Traum und darauf zurück, wie beunruhigend die Vorstellung vom Sex mit seiner Mutter sei … und eine tote Mutter noch dazu, ergänzte er. Herr B. begann nun, ziemlich energisch in seiner Haut zu stochern, und eine kleine Blutspur erschien auf seinem Arm. Er sagte, er frage sich, wie es sich wohl anfühlen könne, Sex mit einer Leiche zu haben. Allerdings erlaube er sich nie wirklich, diesem Gedanken sehr lange zu folgen. Erst als seine Partnerin die Bemerkung mit der Leiche machte, habe er die Verbindung zu seiner sexuellen Phantasie hergestellt, in der er in sie eindrang, während sie fest schlief. Er fügte hinzu, dass er, wenn sie »normal« miteinander schlafen, Angst habe, seinen Penis in ihr zu verlieren, und dass er aller Wahrscheinlichkeit nach seine Erektion verliere, sobald ihm dieser Gedanke in den Sinn komme.

Dann, nach einer Pause, sagte er, er hasse seine Mutter. In dem Traum sei sie abscheulich, da ihre Haut sich abschäle. »In dem Traum«, fügte er dann hinzu, »ziehe ich ihr auch die Haut ab und vermansche sie mit meinen Händen, bis sie zu einer Art Spachtelmasse wird, die ich dann überall auf mir verteile.« Dadurch komme ihm der Gedanke daran, wie sehr er seine eigene Haut hasse.

Ich sagte, es sei interessant, dass er den Teil des Traums, in dem es um die Haut seiner Mutter gehe, zunächst ausgelassen habe.

Herr B. entgegnete, er habe ihn »vergessen«.

Ich sagte, »Haut« sei ein empfindliches Thema zwischen uns und ein empfindlicher Bereich auf seinem Körper, da es der Schauplatz von Scham sei.

Herr B. sagte, in dem Traum sehe die Haut seiner Mutter verdorben und abscheulich aus.

Ich sagte, er habe das Gefühl, dass seine eigene Haut auch abscheulich sei und niemand ihn attraktiv finden könne, sodass er sich vom Blick der anderen Person abwenden oder versuchen müsse, nicht gesehen zu werden. Ich fügte hinzu, zwischen uns sei diese Angst sehr lebendig, da ich es sei, die ihn von hinten anschaue, und nicht umgekehrt.

Herr B. stimmte zu. Dann erinnerte er sich an das Unbehagen unserer frühen Sitzungen von Angesicht zu Angesicht. Er habe sich zwar auch vor der Couch gegraut, doch zumindest sei er von der Qual verschont geblieben, frontal von mir angeschaut zu werden. Er fügte hinzu, im Grunde gebe es keine angenehme Position. Nach einem Schweigen sagte er, dass er seine Haut wirklich hasse und sich wünsche, er könne eine »neue« Haut haben.

Ich sagte, er hasse die Mutter, die er ganz buchstäblich als unter seiner Haut sitzend erlebe, und er wolle sie herausholen und irgendeine neue Haut machen, die seine eigene sein könne. In dem Traum aber recycle er in Wirklichkeit letztlich *ihre* Haut. So lande er immer wieder im »Haus seiner Mutter«.

Herr B. war nachdenklich und fügte dann hinzu, es sei schwierig, sich von ihr zu trennen, nicht das Gefühl zu haben, dass sie über ihn und darüber, was er zu sein und wie er auszusehen habe, »urteilt«. Er wünsche sich, ihre Stimme in seinem Kopf ignorieren zu können, jedoch könne er sehen, dass er das Gefühl habe, festzustecken, und nun erkenne, dass sie sogar im Zentrum seiner sexuellen Phantasien stehe. Er fühle sich durch diese Erkenntnis geschlagen.

Ich sagte, er fühle sich nun geschlagen, da er erkannt habe, wie unwiderstehlich die Phantasie geworden sei, denn durch sie könne er die Erfahrung der Demütigung wie in dem Traum umkehren: In dem Traum sei er es, der seine abscheulich aussehende Mutter *ansehe*. Ich fügte hinzu, er werde in seiner sexuellen Phantasie nicht angesehen, da die Augen der Frau geschlossen seien – sie sei entweder tot oder schlafe. Und dass womöglich auch hier, zwischen uns, der Wunsch bestehe, ich würde ihn nicht anschauen und sein Inneres sehen.

Herr B. sagte, dass er das so noch nicht gesehen habe. Es stimme, dass er es nicht möge, beim Sex angesehen zu werden. Es sei einfacher, wenn er von hinten in seine Partnerin eindringe. Obwohl seine Partnerin nie irgendwelche abfälligen Bemerkungen zu seiner Haut gemacht habe, sei er sich sicher, dass sie ihn unmöglich attraktiv finden könne, wenn seine Haut sich röte. Er finde, er sehe fürchterlich aus, und bevorzuge es, wenn sie ihn beim Sex nicht geradewegs ansehe.

Dann schaute er auf seinen Arm, schlug ihn und sagte: »Ich hatte mir geschworen, damit aufzuhören.« Er sagte, er fühle sich besser, wenn er sich blutende Wunden zufüge, jedoch wisse er, dass das eine »schlechte Angewohnheit« sei. Er sagte, seine eigene sich abschälende Haut lasse ihn an Krankheit und Tod denken. Die Haut seiner Mutter in dem Traum sehe so aus, wie er sich selbst sehe: durch Sprödheit entstellt. Dann fügte er hinzu: »Ich fühle mich spröde, als könnte ich nicht auf meinen eigenen Füßen stehen, als würde mir was fehlen«, und er begann zu weinen. Als er sich wieder gesammelt hatte, sagte er, dass er oft Angst habe, er würde eines Tages allen Schein fallen lassen und »in Stücke zerfallen«.

Ich sagte, er habe wie in dem Traum aus seiner Kindheit womöglich das Gefühl, dass es irgendwo einen versteckten Schatz gebe, zu dem er keinen Zugang habe; ein Schatz, der das fehlende Stück liefern könne, das ihm helfen würde, eine neue Haut zu haben, um sich ohne Schein zusammenzuhalten; dem er vertrauen könne, dass seine eigene Haut ihn schützen könne und nicht bloßstelle.

Es blieben uns noch fünf Minuten, und Herr B. schwieg.

In der eigenen Haut leben

Viele klinische Erscheinungsbilder zeichnen sich durch zwischenmenschliche Muster aus, die von einer primären Sorge um die Aufrechterhaltung einer optimalen Distanz zum Objekt angetrieben werden. Das ihnen allen gemeinsame Dilemma besteht darin, dass Intimität das Risiko mit sich bringt, verschlungen zu werden, während getrennt zu sein ein Bemühen um unerträgliches Alleinsein bedeutet. Dies führt zu einer Vielzahl an psychischen Kompromissen, die Ängste in Bezug auf Nähe und Distanz sowie Phantasien, die der Abwehr dieser Ängste dienen, zum Vorschein bringen. In diesem Sinne hat Glasser (2010) ein inneres Szenario – den Kernkomplex – identifiziert, das sich durch den Wunsch auszeichnet, mit dem Objekt zu fusionieren, wobei diese Fusion als eine Gefahr totaler Verschlingung empfunden wird, sodass ihr aggressiv entgegengewirkt werden muss. Meiner Ansicht nach hatte Herr B. mit Ängsten dieser Art zu kämpfen. Er verspürte eine tiefe Kastrationsangst, die für die phallisch-narzisstische Phase typisch ist (Edgcumbe und Burgner, 1975). In dieser Phase fürchtet das Individuum die neidvolle Aneignung des narzisstisch ausgestatteten Phallus, was Scham und Demütigung hervorruft, nicht jedoch Schuld, wie es der Fall ist, wenn die Angst Kennzeichen der phallisch-ödipalen Phase ist. Durch die nekrophile Phantasie wurde diese Art der Angst gelindert.

Die Analyse mit Herrn B. konzentrierte sich in erster Linie darauf, zu verstehen, welche unbewusste Bedeutung und Funktion das Leben im Haus *seiner Mutter* für ihn hatte. Meinem Verständnis nach bezeichnete dies einen ganz konkret in seinem Körper erlebten und als Dermatitis zutage tretenden Ort in seinem Innern, in dem er sich gefangen fühlte, ohne die dyadische Verstrickung mit einem als bedrängend, unterdrückend und verlangend empfundenen mütterlichen Objekt/Körper mindern zu können. So erlebte er es natürlich: Im Verlauf der Analyse wurde deutlicher, dass er nicht nur das Gefühl gehabt hatte, sein Objekt hätte in ihn projiziert, sondern dass auch er energisch in sein Objekt projizierte.

Rey (1994) hat eine primitive universelle Position der Klaustrophobie und Agoraphobie beschrieben, die er im Körper verankert:

> Der klaustrophobische Raum ist das Ergebnis der projektiven Identifizierung des Körpers und seines inneren Raumes in die äußere Welt... Es ist daher das sich im Körper der Mutter befindende Kind, das im inneren Raum seiner Mutter, der in die äußere Welt projiziert wird, klaustrophobisch wird.
>
> (Rey, 1994: 267)

Herr B. war sowohl buchstäblich als auch metaphorisch im »Haus seiner Mutter« gefangen. In der Analyse schuf er mit mir eine erneute Version des »Hauses meiner Mutter«, indem er sowohl den diesem zugrunde liegenden Groll als auch die Verführungen, die es bereit hielt, in der Unmittelbarkeit unserer Beziehung lebendig werden ließ. Als wir mit der Zeit beide im »Haus seiner Mutter« stecken blieben, erkannte ich schließlich die Schattenseite seiner Furcht vor Eindringlingen: Er hegte den Wunsch, direkt ins Objekt hineinzugelangen und mit ihm eins zu sein, um so den Vater in seinem Innern faktisch zu vernichten und die omnipotente Illusion völliger Kontrolle über das Objekt des Begehrens zu bewahren.

Wie ich zu Beginn angedeutet habe, erfüllte die nekrophile Phantasie für Herrn B. mehrere Funktionen. Die gegen den Körper der Mutter gerichteten Angriffe – lebhaft verbildlicht in dem Traum, in dem Herr B. das »Innere« ihres toten Körpers sehen kann, bevor er mit ihr Sex hat – können als Ausdruck des Wunsches verstanden werden, das Innere des Körpers der Mutter und dessen Inhalte exklusiv zu besitzen und zu erkunden, ohne jeden Widerstand (Calef und Weinshel, 1972) oder jede »Inbesitznahme« durch die narzisstischen Bedürfnisse der Mutter. Möglicherweise war der Wunsch, direkt in den toten Körper der Mutter hineinzugelangen, jedoch auch Ausdruck einer verzweifelten Suche nach dem Penis des Vaters in ihr (Gillespie, 1940), ohne durch sie auf irgendein Hemmnis in der Form ihres Begehrens zu stoßen. Der phantasierte väterliche Penis ist hier also nicht einfach ein Objekt der Kastration, sondern auch Quelle von etwas, das das Selbst stützt. Er repräsentiert womöglich den versteckten Schatz, den Herr B. in der Höhle aus seinem Kindheitstraum nicht finden konnte und den er so dringend brauchte, um eine stabile körperliche, für die Projektionen seiner Mutter undurchdringliche Abgrenzung herzustellen.

Die nekrophile Phantasie offenbarte nicht nur, dass Herr B. die Leiche als ein sicheres Objekt ansah, das keinen Widerstand leistete, sodass jegliches Risiko von Demütigung oder ungewolltem Eindringen – er ist es, der nach Belieben eindringt – eliminiert ist. Ebenso wichtig ist, dass sie der Behälter für das Grauen vor der Vernichtung durch das mütterliche Objekt war, das Herrn B. so sehr in Schrecken versetzte: In dem Traum ist es die Mutter, die tot ist, *ihre* Haut, die sich ablöst. Die tote Mutter ermöglichte es ihm, eine innere Leblosigkeit zu evakuieren, sodass er dann, gefüllt von »Schätzen« statt von einer inneren Leere, manisch lebendig werden konnte.

Die letzte Funktion der nekrophilen Phantasie, der ich mich nun widmen möchte, besteht darin, dass sie die konkret auf der Ebene des Körperselbst erlebte Demütigung abwehrt. Meine Klaustrophobie in der Gegenübertragung und mein Schläfrigkeitsgefühl, als Herr B. sich in der Analyse scheinbar ansässig machte, anstatt mit mir zu arbeiten, und insbesondere mein Eindruck, dass er uns »einbalsamieren« wollte, waren vielleicht eine unbewusste Antizipation seiner späteren Offenbarung seiner nekrophilen Phantasien. Auch wenn er diese zum damaligen Zeitpunkt in der Analyse noch nicht explizit zugegeben hatte, könnten wir uns fragen, ob ich nicht schon damals seinem Vergnügen und Sicherheitsgefühl, mit einem Objekt zusammen zu sein, das schläft und ihn somit nicht wirklich »sehen« kann, ausgesetzt war. Gewiss kann ein nicht-sehendes Objekt auch als eines erlebt werden, das seine Projektionen nicht abwenden kann – ein Container, der nicht protestieren oder Vergeltung üben kann. Doch ich möchte die Aufmerksamkeit hier auf die spezifisch *visuelle Dimension* anstatt auf die eher metaphorische Bedeutung eines nicht-sehenden Objekts lenken, die einander natürlich nicht ausschließen.

Der Traum, in dem Herr B. Geschlechtsverkehr mit seiner toten Mutter hat, ist in vielerlei Hinsicht bedeutsam, nicht zuletzt da er die Erotisierung der am gedemütigten Objekt ausgeübten *visuellen Rache* aufzeigt. Die Leiche kann angeschaut werden, ohne dass sie mit kritischen, beschämenden Augen zurückschaut. Nun ist Herr B. derjenige, der eine zerfallende, verwesende Mutter anschaut. Gegenüber einer Leiche ist der lebende Körper immer der Voyeur, ohne jegliche Bedrohung einer demütigenden Wiederauferstehung. Hanna Segal (1992) unterstreicht die aggressiven Aspekte der nekrophilen Phantasie, indem sie die Wahl eines hilflosen Objekts als ein Mittel versteht, sowohl den Sadismus des Subjekts selbst zu leugnen als auch das Risiko vergeltender Aggression seitens des Objekts aufzuheben.

Herr B.s grausame Beschreibung der Häutung seiner toten Mutter, um »Spachtelmasse« anzufertigen, die er dann benutzt, um eine andere Haut für sich herzustellen, bevor er mit ihr Sex hat, ist ebenfalls von Bedeutung. Herr B. wollte unbedingt eine neue Haut, die unversehrt, seine eigene und für die andere Person undurchdringlich war, doch indem er sich mit einem intrusiven, verschlingenden Objekt identifiziert, häutet er in dem Traum seine Mutter und stiehlt ihre Haut, um für sich selbst eine neue zu formen. Natürlich tut er somit genau das, was er vermeiden möchte: Er hüllt sich buchstäblich in die Haut der Mutter ein, auf ewig gefangen im »Haus der Mutter«. Wir könnten durchaus Vermutungen darüber anstellen, ob Herr B.s Erfahrung, als Kind von seiner Mutter eingecremt zu werden, zu einer Phantasie beigetragen hat, in der sie eigentlich eine Schicht ihrer eigenen Haut auf seine rieb.

Bicks (2006) Arbeit zu den protopsychischen Funktionen der Haut und ihr feinfühliges Verständnis der Angst als grundlegendem Affekt, der ein Containment durch das Objekt erfordert, sind für das Verständnis der Dilemmata, in denen sich Patient*innen wie Herr B. befinden, von unschätzbarem Wert. Auf anschauliche Weise verdeutlicht ihre Arbeit insbesondere die Funktion der Haut sowohl als Container als auch als Kontaktpunkt mit der anderen Person, als das also, was vom Objekt gesehen und berührt wird.

Bick zufolge bildet das Hauterleben eine der primitivsten Erfahrungen, passiv zusammengehalten zu werden, ohne die das rudimentäre Selbst das Gefühl hätte, auseinanderzufallen. Das subjektive Hauterleben ist ein Amalgam der eigenen Haut des Säuglings und der der Mutter, das im Behandeln erzielt wird. Indem er diese Funktion verinnerlicht, erlangt der Säugling die primitive Vorstellung einer Körperbegrenzung. Frühe Störungen beim ersten Haut-Containment können Bick zufolge dazu führen, dass das Baby seinen Körper zur Abwehr auf aktive Weise gebraucht, um sich im Angesicht starker Ängste selbst das Gefühl zu verleihen, zusammengehalten zu werden. Diese primitive Abwehr bezeichnete sie als eine »fehlerhafte Zweithaut-Bildung« (Bick, 1986, 1990).

Die Ursprünge von Herrn B.s Dermatitis sind aller Wahrscheinlichkeit nach überdeterminiert, doch sein subjektives Hauterleben legte eine von Bick beschriebene Störung des ersten Haut-Containments nahe. Seine beschädigte Haut erlebte er als von der Mutter durch ihre Pflege und Sorge um sie beschlagnahmt, *und* sie war zudem der Schauplatz ihrer Abweisung und Demütigung. Der nekrophile Traum und die nekrophile Phantasie allgemein kehren diese narzisstische Kränkung um.

Fazit

Die neurotischen Äquivalente und Derivate der Nekrophilie kennzeichnen nicht unbedingt dieselbe Art bösartiger Psychopathologie wie die Nekrophilie selbst (Calef und Weinshel, 1972), und ich würde sagen, dass dies auch bei Herrn B. so war. Er war eindeutig nicht von der Phantasie einer wirklichen Leiche erregt, und die Phantasie vom Sex mit einer schlafenden Frau, obgleich verlockend, war für ihn nicht unerlässlich, um einen Orgasmus zu haben. Dennoch war die Phantasie pervers, insofern seine Suche nach sexueller Erregung durch die nekrophile Phantasie, sobald sie aktiv war, sein zugrunde liegendes Unvermögen offenbarte, die andere Person als vom Selbst getrennt und nicht als ein narzisstisches Anhängsel anzusehen.

Perverse Phantasien dienen stets der Abwehr von Angst. Diese Angst kann sowohl mit libidinösen als auch mit destruktiven Kräften zusammenhängen (Glover, 1933). In der Tat ist es nicht ungewöhnlich, auf nekrophile Phantasien zu stoßen, die von beiden dieser Ströme angetrieben werden. Herr B. wechselte zum Teil als Reaktion auf die gefühlte Gefahr der Verschlingung und Demütigung von normalen (d. h. nicht-perversen) sexuellen Phantasien zu nekrophilen. Seine eigene Libido mobilisierte also Ängste, und dass er sich einer perversen anstatt einer neurotischen Lösung zuwandte, lag teilweise daran, dass er sich in eine Beziehung mit einer erdrückenden und demütigenden Mutter eingeschlossen fühlte.

Ich habe in diesem Kapitel angedeutet, dass solche nekrophilen Derivate bei drei Patienten aufgetreten sind, die ihre körperliche Integrität und ihr Getrenntsein vom Primärobjekt (in all diesen Fällen die Mutter) irgendwie als gefährdet erlebten. Genauer gesagt teilten sie die Erfahrung einer Überbesetzung des Körperselbst in der frühen Entwicklung, wie ich anhand von Herrn B.s Fallgeschichte hoffentlich veranschaulicht habe. Die erotisierte Kolonisierung des Körpers durch das Objekt trägt zu einem inneren Szenario, wie Glasser (2010) es beschrieben hat, bei, in dem die Verschmelzung mit dem Objekt die Gefahr der Verschlingung ankündigt und daher abgewehrt werden muss, während die Trennung ebenfalls entsetzlich ist. Ich habe jedoch auch nahegelegt, dass die konkret auf körperlicher Ebene erlebte Demütigung, die eine Überempfindlichkeit für die Blicke des Objekts erzeugt, in diesen Fällen eine wichtige Dynamik darzustellen scheint. Es sind die Augen, die als kastrierend empfunden werden. In der nekrophilen Phantasie hat das Objekt keine Augen – ein für diese Patienten verlockendes Merkmal.

Kapitel 3

Eine Ordnung der reinen Dezision

Aufwachsen in einer virtuellen Welt – das Körpererleben der Jugendlichen

In unserer fortgeschrittenen technologischen Kultur ist es einfach, sich über den Körper hinwegzusetzen, anstatt ihn als eine Grundtatsache der Realität zu akzeptieren. Er kann korrigiert, verwandelt oder ganz umgangen werden, wie wir im Fall der Schönheitschirurgie gesehen haben (siehe Kapitel 1). In diesem Sinne kann sogenannter Fortschritt die Phantasie schüren, dass wir, um Ewalds (1993) treffenden Ausdruck zu gebrauchen, in einer »Ordnung der reinen Dezision« existieren können.

In diesem Kapitel möchte ich mich auf eine bestimmte Art der technologischen Entwicklung – den Bereich des Cyberspace[21] – konzentrieren und mir ansehen, was dort mit dem Körper passiert. Genauer gesagt werde ich der Frage nachgehen, wie der Rückzug in den Cyberspace von manchen jungen Leuten benutzt wird, um die psychischen Folgen des Lebens im Körper und die damit verknüpften Ängste zu umgehen. Dieser Ansatz hilft uns womöglich beim Verständnis einiger Fallgeschichten von Jugendlichen mit einer Cyberspace-»Sucht«, bei denen die im Körper verwurzelten – und manchmal speziell auf dessen Äußeres gerichteten – Ängste während der Erstbegutachtung möglicherweise gar nicht ersichtlich sind.

Ich werde zunächst beschreiben, wie sich der virtuelle Raum als psychotische Enklave eignet, die für gefährdete Jugendliche besonders verlockend ist, wenn die körperlichen Veränderungen der Pubertät dem Seelenleben viel abverlangen. Dann werde ich anhand meiner Arbeit mit einem jugendlichen Mädchen und einem jugendlichen Jungen veranschaulichen, wie virtuelle Räume es den Betreffenden ermöglichen, mit dem durch den realen Körper verursachten Durcheinander und Leid zurechtzukommen. Dabei wird die Integrität des Selbst mit Hilfe von Pseudodarstellungen des Körpers aufrechterhalten, die zum Zweck der Abwehr im Sinne von »ist

21 Ich werde die Begriffe *Cyberspace* und *virtuelle Realität* synonym verwenden.

doch nur ein Spiel« anstatt als Pathologie erlebt werden. Somit schaffen sie Hürden für die Aufforderung der Analytikerin, über die Funktion des Cyberspace im eigenen Erleben, insbesondere im Körpererleben, nachzudenken.

Versuchungen und Tücken des technologischen Embodiments

Der Begriff *Cyberspace* bezeichnet einen computergenerierten Raum, der vom Teilnehmer oder der Teilnehmerin betrachtet wird und auf Impulse von seiner oder ihrer Seite reagiert. Er ist von einer ganzen Reihe kybernetischer Automaten bevölkert, die dem Individuum ein hohes Maß an Lebendigkeit und totales sinnliches Eintauchen in die künstliche Umgebung bieten. Bewegungen, die in dieser virtuellen Realität stattfinden, unterscheiden sich von denen in der physischen Realität: Zum Beispiel kann man im Cyberspace fliegen oder durch Wände gehen, da die materiellen Beschränkungen des Körpers hier nicht gelten. Vor allem aber ermöglichen viele der Spiele, die in der virtuellen Realität gespielt werden können, die Annahme neuer Identitäten und die Erschaffung ganzer »neuer« Welten. Zum Beispiel sind Massen-Mehrspieler-Online-Rollenspiele äußerst dynamisch und so interaktiv, dass die Spielerin oder der Spieler das Gefühl haben kann, in einer alternativen Realität zu leben, in der darüber verfügt werden kann, wie die Figuren aussehen, wie sie sich verhalten, was sie tun und was sie sagen.

Die Befürworter*innen des Cyberspace fassen ihn denn auch als eine Sphäre uneingeschränkter Freiheit auf. Wird das Streben nach derart unbegrenzter »Freiheit« zwanghaft und unersättlich, so hat das seinen Preis, denn das Eintauchen in den Cyberspace führt vor allem zum entsprechenden Schrumpfen des geteilten, körperlichen Raums und somit zum Verlust jener wirklichen, körperlich vermittelten Beziehungen (Robins und Webster, 1999), die eine Art psychischen Anker darstellen – einen Anker, der im Aufruhr der Adoleszenz besonders wichtig ist.

Bei der Behandlung dieses Themas ist es keineswegs meine Absicht, die virtuelle Welt zu dämonisieren. Man wirkt nur allzu leicht wie eine Ludditin, wenn man dafür plädiert, einen Moment lang über den sehr realen Fortschritt nachzudenken, den die technologische Entwicklung ermöglicht hat (Robins und Webster, 1999). Aus psychologischer Sicht wurde behauptet, man könne den Cyberspace gar als eine Art Übergangsraum begreifen, der hilfreiches Experimentieren mit neuen Identitäten erleichtert (Turkle, 1984, 1998; Suler, 2002, 2004; Allison et al., 2006; Dini, 2009), und das durch ihn eröffnete Imaginäre könne therapeutisch genutzt werden (Suler, 2008). Zugleich gilt jedoch, dass die technologischen Szenerien des Cyberspace besonders empfänglich für die Projektion und das Ausagieren unbewusster Phantasien sind (siehe z. B. Wood, 2006; Curtis, 2007; Gibbs, 2007; Toronto, 2009) und wie alle »guten« Dinge weniger gut verwendet werden können.

Hinzu kommt, dass der Cyberspace Teil jener technologisierten Landschaft ist, die heute weltweit zum Standardalltag dazugehört, und sich jungen Menschen somit leichter, bisweilen unauffälliger, als Zufluchtsort anbietet, der ihnen von all dem weghilft, was die Realität des Embodiments nicht nur von ihnen fordert, sondern auch speziell für sie bedeutet. Durch das »Spielen« im Cyberspace lässt sich die mühsame, für die Repräsentation des Erlebten unverzichtbare psychische Arbeit umgehen; der Simulation werden stattdessen Tür und Tor geöffnet, wodurch die Gefahr entsteht, dass »Gefälschtes« an die Stelle des Wirklichen tritt und unwiderstehlicher wird.

Natürlich gibt es viele Möglichkeiten, dem Körper zu entfliehen, zum Beispiel indem man sich ausschließlicher auf geistige Tätigkeiten einlässt, die den Körper überflüssig erscheinen lassen. Auf die Frage, weshalb manche jungen Menschen zu Zwecken der Abwehr eher Leseratten werden, während andere sich dem Cyberspace zuwenden, gibt es aller Wahrscheinlichkeit nach keine einfachen Antworten, aber im Gegensatz zur Vertiefung in Schulaufgaben kann das Eintauchen in den Cyberspace, der nämlich ganz bestimmte Eigenschaften besitzt (siehe unten), schneller zu einem Zustand der Körperlosigkeit führen. Diese unmittelbarere Befreiung vom Leben im Körper ist, samt den von ihr geschürten Allmachtsgefühlen, für manche geradezu berauschend. In dieser Hinsicht ist sie dem Konsum von Drogen nicht unähnlich, jedoch gibt es einen wichtigen Unterschied: Computer sind heutzutage überall verfügbar, und die Verwendung von Spielen ist gesellschaftlich sanktioniert, wohingegen der Zugang zu Drogen vielen Jugendlichen erschwert bleibt, illegal ist und im Allgemeinen nicht kulturell sanktioniert wird.

Dies wirft die Frage auf, ob die breite Verfügbarkeit des Cyberspace neue pathologische Ausdrucksformen hervorbringt oder lediglich das Enactment bestimmter Selbst-Objekt-Vorstellungen erleichtert (siehe Dini,

2009). Aufgrund meiner eigenen klinischen Erfahrung stehe ich der Ansicht, das Internet »verursache« von sich aus psychologische Probleme, skeptisch gegenüber. Aus meiner Sicht bildet es vielmehr ein kulturell verstärktes und leicht verfügbares Medium für das Enactment von Konflikten, die mit unserer verkörperten Natur zusammenhängen und für die manche Jugendliche aufgrund ihrer Entwicklungsgeschichte besonders prädestiniert sind. Das passt zu den – wenn auch nur spärlich vorhandenen – Hinweisen, dass Personen, die das Internet missbräuchlich verwenden, bereits vorher Probleme hatten (Morahan-Martin, 2008).

Unterdessen müht sich die Forschung auf diesem Gebiet mit konzeptionellen und methodologischen Schwierigkeiten ab, zu denen nicht zuletzt das fehlende Einvernehmen über die Frage gehört, was überhaupt Internet-Missbrauch ausmacht und ob dieser als pathologische Störung gelten sollte. Eindeutiger ist, dass ein exzessiver Umgang mit allerlei Sorten virtueller Realität mit bestimmten psychologischen Faktoren wie Einsamkeit (Whang, Lee und Chang, 2003), geringem Selbstwertgefühl (Yang und Tung, 2007) sowie Schüchternheit und Sozialangst (Pratarelli, 2005) einhergeht. Auch deutet vieles darauf hin, dass depressive Jugendliche das Internet öfter nutzen als nicht-depressive (Ybarra, Alexander und Mitchell, 2005). Wie zudem aus der Forschung hervorgeht, entwickeln Personen, die unter Sozialangst und Einsamkeit leiden, eher als andere eine Vorliebe für Online-Interaktionen im Gegensatz zu Begegnungen von Angesicht zu Angesicht (Erwin et al., 2004), und diese Vorliebe ist eine wichtige Vorbotin des Internet-Missbrauchs (Morahan-Martin, 2008).

Der Avatar ist das perfekte Instrument zur Regulierung von Intimität. Doch gerade weil er die Illusion von Anonymität erzeugt, geben die Betroffenen im Internet paradoxerweise oft eine ganze Menge – weit mehr als gewöhnlich – von sich preis. Da »Informationen« im Cyberspace wichtiger sind als körperliche Nähe, fühlen sich manche Gefährdete durch Interaktionen im Internet dann ganz unerwartet sehr entblößt.

Zudem zeigt die einschlägige Forschung, dass junge Menschen, die sich in virtuelle Welten flüchten, das nicht unbedingt deshalb tun, weil sie mit dem Leben im Körper zu kämpfen oder Probleme mit ihrem Körperbild haben. Der zwanghafte Gebrauch des Cyberspace ist überdeterminiert und kann von verschiedenen unbewussten Konflikten angetrieben werden; mein Fokus beschränkt sich hier jedoch auf das Verständnis jener klinischen Fälle, in denen der Missbrauch dem Zweck dient, mit der verstörenden Erfahrung eines »Andersseins« zurechtzukommen, das sich dem

Gefühl nach ganz konkret im Körper befindet. Wenn dies die zentrale unbewusste Beschäftigung der betreffenden Person ist, stellt der Cyberspace meiner Ansicht nach ein ideales Abwehrmittel dar, um die psychischen Implikationen eines verkörperten Selbst zu umgehen. Das scheint zum Teil von einigen der folgenden spezifischen Eigenschaften[22] des Cyberspace abzuhängen:

Er verleugnet die Körperlichkeit. Der Cyberspace setzt sich über die Geschichte, Vergänglichkeit und sogar die schiere Körperlichkeit des Körpers hinweg. Mit Hilfe des virtuellen Raums kann die Geschichte des Subjekts faktisch aufgehoben und damit die Verbindung zum Anker der Vergangenheit – vor allem soweit sie im Körper niedergelegt ist – gekappt werden. Mehrfachidentitäten können nach Belieben angenommen und abgelegt werden. Wir haben es letztendlich mit der Erschaffung »flottierender Identitäten« (Raulet, 1988) zu tun, die unter Umständen hier und da positiv eingesetzt werden könnten, wenn es gelingt, das positivere Erlebnis eines »neuen« Selbst im Cyberspace ins »Offline«-Leben zu integrieren (Turkle, 1998; Allison et al., 2006). Wenn eine solche Integration jedoch nicht möglich ist, besteht ein beachtliches Potenzial für pathologische Spaltungen.

Dass virtuelle Existenz und virtuelles Erleben so sehr in Rausch versetzen, hat seinen Grund in dem Gefühl, die Welt des Materiellen und des Körperlichen hinter sich zu lassen und sich von ihr zu befreien (siehe Wood, 2007). Ein lebhaftes Beispiel für unsere Sehnsucht nach dieser Transzendenz liefert Camerons Film *Avatar*, in dem der Protagonist – ein querschnittsgelähmter ehemaliger Marinesoldat – mit Hilfe seines Avatars seine Bewegungsfähigkeit wiedererlangt, auf dass er nie mehr in seinen ursprünglichen, irreparabel geschädigten Körper zurückkehrt. Der Film ist eine treffende Veranschaulichung des »Verkehrs … zwischen Phantasie und Realität« (Mendelsohn, 2010), den der Cyberspace fördern kann, denn die Beschränkungen und die Geschichte des physischen Körpers sind aufgehoben und können mithin geleugnet werden. Der oder dem Betreffenden beschert das die Illusion grenzenloser Möglichkeiten – eine »Ordnung der reinen Dezision«.

Er beseitigt die Realität der Unterschiede und des Getrenntseins, und zwar auf zweierlei Art und Weise. Zum einen fällt mit der Verkündigung der Illusion eines körperlosen Selbst die Tyrannei des Spiegelbilds im virtuellen Raum weg. Die virtuelle Realität schürt also die Phantasie, dass

22 Zwangsläufig überschneiden sich manche dieser Eigenschaften bis zu einem gewissen Grad.

wir trotz Unterschieden »alle eigentlich ein und dasselbe« sind. Genau diese Verheißung von *Selbigkeit* macht den Cyberspace für manche junge Menschen so unwiderstehlich, denn er erspart ihnen die Erfahrung von Unterschieden und somit jenes Gefühl der Unzulänglichkeit, mit dem wir in unserem Innern alle auf die eine oder andere Art und Weise zurechtkommen müssen. In der virtuellen Realität hingegen ist die Verheißung, dass man dasselbe ist wie ein (zum Beispiel in ein Avatar projiziertes) Ideal stets so präsent, dass die peinliche Wahrnehmung des gegebenen Körpers und des körperlichen Getrenntseins vermieden werden kann. Unterstützt wird dieser Prozess durch den Einsatz mimetischer Abwehrmechanismen und die Ausbildung nachahmender Identifizierungen, die beide primitiver Natur sind und auf der Inbesitznahme des oder der anderen Person durch Imitation beruhen. Wie ich bereits in Kapitel 1 im Kontext der Schönheitschirurgie erläutert habe, sind solche Imitationen Phantasiebilder, in denen man das Objekt ist oder wird. Das Ziel besteht darin, zum Ideal *zu werden*, und sich nicht einfach nur darum zu bemühen, *wie* das Ideal *zu sein*. Besonders offensichtlich wird das in virtuellen Spielen, in denen man den eigenen Vorgaben gemäß wie eine andere Person aussehen und zu ihr »werden« kann.

Zweitens wird die Realität der Unterschiede und des Getrenntseins beseitigt, indem die Realität geographischer Grenzen umgangen wird. Beginnend mit dem Druckverfahren und anschließend der Telefonie, hat die Technologie unsere Kommunikationsweise und unsere äußere wie innere raumzeitliche Ordnung radikal verändert. Diese Entwicklungen machen es notwendig, »die Raumzeit neu zu denken« (Doel und Clarke, 2006), denn sie führen neue Formen des Umgangs und somit des Handelns in der Welt mit anderen ein (Thomspon, 1995). Durch das Medium der Repräsentation können wir heute weit entfernte Ereignisse und Menschen nah heranholen, während wir sie aus der Distanz erleben (Robins, 2001). Genutzt werden kann das sowohl konstruktiv, um mit geographisch weit entfernten Menschen in Verbindung zu treten, als auch destruktiv, um eine reale emotionale Verbindung mit physisch entfernten anderen zu untergraben.

Ist die physische Präsenz einmal nicht mehr notwendig, wenn eine Beziehung eingegangen oder aufrechterhalten werden soll, wird die primäre leibhaftige Gegenwart in eine Pseudogegenwart verwandelt (Žižek, 2004). An die Stelle der Realität – und meiner Ansicht nach auch der *Notwendigkeit* – von Distanz und Trennung (Josipovici, 1996) tritt die unmittelbare Kommunikation, mit der sich die andernfalls schmerzvolle psychische

Arbeit, die für die Trauer um das abwesende oder verlorene Objekt erforderlich ist, umgehen lässt. Stattdessen ersetzt der Kitzel der Geschwindigkeit die Realität einer echten anderen Person, die das Selbst nie ganz kontrollieren kann.

Er fördert die Illusion zwischenmenschlicher Transparenz. Wir können eine Welt betreten, in der es, wie Foucault (1980: 52) sagt, »keine Zonen der Unordnung oder der Dunkelheit« gibt. Die Fremdartigkeit und Undurchsichtigkeit der anderen Person wird unterlaufen, weil die andere Person de facto eine Schöpfung des Selbst ist. Hier gelingt es, das – ebenfalls entkörperlichte – Objekt gänzlich zu (er)kennen und somit zu besitzen (Arias, Soifer und Wainer, 1990; Gibbs, 2007). Eine Veranschaulichung dieses Prozesses liefert Sharons Fallgeschichte weiter unten.

Er verändert das Verhältnis zwischen innerer und äußerer Realität. Indem er ein Trugbild des Realen bietet, umgeht er die notwendige psychische Arbeit, durch die man begreift, dass innere und äußere Realität *verknüpft*, anstatt miteinander gleichzusetzen oder voneinander abzutrennen sind. In der virtuellen Welt dominiert der psychische Äquivalenzmodus der Realität (Fonagy und Target, 1996), da hier die innere, in den virtuellen Raum projizierte Welt als Entsprechung der äußeren Realität erscheint. Die technologische Umgebung, die der Cyberspace herstellt, trübt demnach die Grenzen zwischen Innen- und Außenwelt und erzeugt so die Illusion, beide seien isomorph. Unter solchen Bedingungen sind dem, was imaginiert und ausagiert werden kann, keine Grenzen gesetzt. Je mehr das Selbst sich am Allmachtsgefühl berauscht, desto mehr verliert es die kontextuellen Bezüge, zu denen auch der Körper gehört und die dem Erlebten ansonsten Bedeutung verleihen. Das Denkvermögen wird angegriffen, denn da Phantasie und Realität zusammenfallen, bleibt kein Raum zum Reflektieren. Der virtuelle Raum stellt, so könnte man sagen, ein psychisches Reservat bereit, in dem alle Wünsche erfüllt werden, da die Realität unerheblich geworden ist und das Individuum den infantilen Allmachtswahn für sich reklamiert. Bei Freud (1930) heißt es dazu:

> Der Eremit kehrt dieser Welt den Rücken, er will nichts mit ihr zu schaffen haben. Aber man kann mehr tun, man kann sie umschaffen wollen, anstatt ihrer eine andere aufbauen, in der die unerträglichsten Züge ausgetilgt und durch andere im Sinne der eigenen Wünsche ersetzt sind. (Freud, 1930: 439)

Der Körper in der Adoleszenz

Wer mit Jugendlichen arbeitet, wird erkennen, welche bedeutende Rolle der Körper im Seelenleben spielt. Besonders hervorstechend und unwiderstehlich werden die oben skizzierten Wesensmerkmale des virtuellen Raums vermutlich für Jugendliche, denen es schwerfällt, sich auf die psychischen Anforderungen einzulassen, die die von der Pubertät auferlegte Realität des sich wandelnden Körpers geltend macht. In der Adoleszenz, wenn der Wunsch, den Körper hinter sich zu lassen, bei manchen jungen Menschen seinen Höhepunkt erreicht, findet das Verlangen, woanders zu sein als *in* einem realen Körper, mit den virtuellen Welten, in denen er überflüssig ist und in denen Bemächtigung, Kontrolle und Verleugnung jeglichen Andersseins voll ausgelebt werden können, einen aufnahmebereiten Raum vor. Das Eintauchen in den Cyberspace erlaubt es der jungen Person, sich »synthetische Welten« (Baudrillard, 1987) zu erschaffen, in denen der Körper entbehrlich, Geschichte erstarrt und das Denken betäubt ist, sodass die Fähigkeit, Konflikte und Schmerzen in der Realität zu bewältigen, beeinträchtigt wird.

Zahlreiche Autor*innen haben gezeigt, dass die Zeit der Adoleszenz mit einer Identitätskrise einhergeht (Blos, 1967; Erikson, 1970; Briggs, 2002), jedoch muss dies spezifiziert werden: Aus dem psychischen Prozess der Adoleszenz ergibt sich in der Regel ein bedenklich prüfender Blick auf die *im Körper verwurzelte* Identität der Person. Zum Zeitpunkt der Geburt, so könnte man sagen, entwickelt sich das Psychische aus dem Körper, in der Adoleszenz dagegen verlangt der Körper mit Nachdruck die ganze Aufmerksamkeit des Psychischen (Ferrari, 2004). Erektionen, Masturbation und Menstruation dringen in eine für die Vorpubertät typische Oase relativer Ruhe im Bereich des Körperlichen ein. Für viele junge Menschen wird das Erlebnis des Orgasmus zu einem fokalen Punkt, um den herum sie weiteres Wissen um die Realität des Genitalen – und um willentliche Steuerung bei der Suche nach sexueller Befriedigung – sammeln können.

Im besten Fall setzt die Pubertät also einen komplizierten und beunruhigenden inneren Prozess in Gang: Die körperlichen Veränderungen, die so manchen Wandel im Körperbild und somit in der Selbstrepräsentanz auslösen, werden auch von Veränderungen in den Beziehungen zu anderen begleitet – und all das ist meiner Ansicht nach untrennbar miteinander verknüpft und beeinflusst sich gegenseitig. Für manche junge Menschen können die von diesem Entwicklungsschritt erhobenen Anforderungen allerdings schlichtweg unerträglich sein (Laufer und Laufer, 1989; Bronstein, 2009; Flanders, 2009). Andere erleben diese unumgängliche Entwicklung als »katastrophisch« (Bion, 2009). Das gilt umso mehr, wenn die frühkindlichen Beziehungen ein fragiles, unterbesetztes Körperselbst hervorgebracht oder Spaltungen etabliert haben, sodass einige Körperteile nun mit bösen, angsterregenden Objekten identifiziert werden. In solchen Fällen kann ein inneres oder äußeres Organ als im Körper hausendes, fremdes Objekt erlebt werden und nicht als integraler Teil des Körperselbst. Womöglich müssen Körperempfindungen dann vom Bild des Selbst als einer sexuell reifen Person ferngehalten werden.

Meltzer (2007) spricht von »Verwirrungsangst«, die für Jugendliche seiner Ansicht nach typisch ist. Laufer (1968) konzentriert sich auf die in so vielen Fallgeschichten aus der Adoleszenz mitschwingende Frage nach dem Eigentum am Körper: Gehört er, dem Empfinden nach, der jungen Person selbst oder der Mutter? In ihrer detaillierten Arbeit zur Adoleszenz zeigen Moses Laufer und Eglé Laufer (1989), wie wichtig es ist, die Schlüsselaufgabe der Adoleszenz anzugehen: das Verhältnis zum eigenen Körper zu ändern. Das Ergebnis, meinen sie, bestimme, auf welcher endgültigen sexuellen Identität das Selbstempfinden fuße. Angesichts der durch die Pubertät hervorgerufenen körperlichen Veränderungen muss die junge Person nun die Realität des geschlechtsreifen Körpers in ihr Selbstbild integrieren. Eng verknüpft ist dies mit dem Wiederaufleben primitiver Ängste, die der Abhängigkeit und Loslösung von Elternfiguren gelten, sowie ödipaler Konflikte.

Wenn es in der frühesten Beziehung des Babys zur Mutter und ihrem Körper Defizite gab, so beeinträchtigt das die Beziehung des Kindes zu seinem Körper und somit zur Realität. Zum Zeitpunkt der Pubertät können die auf den neuen Körper gerichteten Phantasien der Jugendlichen zutiefst verstörend werden. Nicht selten hat die junge Person Angst, die Kontrolle über Körper und Geist zu verlieren. Dies kann dazu führen, dass der Körper als Verfolger erlebt wird, den es anzugreifen gilt. Die junge Person muss nicht nur mit der Realität eines Körpers zurechtkommen, der nun sexuelle und aggressive, bewusste und unbewusste Phantasien verwirklichen kann, sondern ist zudem mit der Realität einer Trennung vom Körper der Mutter konfrontiert.

Unter dem Druck der Pubertät wird die junge Person, die keine sichere, positiv besetzte Körpervorstellung hergestellt hat, sich schwertun, mit der

Realität ihres separaten Körpers im Verhältnis zum ödipalen Paar zurechtzukommen. Stattdessen hat sie womöglich das Bedürfnis nach einer idealisierten Körpervorstellung, die die Erfahrung der Verschmelzung mit dem idealisierten präsexuellen Körper der Mutter wachhält. Erst wenn die junge Person sich mit dem Körper der Mutter identifiziert fühlen kann, schafft sie es, sich gegen die von der Trennung ausgehende Gefahr abzusichern. In der Folge leugnet sie womöglich die Realität der sexuellen Veränderungen und spaltet den Körper vehement ab (Laufer und Laufer, 1989).

Anhand der folgenden Fallgeschichten möchte ich zeigen, dass das Eintauchen in den Cyberspace für diese beiden Jugendlichen zum Ausweg aus einem inneren Aufruhr wurde, der mit ihrem Körpererleben zusammenhing. Beide Fälle veranschaulichen, dass der Cyberspace es ermöglicht, nicht nur dem Körper, sondern – natürlich – auch dem Denken und Fühlen zu entfliehen. Wie ich aber gesagt habe, gehören Körper und Geist meinem Verständnis nach untrennbar zusammen, sodass eine Flucht vor dem Körper gleichzeitig eine Flucht vor dem Denken und Fühlen ist.

Ein virtueller Körper schwebt im psychotischen Raum – Sharons Fallgeschichte

Sharon war siebzehn, als ich sie zum ersten Mal in einer öffentlichen Gesundheitseinrichtung traf. Sie wurde überwiesen, weil sie ihr Äußeres hasste und unter mehreren Störungen ihres Seelenlebens litt. Bei der Vorstellung erfüllte sie die Diagnosekriterien für Dysmorphophobie und war schwer depressiv.

Sharon kam aus einer sozioökonomisch relativ benachteiligten Familie. Für sie speziell bedeutete das, dass nur ein Mangel an finanziellen Mitteln sie daran hinderte, eine Schönheitsoperation vornehmen zu lassen: Für sie stand fest, dass sie das Geld, wenn sie es hätte, verwenden würde, um sich den von ihr zusammenphantasierten »normalen« und begehrenswerten Körper zuzulegen. Vielleicht weil ihr der schönheitschirurgische Ausweg aus ihrer Notlage versperrt war, wandte sie sich stattdessen dem Cyberspace zu. Dort konnte sie die Phantasie einer vollkommenen Kontrolle über ihre Selbstdarstellung aufrechterhalten. Ich fasste das als ihre Art auf, mit den tiefsitzenden paranoiden Ängsten zurechtzukommen, die sie bei jeder Berührung mit der Realität ihres Körpers und dem, was dieser unbewusst repräsentierte, spürte.

Sharon war die Ältere von zwei Geschwistern. Ihre Eltern lebten zusammen, doch ihre Beziehung war von Gewalt geprägt. Sharon sagte, sie hasse ihren Vater. Ihrer Mutter fühlte sie sich näher, erlebte sie aber als sehr verschlossen. Die Mutter war oft zu Hause, aber wie ihre Tochter war sie schwer depressiv. Scheinbar war Sharon schon immer ängstlich darum bemüht gewesen, die körperliche Nähe zu ihrer Mutter zu wahren und von ihr begehrt zu werden, wurde jedoch stets mit dem Gefühl zurückgelassen, sie könne sie niemals aufmuntern oder beeindrucken. Vor allem glaubte sie, dass ihre Mutter sich mehr für ihren jüngeren Bruder interessiere.

Soweit ihre Erinnerung reichte, empfand Sharon sich, wie sie sagte, als hässlich, jedoch setzte sich dieses Gefühl etwa im Alter von dreizehn Jahren auf besonders bösartige Weise fest. Die Menstruation hatte sie zutiefst verstört, und sie hasste diesen Moment in ihrem Leben. Etwa zu diesem Zeitpunkt, sagte sie, sei auch die Akne auf ihrem Gesicht ausgebrochen. Seitdem achtete sie ganz besonders auf ihre Haut und die Form ihres Gesichts. Ihre Haut, sagte sie, sei auch jetzt noch fleckig und uneben. Was mit ihrem Gesicht nicht stimmte, vermochte sie nicht zu sagen, nur dass es die »falsche Form« habe, dass es irgendwie »zu groß« sei. Eigentlich war sie, soweit ich sehen konnte, ein attraktives Mädchen mit außergewöhnlich glatter Haut. Dennoch trug sie jeden Morgen stundenlang Make-up auf und probierte mehrere Kleidungsstücke durch, ehe sie sich in der Lage sah, das Haus zu verlassen, was nicht oft geschah. Dies führte dazu, dass sie das College abbrach und sich von ihren Altersgenossinnen und -genossen entfernte.

Sie verbrachte viel Zeit zu Hause, lag im Bett, spielte Videospiele auf einer kleinen Nintendo, besuchte Chaträume im Internet oder tauchte (oft für sieben oder mehr Stunden) in eine Reihe virtueller Spiele auf ihrem Computer ab, in denen sie eine neue Identität und neue Freundinnen und Freunde – kurzum, ein neues Leben – fand. Sie schuf sich diverse Figuren und sorgte sich besonders um deren äußerliche Erscheinung. Als sie in der Therapie darüber sprach, war deutlich, dass die Verwandlungen, die sie im Geist durchlief, wenn sie sich mit ihren Avataren identifizierte, ihr Erleichterung und Trost spendeten, vor allem weil sie sich vorstellen konnte, sie habe einen anderen und begehrenswerteren Körper.

Es war schwierig, mit Sharon über ihren Gebrauch des Cyberspace zu reden. Sie tat das, was ich dazu sagte, als unerheblich ab; die Spiele machten ja »einfach nur ein bisschen Spaß«. Auch die Beziehung, die Sharon zum Computer selbst entwickelte, spielte eine bedeutsame Rolle, und das Nachdenken darüber fiel ebenso schwer. Interessanterweise verhielt sie sich ihm gegenüber sehr besitzergreifend. Da sie ihn mit der ganzen Familie, nicht zuletzt mit ihrem Bruder, teilen musste, gab es oft heftige Auseinandersetzungen über seine Benutzung. Sie beschrieb mir, wie gern sie die Maus in ihrer Hand spürte, und mit welchem Vergnügen sie klickte und zusah, wie etwas auf dem Bildschirm geschah. Es war, als würde ein dem mütterlichen Objekt geltendes Gefühl der Verschmelzung und somit der Kontrolle geschürt, wenn der Bildschirm auf ihre Berührung reagierte, weil der Computer, wie mir schien, mitsamt dem privilegierten Raum, zu dem er ihr Zugang verschaffte, in ihrem Innern mit diesem Objekt identifiziert war.

Die Beschreibungen ihrer Online-Beziehungen waren aufschlussreich. Einmal erzählte sie mir recht aufgeregt von einem Mädchen, mit dem sie regelmäßig »chattete«, das sie jedoch nie getroffen hatte: »Ich weiß alles über sie – ich weiß sogar, wann sie auf Toilette geht!« Diese Äußerung zeigte exemplarisch, was sie an dieser Art der Beziehung so anzog: Sie erlebte diese körperlose andere Person, von der sie paradoxerweise intime körperliche Details kannte, als vollkommen transparent, erkennbar und zugänglich. Für Sharon steckte darin die Quintessenz jener idealisierten Beziehung, in der sie aufs Engste mit ihrer Mutter verschmolzen sein wollte. Hier äußerte sich, wie mir schien, die Phantasie vom unmittelbaren Eingehen in deren Körper (sie würde sogar über ihren Stuhlgang Bescheid wissen).

Manchmal erschien Sharon nicht zur Sitzung, weil sie am Computer gesessen und es »vergessen« hatte. Wenn wir dem nachgingen, stellte sich heraus, dass sie in eines der Spiele vertieft gewesen war. Sobald sie spielte oder im Internet war, befand sie sich in einem inneren Zustand ohne jede Verbindung zur Realität: Zeit spielte keine Rolle mehr, und »reale« andere hörten auf zu existieren. Sie war von ihren Spielen komplett in Anspruch genommen und hasste es, wenn jemand in diesen idealisierten Raum eindrang: Sobald ihre Mutter oder ihr Vater sie unterbrach und darum bat, etwas zu erledigen, reagierte sie verärgert. Auch auf mich war sie wütend, weil ich mit meiner wiederholten Aufforderung, gemeinsam darüber nachzudenken, wie sie den Cyberspace nutzte, ebenfalls in diesen Raum eindrang. Diese Einbrüche in ihren Kokon machten sie rasend, da sie das Gefühl hatte, ich risse sie brutal aus dem sicheren Schutz einer Welt endloser – allesamt einen bloßen Klick entfernter – Möglichkeiten heraus und zwänge sie zurück in eine trostlose Realität depressiver, sich bekriegender Eltern und eines vermeintlich ungastlichen Körpers, der ihr das Gefühl gab, nicht begehrenswert zu sein.

Zudem brachten die verpassten Sitzungen zum Ausdruck, was sie in unserer Beziehung unbedingt vermeiden musste. In der Übertragung erlebte sie die Termine bei mir als Situationen, in denen sie meinem von jedem Begehren freien und somit als kritisch empfundenen Blick ausgesetzt war. Ihre Beziehung zu mir war häufig von der Erwartung geprägt, dass ich sie abweisen würde, sodass es für sie am sichersten war, sich zurückzuziehen und mich zuerst abzuweisen. Dieses Interaktionsmuster beherrschte denn auch einen großen Teil der Therapie: Auf kurze Ausflüge in unsere Beziehung, bei denen wir gemeinsam nachdenken konnten, folgten stets langwierigere Phasen, in denen sie mich ausschloss und sich mit der Phantasie tröstete, niemanden zu brauchen und daher auch von niemandem verletzt werden zu können.

Wann immer ich während der Sitzungen zur Sprache brachte, wie sehr sie mich ausschloss, zuckte sie mit den Achseln und sagte: »Ich bin heute nicht in Stimmung«, doch noch öfter blieb sie einfach stumm. Manchmal allerdings brachte Sharon Träume mit, und vor allem anhand dieser konnten wir mühsam und allmählich verstehen, welche Belastung ihr Körper für sie war und auf welchem Wege sie mit Hilfe des Cyberspace der Realität ihres verkörperten Selbst entfliehen konnte. Ich werde dies nun an klinischem Material veranschaulichen, das mehreren Wochen am Ende des ersten Jahres unserer gemeinsamen Arbeit entnommen ist.

Nachdem sie zwei Wochen lang nicht zur Sitzung gekommen war, weil sie sich so niedergeschlagen gefühlt hatte, dass sie kaum aus dem Haus hatte gehen können, erschien Sharon in gereizter Stimmung zum Analysetermin. Sie sagte mir, dass sie von der Therapie genug habe, dass sie nicht helfe und, wie sie sagte, »Zeitverschwendung« sei. Die Gespräche und unsere Betrachtungen ihrer Träume seien keinerlei praktische Hilfe für sie. Sie sei nur gekommen, weil sie mir mitteilen wolle, dass sie die Therapie beenden werde. Und doch spürte ich beim Zuhören, dass sie gekommen war, weil sie verzweifelt war.

Ich sagte, trotz ihrer Äußerung, dass die Gespräche und die Betrachtungen ihrer Träume nicht geholfen haben, glaube ich, sie habe sich doch die Mühe gemacht zu kommen, weil sie wisse, dass sie in Schwierigkeiten stecke, und wolle, dass ich ihr dabei helfe, die Therapie fortzusetzen.

Ein paar Minuten lang blieb sie regungslos und stumm, und dann erzählte sie mir wie in Trance von dem Traum, den sie in der Nacht zuvor geträumt hatte: *»Ich bin in einer dunklen Höhle und kann nichts sehen. Ich versuche herauszukommen, aber mit dem Körper stoße ich dauernd an harte Dinge und spüre, wie mir Blut aus dem Bein quillt. Mir war schlecht, und ich war erschöpft und rollte mich in einer Ecke zusammen, in der Hoffnung, ich würde sterben.«*

Ich sagte, sie leide ganz schlimm und wolle, dass ich das weiß und ihr helfe, ein wenig zu klären, was sie so bedrücke. Sharon krempelte die Ärmel ihrer Jacke hoch und zeigte mir einige oberflächliche Schnittwunden sowie ein neues Tattoo, das sie sich eine Woche zuvor hatte stechen lassen – ihr einziger Abstecher aus dem Haus. Ohne Affektregung sagte sie, während sie auf ihren Arm schaute: »Es tut weh... glaube ich.«

Ich sagte, dass ihr Körper die Zeichen ihres innerlich empfundenen Schmerzes trage und sie vielleicht wie in ihrem Traum hoffe, der Schmerz werde aufhören, wenn ihr Körper sterbe. Sharon erwiderte, sie hasse ihren Körper und habe sich die letzten zwei Wochen über immer wieder gewünscht, sie wäre tot. Durchgehalten habe sie nur, weil sie eine Menge Computerspiele gespielt habe und daher mit ihren Gedanken »woanders« gewesen sei.

Ich sagte, wenn sie zu mir komme, sei das für sie wohl so, als müsse sie ihr Denken wieder »anschalten«, und das bedeute, dass ich eine Menge von ihr verlange. Sharon antwortete, ihrem Eindruck nach sei ihr nicht mehr zu helfen. Ich sagte, in ihrem Körper zu sein, fühle sich für sie an, als wäre sie in einer dunklen Höhle gefangen, aus der es kein Entkommen gebe. Sie nickte und sagte, sie hasse ihren Körper. Ich merkte an, dass sie den Körper beim Spielen ihrer Spiele vergessen könne. Sie nickte wieder und sagte, es sei, »als wäre ich jemand anderes... als wäre ich frei... Claire [einer ihrer Avatare] ist so cool... sie ist hübsch und klug, und niemand schikaniert sie.«

Die nächste Sitzung war besonders turbulent, weil ihr Computer im Laufe der Woche zusammengebrochen war und sie mehrere Tage lang nicht an ihre Spiele herankam, außer auf ihrer Nintendo, aber das war nicht dasselbe.[23] Sie war unruhig und äußerst reizbar und ungehalten über meine Versuche, eine Beziehung zu ihr herzustellen. Auch konnte sie sich nicht so gut ausdrücken wie sonst; sie war verwirrt und tat sich schwer, Gedanken zu formulieren. Ich hatte den Eindruck, dass sie in der vergangenen Woche

23 Das lag vermutlich daran, dass Konsolenspiele wie *Super Mario Bros*. die Kontrolle der Nutzerin über den Avatar beschränken. Zum Beispiel kann die Spielerin nicht entscheiden, wie Mario aussieht.

deutlich an Kompensationsfähigkeit eingebüßt hatte, so als hätte die Unerreichbarkeit ihrer virtuellen Welt ihr die Orientierung genommen und sie ganz plötzlich einer realen Welt ausgesetzt, zu der sie fast keine Beziehung herstellen oder über die sie kaum nachdenken konnte.

Schließlich erzählte sie mir, sie sei sehr »gelangweilt« gewesen und hasse es, wenn sie mit ihrer Zeit nichts anzufangen wisse. Ich sagte ihr, dass sie sich vielleicht verwirrt und verängstigt fühle und das einfach »gelangweilt« nenne. An diesem Punkt gab ihre uninteressierte Fassade nach, sie wurde sofort von Verzweiflung gepackt und erzählte mir, dass sie ein Interview für einen Studienplatz am College verpasst (das heißt: es vergessen) und ihr Vater ihr gesagt habe, er werde sie nicht mehr unterstützen, sie müsse arbeiten gehen. Sie sagte, sie sei nicht in der Lage zu arbeiten und werde damit nicht zurechtkommen. Dann beschrieb sie in allen Einzelheiten, wie schlecht es ihr zudem gegangen sei, weil ein Magen-Darm-Virus sie erwischt und Durchfall ausgelöst habe: »Ich war Kaugummi kaufen«, erzählte sie, »und ich dachte, ich würde die Krise kriegen und überall hinscheißen.«

Ich sagte, sie lasse mich sehen, welche Gefahr sie verspüre, sobald sie den einzigen Raum, in dem sie von diesem Körper, der sie unablässig nach unten ziehe, befreit sei, nicht mehr betreten könne: Ohne diesen Zufluchtsort fürchte sie, ihre chaotischen Scheißgefühle werden überall auslaufen. Sie nickte und sagte, es sei alles noch schlimmer geworden, als sie am heutigen Morgen beim Aufwachen entdeckt habe, dass ihre Betttücher blutgetränkt wären.

Im äußersten Fall ließ Sharon die Realität ihres Körpers so sehr außer Acht, dass ihre Menstruationsblutung sie völlig überraschen konnte, wie es in der Nacht zuvor offenkundig geschehen war. Sie erzählte mir, ihre Mutter sei deswegen vollkommen außer sich gewesen und habe sie angeschrien. Ihr Vater habe einmal hingesehen und gesagt, sie »ekele ihn an«. Bei diesem Bericht klangen Hilflosigkeit und Demütigung mit, und mir wurde in aller Schärfe bewusst, dass es zwischen uns eine körperliche, visuelle Beziehung gab. Ich sagte, mit diesem eindrucksvollen Bild ihrer blutbefleckten Betttücher präsentiere sie mir einen Beweis dafür, wie schwierig es sei, diesem verhassten Körper zu entfliehen, dass er zwangsläufig immer irgendwie seine Spur hinterlasse und sie dem harschen, kritischen Blick der anderen ausliefere, etwa nun meinen Augen, die ihr vielleicht das Gefühl geben, in meiner Gegenwart entblößt zu sein.

Sharon setzte sich auf ihrem Stuhl zurück und kniff sich in die Haut in ihrem Gesicht: »Ich hasse das«, sagte sie und zog die Nintendokonsole, die sie oft bei sich trug, aus ihrer Jackentasche. Ich sagte, sie habe heute eine Menge schmerzhafter Gefühle mitgebracht und nun ziehe sie sich in die sichere, berechenbare Welt ihrer Spiele zurück. Obwohl ich wiederholt versuchte, sie zu erreichen, hing Sharon bis zum Ende der Sitzung an ihrer Nintendo. Ihr zuzuschauen, war jedoch an sich schon aufschlussreich: Sie drückte wild drauflos, vollkommen in das, was sie tat, versunken, scheinbar voller Vertrauen in ihre Geschicklichkeit und letztlich mit Triumphgefühlen, je mehr sie sich gegen das Nachdenken und Fühlen behaupten konnte. Ich kam mir denn auch ganz überflüssig vor, da ich aus erster Hand miterlebte, wie verlockend die Sicherheit war, die diese Maschine ihr lieferte und die sie von einer realen Interaktion mit mir fernhielt.

Es war klar, dass mein Versuch, die Übertragung mit ihr zusammen aufzunehmen, sie nicht entlastet hatte; vielmehr schien es mich zu genau jenem harschen, kritischen Objekt zu machen, das sie antizipierte. Während sie mich ausschloss, fühlte ich mich seltsam ungeschützt und war mir meines eigenen Körpers so akut bewusst, dass mir darin unwohl wurde, als würde ich nun mit ihrem vermeintlich physisch abstoßenden Selbst identifiziert, sodass sie mich nun ignorieren konnte.

Als sie in der darauffolgenden Woche wiederkam, erzählte sie mir den folgenden »fürchterlichen« Traum: *»Ich schwebe ... Ich fühle mich ganz leicht ... Ich schaue nach unten, und alles, was ich sehe, sind Punkte, die sich umherbewegen, erst dicht zusammengedrängt, aber dann werden sie immer größer und breiten sich überall hin aus ... ekelhaft, wie so ein klebriges Durcheinander.«*

Schließlich erzählte Sharon, ihre Eltern haben am Vorabend einen Riesenstreit gehabt, ihr Vater habe ihre Mutter geschlagen und dann das Haus verlassen. Sie wisse nicht, ob er zurückkommen werde. Ihr sei es aber sowieso egal. Dann schwieg sie. Ich sagte, wenn es zu Hause und in ihrem Kopf so schwierig werde, ziehe sie sich an einen sichereren Ort im Innern zurück, wo sie der physischen Realität ihrer Umgebung entfliehen könne – an einen »höheren« Ort, von dem aus große Probleme ganz klein erscheinen, wie winzige Punkte in der Ferne. Und doch werden diese Punkte wie in ihrem Traum schließlich größer und größer – sie verschwinden schließlich nicht einfach, sondern hinterlassen ein klebriges Durcheinander, in dem sie festzustecken glaube.

Entgegen ihrer sonstigen Art antwortete Sharon augenblicklich und eher nachdenklich. Sie sagte, sie hasse es, zu Hause zu wohnen, es sei so schlimm, ihre Eltern die ganze Zeit streiten zu hören und mit anzusehen, wie ihr Vater ihre Mutter schlage. Um damit fertig zu werden, habe sie sich immer Kopfhörer aufgesetzt und Spiele gespielt. Dabei, sagte sie, fühle sie sich »friedlich, sicher, als wäre ich nicht mehr auf mich alleine gestellt«. Dann erzählte sie mir, sie habe wenige Tage zuvor einen weiteren Traum gehabt, *in dem sie einen Unfall gehabt und man sie an die Herz-Lungen-Maschine angeschlossen habe, deren Schläuche sie am Leben hielten.* Sonst könne sie sich an nichts erinnern, nur dass »es guttat«.

Als ich nach Assoziationen fragte, sagte Sharon, dass sie im Radio einen Bericht über eine Person gehört habe, die nach dem Zusammenstoß eines Motorrads mit einem Auto liegen gelassen würde, »als ob sie irgendwie Abfall wäre«, und dass alle sagten, das sei ja schrecklich gewesen. Ihr jedoch sei der Gedanke gekommen: »Verdammter Glückspilz – das ist besser, als am Leben zu sein und selbst für sich sorgen zu müssen – immerhin wird er ja gefüttert, an- und ausgezogen, gepflegt.«

Ich sagte, sie habe wieder einmal einen schrecklichen Zusammenstoß zwischen ihren Eltern miterlebt und fühle sich nun ohnmächtig und verängstigt, wisse jedoch nicht, wie sie mit diesen Gefühlen in ihrem Innern umgehen solle. Sie habe das Gefühl, gar keine andere Wahl zu haben, als sich gefühllos zu machen und an ihre lebenserhaltende »Herz-Lungen«-Computermaschine anzuschließen; dass es sehr riskant sei, sich von mir helfen zu lassen, obwohl es vielleicht eine andere lebenserhaltende Maßnahme gebe, die sie sich von mir wünsche. Sharon erwiderte, es habe »keinen Zweck zu fühlen, weil ich überhaupt nichts ändern kann«.

Ich werde nicht weiter auf diese letzte Sitzung eingehen. Es sei lediglich gesagt, dass diese Ausschnitte aus drei aufeinander folgenden Sitzungen repräsentativ für das erste Jahr unserer gemeinsamen Arbeit sind. Sie liefern einen guten Eindruck von den Qualen des Denkens, von der Verstörung durch das Leben im Körper und von der Hoffnungslosigkeit, die Sharon über ihre missliche Lage empfand: »weil ich überhaupt nichts ändern kann«. Im Angesicht dieses Gefühls war der Cyberspace eine einladende Oase, in der sie ihre Welt und ihre Selbstrepräsentanz nach Belieben manipulieren konnte.

Für Sharon war der Körper ein Hindernis, das ständig bewältigt und überwunden werden musste, und zwar meistens durch seine Verleugnung und den daraus folgenden Rückzug in den vom Cyberspace bereitgestellten sicheren Kokon: Der Computer mitsamt dem Raum, in den er sie einband, wurde ganz buchstäblich zur lebenserhaltenden (Herz-Lungen-)Maschine, da er Sharon dabei half, mit den Anforderungen der Realität zurechtzukommen, indem er eine Alternative zu ihr bot. Die Bilder aus ihrem zweiten Traum, in dem sie »schwebt« und sich »leicht« fühlt, geben treffend wieder, wie es ist, wenn der Körper nicht mehr da ist, der sie niederdrückt und in der harten Realität festhält, an der sie sich in der »dunklen Höhle« des ersten Traums so schmerzhaft stößt.

Das Bild der lebenserhaltenden Herz-Lungen-Maschine ist für unseren Zusammenhang besonders bedeutsam, denn es stellt eine weitere Eigenschaft des Cyberspace dar, auf die ich aufmerksam machen möchte: Das Verhältnis zum Computer mitsamt dem durch ihn zugänglich gemachten Raum entspricht der ersehnten präödipalen Beziehung zu einem aufnahmebereiten, begehrenden mütterlichen Körper, der sich gänzlich (er)kennen und kontrollieren lässt. Die Ansprechbarkeit des Computers verschafft Sharon gewissermaßen Zugang zu einer »Bildschirm-Mutter« – er ist immer da, außer wenn er zusammenbricht und Sharon dann wieder einmal »fallengelassen« wird. Sie ist zunächst wütend und dann verängstigt, und ihre Fähigkeit, auf die Signale ihres realen Körpers zu reagieren, wird ernsthaft untergraben.

In den Mittelpunkt der Übertragung rückte die visuelle Beziehung zwischen uns, die ihr zuweilen das Gefühl gab, auf Gedeih und Verderb ausgeliefert zu sein, und zwar, wie sie meinte, bestenfalls meinem Desinteresse und schlimmstenfalls meiner demütigenden Zurückweisung, da ich eine begehrenswertere andere Person im Sinn hatte. Zweifellos empfand Sharon sich, zumal in den Augen ihrer Mutter, die sich ihrem Eindruck nach mehr auf den Bruder richteten, als überhaupt nicht begehrenswert. Auch die Augen ihres Vaters waren für sie nicht verfügbar. Ihren Körper empfand sie als chaotisch und widerwärtig, weil ständig etwas auslief und sie dem kritischen Blick des Objekts aussetzte. Diesem Gefühl versuchte sie entgegenzuwirken, indem sie mit Hilfe ihres künstlichen Selbst in einer virtuellen Welt oder mittels ihrer Phantasien von Schönheitsoperationen nach einem alternativen, begehrenswerteren Körperbild suchte. Die simulierten Versionen ihrer selbst ermöglichten es ihr, in der Phantasie vorübergehend die Verbindung zu einem empfänglichen und begehrenden mütterlichen Körper aufzubauen. Ich möchte zudem die Beziehung zum Computer selbst hervorheben: Wie sie mir berichtete und ich es miterlebte, als sie während der Sitzung mit der Nintendo spielte, schürte die physische Konkretheit der Maschine und die Art, wie sie sich ihrem Körper einfügte – und zu seiner Erweiterung wurde – die Phantasievorstellung, das mütterliche Objekt oder den mütterlichen Körper, mit denen das Gerät identifiziert war, zu kontrollieren beziehungsweise mit ihm zu verschmelzen.

Es dürfte klar sein, dass Sharon ein sehr depressives junges Mädchen war, das sich die meiste Zeit über am Rande – oder im Innern – einer Psychose befand. Der Cyberspace lieferte ihr eine Erweiterung jenes psychotischen Raums, in den sie sich psychisch zurückzog. In einem solchen Raum konnte die Realität der realen Welt geleugnet werden, und Sharons schmerzhaftes Erleben wurde zu etwas Berauschendem, nämlich zur virtuellen Verheißung einer entkörperten eigenen und auch anderen Person, die sie erreichen konnte, wann immer sie wollte. War ihr der Zugang zu diesem psychischen Zustand versperrt, brach sie praktisch zusammen, da sich die Realität des Körpers (etwa mit dem Menstruationsblut, das ihre Laken verunreinigte) gewaltsam Zutritt verschaffte.

Wenn man ein No-body ist – Pauls Fallgeschichte

Paul war fast siebzehn, als seine Eltern auf privatem Wege um Hilfe für ihn baten. Es beunruhigte sie, dass er verschlossen geworden war und viel Zeit im Internet verbrachte, hauptsächlich um Computerspiele zu spielen, aber auch um soziale Netzwerke zu besuchen. Sie hatten das zunächst alles geduldet, weil sie annahmen, er würde davon bald genug haben, doch als das nicht geschah und seine Spielzeit zunahm, wurde vor allem seine Mutter besorgt.

Paul war ein Einzelkind. Beide Eltern waren begabte Wissenschaftler*innen und widmeten einen Großteil ihrer Zeit der eigenen Forschung und anderen Interessen. Sie schätzten Selbstständigkeit und vertraten die Ansicht, Paul würde »aus seinen Fehlern lernen« und »die Vernunft würde siegen«. Ebenso wie sie war auch Paul ein Kopfmensch, dem Schulaufgaben immer leicht gefallen waren. Bei der Begegnung mit ihm stellte sich jedoch heraus, dass er sich in seinem Körper weniger wohl fühlte: Er wirkte ungeschickt in seinen Bewegungen, hatte einen sehr konservativen modischen Geschmack ohne jede persönliche Note und trat zaghaft auf. Beim ersten Termin saß er auf meinem Stuhl, und zwar die ganze Sitzung hindurch auf der Kante der Sitzfläche, und zog sich trotz der Sommerhitze nicht einmal die Jacke aus.

Als ich ihn fragte, warum er gekommen sei, antwortete er, er wolle seinen Eltern keine Sorgen bereiten. Er erzählte mir, dass er ihnen zufolge zu hart arbeite und zu selten mit Freunden ausgehe. Mit einigen Schwierigkeiten konnte er mir sagen, er sei, wie er finde, nicht so amüsant oder unterhaltsam wie seine Freunde und in Gesellschaft eher ungeschickt. Er habe keine Freundin und, wie er betonte, auch kein Interesse an einer Beziehung, aber in den sozialen Netzwerken chatte er mit vielen Mädchen. Das sei ihm recht so, nur ab und zu fühle er sich, wie er hinzufügte, doch einsam – für mich war dieses Bekenntnis das Hoffnungsvollste, was er in dieser Sitzung vorbrachte. Er rundete das Gespräch kurz und bündig mit dem Satz »Ich bin ein Niemand« – I'm a nobody – ab. Seinen Gebrauch des Internets erwähnte er zu diesem Zeitpunkt noch nicht.

Im Laufe der Monate brachten die Sitzungen ein klares Muster hervor: Er kam, hörte sich beflissen an, was immer ich zu sagen hatte, und ging, ohne einen besonderen Eindruck bei mir zu hinterlassen; tatsächlich musste ich oft feststellen, dass ich vergaß, was er oder was ich gesagt hatte. Die erste wichtige Entwicklung fand etwa im neunten Monat unserer gemeinsamen Arbeit statt, nachdem er hingefallen war und sich eine Platzwunde zugezogen hatte, die mit mehreren Stichen genäht werden musste. Seine Mutter teilte mir in einer Nachricht mit, sie sei zutiefst besorgt, da er nichts mehr esse, seine Schulaufgaben vernachlässige und die ganze Zeit im Internet verbringe.

Fünf Tage nach diesem Vorfall erschien er mit äußerst niedergeschlagener Miene zur Sitzung. Zunächst blieb er ganz stumm, und dann schilderte er den folgenden Traum: *»Ich gehe langsam vor mich hin, und im Gehen sehe ich, wie ein Haus einstürzt. Überall ist Staub, und ich bin ganz damit bedeckt. Ich kann nicht atmen. Ich falle auf den Boden und kann nicht wieder aufstehen.«* Er lieferte keinerlei Assoziationen zu dem Traum, doch nach langem Schweigen sagte er von sich aus, dass ihn Bilder von explodierenden Gebäuden faszinieren und er im Internet danach suche. Total gefesselt habe ihn der Einsturz der Twin Towers. Rasch fügte er hinzu, sein Interesse an diesem Ereignis gelte lediglich den Bildern von den zusammengestürzten, zu Staub gewordenen Gebäuden. Seit den Terroranschlägen habe er Aufzüge und Hochhäuser gemieden, und er fügte hinzu: »Eigentlich habe ich vor einstürzenden Gebäuden schon immer Angst gehabt. Als Kind habe ich viel über Erdbeben gelesen... die faszinieren mich.« Dann erwähnte er, fast beiläufig, dass er gestürzt sei.

Ich sagte, sein Sturz habe ihn zutiefst verunsichert, als hätte er ihn daran erinnert, dass er einen Körper habe und dass dieser einem Gebäude ähnele: Er *könne* zusammenbrechen oder explodieren und nur noch ein Haufen Dreck sein, doch habe er es diesmal nicht mit dem Bild vom Körper einer anderen Person oder mit einem einstürzenden Gebäude zu tun, sondern mit *seinem* Körper. Paul wandte den Blick ab; dass ich vom Körper sprach, bereitete ihm sichtlich Unbehagen, und ich kommentierte das. Er sagte, dass er sich wünsche, er könnte den Körper vergessen und »keinen Körper haben« – have no body. Viel lieber lebe er »in [seinem] Kopf«. Ich sagte, sein Körper scheine ein allzu furchtbarer Ort zu sein, um darin zu leben, so furchtbar, dass es besser wäre, »ein No-body« zu sein. Paul lächelte flüchtig, als erkannte er meine Anspielung auf das, was er in unserer ersten Sitzung gesagt hatte, und schien sich verstanden zu fühlen.

Daraufhin teilte er mir zum ersten Mal mit, dass er auf einer der sozialen Netzwerkseiten, die er besuchte, ein Mädchen getroffen und eine Menge E-Mails und Textnachrichten mit ihr ausgetauscht habe. Nach monatelanger virtueller Korrespondenz hatte sie den Einsatz erhöht und vorgeschlagen, sie sollten sich richtig treffen. Interessanterweise war er ausgerechnet nach diesem Vorschlag spazieren gegangen – »um den Kopf frei zu bekommen«, wie er sagte – und gegen einen Laternenpfahl geprallt, gestolpert und hingefallen. Als er das Blut gesehen habe, sei ihm ganz schlecht geworden, er habe sich davor geekelt. Er habe nicht das Gefühl gehabt, dass es der eigene Körper sei, den er sähe und berührte.

Ich sagte, der Gedanke an eine wirkliche, leibhaftige Begegnung mit diesem Mädchen habe ihn zutiefst beunruhigt, als sei er plötzlich dazu gezwungen worden, über eine reale Beziehung – über Sex – nachzudenken und nicht mehr über eine Beziehung, die er im Kopf weitestgehend kontrolliere. Zum ersten Mal erzählte mir Paul, er habe im Gegensatz zu vielen seiner Freunde noch nie ein Mädchen geküsst geschweige denn Sex gehabt. Ich fragte ihn, was er in dieser Hinsicht für sich wolle, und er entgegnete, der Gedanke ans Küssen widere ihn richtig an. Für ihn war das nur ein ekelerregender »Austausch von Speichel«. Als er E-Mails mit dem Mädchen austauschte, habe er ihr gesagt, er wolle Sex mit ihr haben, aber er habe es nicht ernst gemeint. In der Phantasie stelle er sich lange Gespräche mit ihr vor – »vielleicht dass ich ihr Haar streichele« –, aber darüber gehe es nie hinaus.

Daraufhin erinnerte er sich, dass er als kleiner Junge den Sommerurlaub mit seiner Mutter in einem Ort in den Bergen verbrachte, während der Vater seine Bücher schrieb. Seine Mutter las ihm vor und streichelte ihm durchs Haar. Er fing an zu weinen, als er mir das erzählte. Zum ersten Mal ließ er in der Sitzung eine wirkliche Gefühlsregung erkennen. Ich sagte, er sehne sich so danach, dieser kleine Junge zu sein, bei seiner Mutter zu sitzen, mit ihr alleine zu sein und ihre ungeteilte Aufmerksamkeit zu genießen. Mit einem solchen Bild im Kopf habe er mit dem Mädchen kommuniziert, doch sobald sie ihre Beziehung in die reale Welt realer Körper übertragen wollte, habe ihn furchtbare Angst gepackt.

Paul schwieg, und ich spürte sehr direkt, wie unbehaglich es ihm in seinem Körper war. In meiner Gegenübertragung wurde auch ich mir meiner eigenen Leiblichkeit und Geschlechtlichkeit in aller Schärfe bewusst. Ich sagte, ich sehe deutlich, dass die reale Welt realer Körper während unseres Gesprächs über diese Dinge im Raum zwischen uns lebendig werde und ihn das verunsichere, weil er nicht wisse, wie er mit mir als Frau in Beziehung treten solle.

Ich werde nicht weiter auf diese Sitzung eingehen. Allerdings sollte bemerkt werden, dass die sexuelle Übertragung immer dann vermieden wird (und bisweilen nicht nur durch die Patientin oder den Patienten), wenn die Verleugnung des Körpers für das psychische Gleichgewicht der Person eine wesentliche Rolle spielt. Auf sie einzugehen, kann sich in der Tat als sehr schwierig herausstellen, und selbst wenn dies gelingt, besteht die Möglichkeit, dass die Patientin oder der Patient sich der Deutung widersetzt. Allerdings führt ihre abschließende Durcharbeitung in der Regel zu hilfreichen Fortschritten in der therapeutischen Arbeit.

Pauls Gefühl, »ein Nobody« zu sein, gibt treffend wieder, dass seine emotionalen und sozialen Probleme und sein Rückzug in den Cyberspace auf der Verleugnung der Realität seines Körpers, auf einem Nicht-Körper – no-body –, beruhten. Im Laufe unserer Arbeit wurde deutlich, dass er als kleines Kind eine übermäßig enge Beziehung zu seiner Mutter hatte. Anscheinend fühlte sie sich stark vernachlässigt, da ihr Ehemann so sehr in seiner Arbeit aufging, und suchte Trost bei Paul. Als er zwölf war, nahm sie jedoch wieder ihren Beruf auf, wodurch er sich rücksichtslos beiseite geschoben fühlte. Diese Verstoßung fiel mit dem Beginn der Pubertät zusammen. Infolgedessen blieb der zutiefst verstörte Paul allein mit seinem Körper und der Frage, welche Rolle dieser bei der Zerstörung des glückseligen präödipalen Bunds mit seiner Mutter spielte. Um mit diesem inneren Durcheinander zurechtzukommen, musste er Wege finden, den Körper zu umgehen.

Mit Hilfe des Internets konnte Paul sich aufs Neue seinen Phantasien von einer ungebrochenen Nähe zu einer Frau/Mutter hingeben. Er konnte sogar problemlos über Sex schreiben, zumindest solange er nicht beim Wort genommen wurde. Dann aber kracht er ganz buchstäblich mit etwas zusammen, stolpert, fällt hin und sieht, wie Blut aus seinem Körper strömt, was ihn zutiefst verstört. Nach meiner Einschätzung weckte das »Zusammenkrachen« mit dem Laternenpfahl mitsamt Sturz und Anblick des Blutes seine Phantasie vom Geschlechtsverkehr, den er sich als einen ihn anwidernden blutigen Austausch von Flüssigkeiten vorstellte. In einer späteren Sitzung erzählte er denn auch, ihm sei »schlecht geworden«, als ihm einer seiner Freunde vom »Blut beim Sex mit einer Jungfrau« erzählte.

Pauls Interesse für – und Erregung durch – explodierende und einstürzende Gebäude kann natürlich auf mehrfache Weise gedeutet werden. Unübersehbar sind seine Aggressivität und seine Angst, er könnte Schaden anrichten. Mir schienen die Gebäude eine eindrucksvolle Metapher für den mütterlichen Körper zu sein: jenes Phantasiehaus, in dem er in enger Vereinigung mit seiner Mutter lebte und das für immer und ewig einsturzgefährdet war – ob nun wegen des ödipalen Rivalen oder wegen der eigenen Hassgefühle und Angriffe gegen den Körper, der ihn so rücksichtslos verstoßen hatte. Zweifellos rief das explodierte Gebäude sexuelle Bilder wach: Es erregte ihn, und doch wurden diese (wirklichen oder erdachten) Bilder nie zum Masturbieren benutzt, weil Paul sich das verbot. Immerhin gelang es uns mit der Zeit zu verstehen, dass seine Suche nach diesen Bildern das Interesse an seinem sexuellen Körper reflektierte – einem Körper, den er fürchtete und als Beweis dafür erlebte, dass er seine Mutter für immer verloren hatte.

Das Schicksal des Körpers im virtuellen Raum

In Diskussionen über den Cyberspace und das sogenannte postmenschliche Subjekt nimmt die Verleugnung des Embodiments einen zentralen Platz ein. Dabei ist der »Körper die ursprüngliche Prothese, die wir alle zu manipulieren lernen« (Hayles, 1999: 3), sodass sich eine unbegrenzte Anzahl von Prothesen hinzufügen lässt und die Grenzen des gegebenen Körpers überwunden werden.

So wie die Erfindung des Autos die Prothese des menschlichen Fußes erweiterte, verändert, da wir mit ihr interagieren, auch die Technologie uns, unser Körpererleben und somit unser Selbst. Lebhaft veranschaulicht wird das in den Worten eines Benutzers, der sein Verhältnis zum Computer und den simulierten Spielen, die er darauf spielte, beschreibt:

> Wenn ich nicht am Computer war, hatte ich das Gefühl einer Art tödlichen Amputation unterzogen worden zu sein. Mit dieser Fähigkeit, Funktionen meines Körpers auszurenken, mit der Mediation meiner Sinne, mit dieser neuen Prothese, mit der ich an einen anderen Ort gelangen konnte, hatte ich *eine mysteriöse und verhängnisvolle Grenze überschritten.*
>
> (Meadows, 2008: 95; Hervorhebung von mir)

Die in der virtuellen Realität überwindbare »mysteriöse und verhängnisvolle Grenze« ist äußerst verlockend. Doch unser psychisches Vermögen, den Erfolg des technologischen Fortschritts mit dem Schmerz der unumgänglichen Beschränkungen der Realität – vor allem unserer verkörperten Natur – zu vereinbaren, wird von der Geschwindigkeit dieses Fortschritts mit Abstand übertroffen. Da die Natur »in ein Feld menschlichen Handelns verwandelt« (Giddens, 1991) wird, haben wir uns scheinbar von dem Gedanken befreit, dass die Geburt unser Schicksal bestimmt, und glauben, dass wir uns nach Belieben neu entwerfen können. Viele der Entwicklungen in der Cyberspace-Technologie schüren diese Illusion.

Indem sie den schmutzigen, inneren Körper mitsamt seinen ausgestoßenen oder ausgelaufenen Flüssigkeiten ausblendet, de-objektiviert die Technologie den menschlichen Körper. Sie entfernt uns von unserer organischen Natur und unseren organischen Beschränkungen und bewahrt uns vor der plumpen Realität, dass wir, wie Becker (1976) so provokant sagt, »Götter mit Ani« sind. Avatare zum Beispiel sind aus Sicht der inneren Welt Pseudodarstellungen eines Pseudoselbst. Manchen jungen Menschen aber bieten sie unwiderstehliche Visionen eines begehrenswerteren Selbst sowie die Möglichkeit, eine ansonsten weitaus unsicherere, unschönere und schmerzvollere psychische Reise bequem zu umgehen.

Die Gegenüberstellung von »realem« Körper aus Fleisch und »hartem« Computer oder Smartphone sollte uns zum Nachdenken bringen. Die Komplexität der Beziehung zum Computer als einem Objekt, das Macht verleiht – und phallische »Härte« besitzt –, wird hier im scharfen Kontrast zur weicheren, zum Gerät hin eingefalteten und statischen Gestalt der ihn benutzenden Person deutlich, deren Körper an Bedeutung verliert, bis er schließlich in einer virtuellen Welt, die Befreiung von den Beschränkungen des Körperselbst verspricht, überflüssig wird.

Die Beschäftigung mit der virtuellen Realität – und daher mit virtuellen Beziehungen – wirft die wichtige Frage auf, was in der Psyche mit dem Körper geschieht, denn das Erleben von Intimität verändert sich, weil die virtuelle Realität eine Form der Kommunikation ist, die Distanz und ein entkörpertes Selbst voraussetzt. Anzieu (1990) hat überzeugend dargelegt, dass heute nicht mehr die Sexualität, sondern der sinnliche Körper verdrängt wird – jener Körper, der erst in der Begegnung mit einer anderen Person zustande kommt, jener Körper, den die Technologie verleugnet.

Da technologische Fortschritte die *Notwendigkeit* digitaler Netzwerke fördern und »die Kreislaufsysteme aus Fleisch und Blut heute als bloße Accessoires längst vergangener Zeiten abgetan werden« (Heartney, 2004: 240), kann man sich sogar noch leichter in eine reale Beziehung zum Körper, zum Selbst und zu anderen ein- und aus ihr ausklinken. Textnachrichten und E-Mails zwischen Jugendlichen wecken oberflächlich betrachtet vielleicht den Eindruck einer innigen und intimen Korrespondenz, doch paradoxerweise entfremdet diese virtuelle Intimität jene jungen Leute, die den Körper fürchten, zusätzlich von der Realität des Lebens im Körper. Das macht es für sie unter Umständen noch schwieriger, den sinnlichen und sexuellen Körper in eine stabile Selbstdarstellung und in bedeutungsvolle Beziehungen zu anderen zu integrieren.

Die heiklen und komplizierten Prozesse, die für ein sicheres, vertrauensvoll im Körper verwurzeltes Selbstempfinden sorgen und es der betreffenden Person ermöglichen, Erlebtes zu reflektieren, anstatt es am und mit dem Körper auszuagieren, können angesichts unermüdlicher Hinweise darauf, dass Transformation, Veränderung und Überwindung des Körpers dank einer überwältigenden Vielfalt neuer Technologien mittlerweile möglich sind, leicht untergraben werden. Wie bereits erwähnt, sind diese äußeren Entwicklungen meiner Ansicht nach nicht die Ursache für neue Formen der Psychopathologie; vielmehr können sie sich bei gefährdeten jungen Leuten negativ auf den Verlauf der Adoleszenz und speziell auf die Fähigkeit auswirken, die Realität des Körpers in die Selbstrepräsentanz zu integrieren.

Angesichts der äußeren Komplexität der mit der modernen Welt verbundenen Anforderungen – zumal für Jugendliche – sowie der inneren Komplexität mitsamt all den schmerzhaften psychischen Aufgaben, die notwendig sind, um Körper und Geist so zu entwickeln, dass sie als etwas Eigenes empfunden werden, ist die Versuchung groß, sich in virtuelle Räume zurückzuziehen, in denen entweder die Realität des Körpers vollends verleugnet wird oder der Körper lediglich als Mittel der persönlichen Befriedigung, Beruhigung und Tröstung, nicht jedoch als Basis für ein Leben in Verbindung mit anderen fungiert. Für junge Menschen wie Sharon und Paul wird das Eintauchen in die virtuelle Realität psychisch *unerlässlich*, um ein ansonsten verstörendes, im Körper angesiedeltes Anderssein zu kontrollieren.

Kapitel 4

Gegenwart ohne Vergangenheit

Der Zusammenbruch der zeitlichen Integration in einem Fall von adoleszenter Transsexualität

Als Analytikerin gehe ich meiner Tätigkeit in der Hoffnung nach, dass die Patientin, was immer sie der analytischen Begegnung auch sonst entnehmen mag, anhand ihrer Erfahrung zumindest versteht, dass gegenwärtige Handlungen, Gedanken, Phantasien und Wünsche die Erfahrungen eines ganzen Lebens zu Tage bringen, die sich bis zur Gegenwart »hindurchbrennen« – ein wunderbar von T. S. Eliot in *East Coker* eingefangenes Bild. Der Beziehung unserer Patient*innen zur Vergangenheit, Zukunft und Gegenwart wohnen wir als Analytiker*innen stets bei oder nehmen – hoffentlich unterstützend – an ihr teil, um ihnen dabei zu helfen, *in* der Zeit zu leben.

Viele Psychopathologien werden als Reflexionen von »Problemen mit der Zeit und mit der Fähigkeit, Veränderung … zu akzeptieren« (Birksted-Breen, 2010: 49), aufgefasst. Manche Patient*innen finden es schwierig, in der Gegenwart zu sein, da sie in der Vergangenheit feststecken; andere hingegen tun sich schwer, die Verbindung zur Vergangenheit zu erhalten, und hängen in einer sogenannten Gegenwart, die eigentlich atemporal ist, also »jenseits der Zeit«.

Um in der Zeit zu leben, muss sowohl Veränderung als auch Kontinuität – also das, was sich auch mit dem Vergehen der Zeit nicht ändern lässt (Boris, 1987, 1994) – akzeptiert werden. Nirgends wird diese Herausforderung auf so schmerzliche Weise deutlich wie in Fällen von transsexuellen Individuen, die irgendwie akzeptieren müssen, dass sie in einen gegebenen Körper geboren wurden, der dann ihrem subjektiven Erleben widerspricht und später durch eine geschlechtsangleichende Operation verändert wird.

In diesem Kapitel konzentriere ich mich auf die doppelte Bedeutung des »gegebenen« Körpers, der sowohl ein vergeschlechtlichter Körper ist, in den wir geboren werden, als auch ein Körper, der uns de facto von unseren Eltern »gegeben« wird und uns unauslöschlich mit ihnen verbindet, ungeachtet der Veränderungen., die wir später an ihm vornehmen. Ich möchte die Auswirkungen weitreichender Körpermodifizierung auf die »zeitliche Verbindung« (Grinberg und Grinberg, 1981) untersuchen, die ein wichtiger Aspekt unserer Identität ist, denn im Verlauf der Zeit stellt sie eine Kontinuität zwischen verschiedenen Selbstrepräsentanzen her.

Ich konzentriere mich hier auf eine Teilgruppe transsexueller Patient*innen, die ihren Übergang in der frühen Adoleszenz beginnen. Der Übergang ist ein dynamischer Prozess und schließt sowohl körperliche als auch psychologische Anpassungen ein. Schon im Alter von drei Jahren können Kinder Erfahrungen mit Geschlechtsdysphorie und gegengeschlechtlichem Verhalten machen; jedoch werden von diesen Kindern nur sechzehn Prozent auch in der Adoleszenz und im Erwachsenenalter eine anhaltende Geschlechtsidentitätsstörung haben. Wenn die gegengeschlechtliche Identifizierung tiefgreifender ist und anhält, verschärft schweres Leiden sich typischerweise zu Beginn der Pubertät aufgrund von Abscheu gegenüber ungewollten körperlichen Veränderungen. Neben fortlaufender psychologischer Unterstützung erhalten manche vorpubertäre Jugendliche daher eine hormonelle Behandlung mit Gonadotropin-Releasing-Hormon-Analoga (GnRH-Analoga), um die Pubertät zu unterdrücken, sobald sie eingesetzt hat. Später folgt eine gegengeschlechtliche Hormontherapie, um die körperliche Entwicklung im Sinne des gewünschten Geschlechts zu fördern.

Wenn Hormone so eingesetzt werden, lässt sich manchmal nicht nur die erhoffte Aufhebung der physischen Zeit beobachten, in der der vorgegebene biologische Entwicklungsverlauf des Körpers künstlich angehalten wird, sondern auch die der psychologischen Zeit. Meiner Ansicht nach verzerrt dieser biologische und psychische Umweg in manchen Fällen das Verhältnis der jungen Person zur Zeit und wirkt sich auf ihre psychologische Anpassung nach der geschlechtsangleichenden Operation aus. Ich werde dies anhand meiner Arbeit mit Paula veranschaulichen.

Die Zeit des Paars

Die physische Zeit ist öffentlich; es ist die Zeit, die von Uhren gemessen wird. Die biologische Zeit bezieht sich auf den inneren Rhythmus eines Organismus. Die psychologische Zeit ist privat und lässt sich vielleicht am besten als ein subjektives Erleben physischer und körperlicher Zeit verstehen. Unser Verhältnis zur Zeit ist ein entscheidender Bestandteil unserer

Fähigkeit, mit der Realität zurechtzukommen. Wenn es gestört ist, sind auch zahlreiche Funktionsaspekte betroffen.

Mehrere Autor*innen haben zurecht betont, dass die primitive Zeitlichkeit mit biologischen Rhythmen verknüpft ist, die von Zyklen der Frustration und Befriedigung geprägt sind (z. B. Hartocollis, 1974; Barale und Minazzi, 2008). Die Rolle des mütterlichen Objekts bei der Konstruktion von Zeitlichkeit ist in der analytischen Literatur ebenfalls gut ausgearbeitet (z. B. Denis, 1995; Birksted-Breen, 2010), mitsamt der wichtigen Beziehung zwischen der Zeit und den Grundlagen der ödipalen Struktur (z. B. Fain, 1971). In diesem Kapitel möchte ich an diese Beiträge anknüpfen und mich auf die spezifische Rolle der *Zeit des Paars* bei der Etablierung der *im gegebenen Körper verwurzelten Zeitlichkeit* konzentrieren.

Das Erleben der Zeit ist sowohl im Veränderungspotenzial des Körpers als auch in seiner Faktizität verankert. Auf der Ebene der Körperrepräsentanz muss also nicht nur Veränderung, die beispielsweise durchs Altern oder die Pubertät hervorgerufen wird, sondern auch die Kontinuität des gegebenen Körpers und der Objekte, an die dieser uns zwangsläufig bindet, bewältigt werden. Diese Kontinuität setzt sich über alle tatsächlichen Veränderungen, die der Körper durchlaufen kann, hinweg, denn die Kontinuität, die ich hier im Sinn habe, bezieht sich auf die Verbindung des gegebenen Körpers zur Vergangenheit und zu seinen Ursprüngen.

Wir können das Erscheinungsbild unseres Körpers auf mehr oder weniger dramatische Art und Weise manipulieren und sein Aussehen sogar über seine Wiedererkennbarkeit hinaus verändern. Die Spur der anderen Person auf dem Körper können wir jedoch niemals entfernen. Um es anders auszudrücken: Wir müssen akzeptieren, dass wir uns nicht selbst gebären können (siehe auch Kapitel 1). Diese psychische Tatsache müssen wir irgendwie in unser Selbstbild integrieren, und sie stellt einen zentralen Bestandteil unserer Orientierung in der Zeit dar. Der Abhängigkeit von unseren Objekten wohnt eine zeitliche Dimension inne: Sie verlangt, dass wir nicht nur die Eigenständigkeit des Objekts und somit seine Abwesenheit in der Gegenwart tolerieren, sondern auch seine unabhängige Existenz *vor* unserer Entstehung, also unsere Abwesenheit in der Vergangenheit.

Der Übergang von intrauterinem zu extrauterinem Leben, den Klein (1923, 130) als »das Vorbild jeder Periodizität«[24] bezeichnete, ist in Bezug

24 Womöglich muss das überdacht werden, da die intrauterine Erfahrung des Fötus möglicherweise bereits »Prototypen« nach sich zieht, die auf den körperlichen Rhythmen der Mutter beruhen.

auf unser Verhältnis zur Zeit von entscheidender Bedeutung. Von Beginn an sowie im Verlauf der Entwicklung wird unsere Psyche jedoch dadurch strukturiert, dass wir uns des Elternpaars bewusst sind, und nicht allein oder gar in erster Linie durch den Verlust des intrauterinen Zustandes oder der frühen dyadischen Einheit.

Auf unauslöschliche Weise trägt unser gegebener Körper die Spur der Mutter, die ihren Körper vor der Geburt mit uns teilt. Jedoch ist der Körper auch die wirksamste und konkreteste Erinnerung an die Realität des Elternpaars, das ihn überhaupt erst geschaffen hat. Unsere Orientierung zur Realität hat eine zeitliche Dimension, die mit diesen grundlegenden Gegebenheiten des Lebens zusammenhängt. Insofern könnte man sagen, dass die Konfiguration des Körpers in der Psyche ihrem Wesen nach temporal ist: Schon die Ursprünge des Körpers weisen konkret auf eine spezifische »Vor-mir«-Zeitdimension hin – bevor ich gezeugt war, bevor ich geboren war, bevor ich war. Indem wir uns das bewusst machen, was ich das »*Vor-Mir*«[25] nenne, stoßen wir auf eine Erfahrung von Exklusion und Passivität im Verhältnis zu denen, die uns durch eine Vereinigung das Leben geben, die uns nicht nur ausschließt, sondern uns tatsächlich erschafft. Mit anderen Worten, wir müssen den Schmerz der Exklusion *und* den Neid auf die Kreativität des Paars ertragen. Das ist die Grundlage, auf der die ödipale Struktur in der Psyche und somit Respekt für die Unterschiede zwischen Generationen etabliert werden kann. Die Fähigkeit, in der Zeit zu leben, erfordert Toleranz für die Zeit, in der wir nicht existierten – in der unser Körper ein No-body war – und *niemals* existiert hätten, wenn es das Elternpaar nicht gäbe.

Wenn alles gut geht, wird die Realität des *Vor-Mir* ins Erleben meines jetzigen Seins in der Gegenwart integriert, um eine stabile Repräsentanz des im Körper verwurzelten Selbst zu bilden. Vor allem behält die Körperrepräsentanz trotz der unvermeidlichen Veränderungen, die der Körper mit der Zeit durchlaufen wird, im Kern eine gewisse Stabilität – ein Körpergefühl, das sowohl das, was der Körper dem Elternpaar verdankt, als auch die idiosynkratische Bearbeitung des Körpers integriert, die dessen Getrenntsein von den primären Objekten kennzeichnet.

Die Arbeit mit transsexuellen Patient*innen fordert uns auf, interessante Fragen zur Zeit in Betracht zu ziehen, denn wenn der Körper weitreichend modifiziert wird (d. h. im Vergleich dazu verändert wird, wie er »mir von

25 Dieser Begriff ging aus meiner Arbeit mit Individuen hervor, die ihre Körper umfassend modifiziert haben.

meinen Eltern in der Vergangenheit gegeben wurde«), beeinflusst das manchmal auch das Verhältnis der betreffenden Person zur Zeit. Das ist der Fall, wenn die Modifizierung darauf abzielt zu beseitigen, was der Körper für diese Person unbewusst repräsentiert.

Besonders relevant sind diese Überlegungen im Hinblick auf aktuelle Debatten über die Praxis der Pubertätsverzögerung durch Hormonbehandlungen, mit deren Hilfe die Patientin oder der Patient Zeit gewinnt und zu einem späteren Zeitpunkt im Teenageralter eine dauerhafte Entscheidung treffen kann. Meiner Ansicht nach verzerrt dieser pubertäre/körperliche Schwebezustand, auf den bei manchen jungen Menschen eine radikale körperliche Transformation durch die geschlechtsangleichende Operation folgt, in manchen Fällen das Verhältnis zur Zeit und schürt eine omnipotente psychische Verfassung, die sich durch einen Bruch mit der Realität des *Vor-Mir* auszeichnet.

Auf einer Wolke leben – Paulas Fallgeschichte

Paula war eine Mann-zu-Frau-Transsexuelle, die sich schon sehr früh einer geschlechtsangleichenden Operation unterzogen hatte und die ich kurz vor ihrem neunzehnten Geburtstag zum ersten Mal traf. Seit sie sich erinnern konnte, war sie überzeugt gewesen, ein Mädchen zu sein, das im Körper eines Jungen gefangen war. Im Alter von dreizehn Jahren bemühte sie sich um eine hormonelle Behandlung. Mit sechzehn begann sie, Geschlechtshormone zu nehmen, und kurz vor ihrem achtzehnten Geburtstag unterzog sie sich der Operation.

Paula war ein Einzelkind; sie hatte eine Halbschwester aus der ersten Ehe ihres Vaters, zu der sie sehr wenig Kontakt hatte. Paulas Vater verließ die Familie, bevor sie ein Jahr alt war, und sie blieb nur sehr sporadisch mit ihm in Kontakt. Sie beschrieb ihn als einen sehr religiösen Mann mit konservativen Einstellungen. Er war ins Ausland gezogen, hatte erneut geheiratet und eine neue Familie gegründet. Ihre Geschlechtsumwandlung unterstützte er nicht, und es fiel ihm schwer zu akzeptieren, was sie getan hatte. Ihre Mutter empfand sie nach dem anfänglichen »Schock« hingegen als eine große Unterstützung.

Paula war eine sehr aufgeweckte, attraktive junge Person, die problemlos als Frau durchging. Sie wurde überwiesen, weil sie depressiv war und sich schwertat, das College wiederaufzunehmen, nachdem sie aufgrund der geschlechtsangleichenden Operation und den darauffolgenden Schwierigkeiten eine Auszeit genommen hatte. Zudem war sie aus der Gegend, in der sie bis dato ihr ganzes Leben lang gewohnt hatte, weggezogen, damit sie einen »neuen Anfang« machen konnte. Sie musste sich also mit ihrer neuen Identität als »Mädchen«, von dem niemand ahnen würde, dass es sich einer Geschlechtsumwandlung unterzogen hatte, auf eine ganz neue soziale Umwelt einstellen. Es fiel ihr schwer, sich in ihrem neuen Umfeld einzurichten, sie fand es schwierig, Freundschaften zu schließen, und fühlte sich oft sehr unbehaglich, insbesondere in der Gegenwart von Jungen. Daher verpasste sie die meisten Unterrichtsstunden und verbrachte mehr und mehr Zeit zu Hause, um die Nähe zu ihrer Mutter zu suchen.

Der geographische Bruch, dessen Ziel es war, Paulas Vergangenheit zu löschen, um ihre Integration nach der Operation zu erleichtern, schien zu einem tiefen Gefühl der Entwurzelung beigetragen zu haben und löste einen Zusammenbruch aus. Sie entwickelte verschiedene somatische Beschwerden, die sie einschlossen und wochenlang buchstäblich im Bett festhielten, umsorgt von ihrer Mutter, so als wäre sie ein Neugeborenes, um das man sich rund um die Uhr kümmern muss.

Anscheinend hatten sowohl Paula als auch ihre Mutter das Aussetzen der Pubertät und die darauffolgende Operation als einen Prozess des »Gebärens« eines neuen Selbst angesehen: Paula musste noch einmal ganz von Beginn an aufwachsen. Ihre Orientierung in der Zeit war also zutiefst gestört: Sie schien nicht in der Vergangenheit verankert zu sein und lebte daher in einer ganz bestimmten Art von Gegenwart ohne Geschichte. Bei ihrer Vorstellung war das ein auffälliger Aspekt, der mir vor Augen führte, dass die Vergangenheit faktisch gelöscht werden musste, um der gegenwärtigen Realität ihres neuen Körpers und ihrer neuen Identität als Frau Rechnung zu tragen. Doch paradoxerweise konnte sie aufgrund der durchtrennten Verbindung zur Vergangenheit auch in der Gegenwart nicht »zugegen« sein. Das vermittelte mir einen Eindruck der Schwierigkeit, auf die wir während unserer Arbeit stoßen würden, denn das Denken selbst ist ohne jeglichen Bezug zur Vergangenheit unmöglich.

Es fiel mir schwer, mir ein Bild von Paulas Leben vor ihrer Geschlechtsumwandlung zu machen. Ich benutze das Wort »Bild« ganz bewusst, denn natürlich konnte ich mir nicht einmal vorstellen, wie sie vor ihrer Geschlechtsumwandlung ausgesehen hatte. Meine Schwierigkeit hatte, dachte ich, damit zu tun, dass sie nicht in der Lage war, in ihrem Innern ein Bild ihrer selbst vor der Operation am Leben zu halten. In der Tat sprach sie nur sehr vage darüber, wie ihr Leben bis zu jenem Zeitpunkt verlaufen war, so als sei es alles mitsamt jedweder Zeitlichkeit ausgemerzt worden. Ihre Geschichte wirkte somit sehr unzusammenhängend, und es mangelte deutlich an Bezügen zur Vergangenheit vor dem Beginn ihrer Hormontherapie im Alter von dreizehn.

Damals schien sie in eine Phase aufgeschobenen Lebens eingetreten zu sein, während sie auf den Körper wartete, in dem sie sich wohler fühlen konnte. Sie erinnerte sich an diese Zeit als »den Anfang«, der ihr akutes Leid minderte. Jegliche Art von Sexualität war zurückgestellt worden – sie erzählte mir, dass sie niemals masturbierte und ihr damaliger Penis ihr fremd wäre, nichts was ihr Lust verschaffen könnte. Sie sei zu dieser Zeit weder an Jungen noch an Mädchen interessiert gewesen.

Während sie über ihre Familie sprach, erwähnte sie ihren Vater kaum: Ich war es, die ihn ins Bild brachte, indem ich sie direkt nach ihm fragte. Wichtiger noch, sie schien sich innerlich an einem Ort zu befinden, wo es kein Elternpaar gab. Sie erzählte mir, dass sie nichts darüber wisse, wie ihre Eltern zusammengekommen wären, und zeigte diesbezüglich keinerlei Neugier. Ihre Darstellung, warum sie sich getrennt hatten, war ähnlich karg, als müsste sie anerkennen, dass sie einst zusammen gewesen waren, um dem nachzugehen. Auch für die Geschichte der erweiterten Familie, beispielsweise der Großeltern, hatte sie keinerlei Bewusstsein und reagierte gereizt, als ich sie danach fragte. All dies hinterließ bei mir den sonderbaren Eindruck, dass es vor ihr buchstäblich keine Vergangenheit gab, so wie auch vor ihrer Geschlechtsumwandlung keine existierte.

Erste Begegnung

Als ich Paula zum ersten Mal traf, erstaunte mich ihr Verhältnis zu ihrer Verspätung. Sie erschien eine Viertelstunde vor Ende ihres vorgesehenen Termins. Das schien sie nicht zu beunruhigen, und sie erwähnte es auch nicht. Als ich anmerkte, dass uns nur sehr wenig Zeit bleibe, sah sie überrascht aus und antwortete, dass sie die eigentliche Uhrzeit des Termins vergessen und geschätzt habe, dass er etwa zum Zeitpunkt ihrer Ankunft beginnen müsse. Außerdem sei der Brief, den ich ihr geschickt habe, verloren gegangen, sodass sie es ohnehin nicht hätte nachsehen können. »Aber jetzt bin ich hier«, fügte sie etwas provokativ hinzu. Sie sagte das alles in einem recht herablassenden Ton und hinterließ bei mir das Gefühl, an eine unaufhaltsam tickende Uhr gefesselt zu sein, während sie außerhalb jeglicher Zeitzwänge existierte.

Wie so häufig war in der ersten Begegnung im Keim bereits das enthalten, was wir letztlich über Paulas Verhältnis zur Zeit und dessen Verbindung zum Verhältnis zu ihrem gegebenen männlichen Körper verstehen sollten. Während ich ihr in dieser ersten kurzen Sitzung zuhörte, hatte ich das Gefühl, als sei der »Jetzt«-Moment – »Aber jetzt bin ich hier« – eine triumphale Zurschaustellung der Tatsache, dass die Vergangenheit überflüssig war, keinerlei Perspektive bot und ihre Verspätung daher folgenlos war. Insofern erhaschte ich einen Blick darauf, dass sie, wie ich später erkannte, in einer Zeitschleife existierte, der die künstliche Aussetzung der Pubertät mit dreizehn eine feste Form verliehen hatte, die meiner Vermutung nach aber höchstwahrscheinlich auch schon vor dieser Zeit ein Merkmal ihres psychischen Funktionierens gewesen war.

Das Aussetzen der Pubertät und die antizipierte körperliche Transformation von männlich zu weiblich fungierten in ihrem Fall als eine Art psychischer und körperlicher Winterschlaf. Faktisch wartete sie in dieser Zeit darauf, im Sinne ihrer eigenen Vorgaben wiedergeboren zu werden, und löschte somit jedes Bewusstsein für das Paar in ihrem Innern aus. Diese antizipierte Wiedergeburt erzeugte eine Stase, in der die Gegenwart zu einer von der Vergangenheit losgelösten Form des Wartens wurde. Nachdem die Operation stattgefunden hatte, blieb sie jedoch in dieser Zeitschleife stecken. Diese Stase zog sich durch die analytische Beziehung und fungierte faktisch als Abwehr gegen Verbindungen zur Vergangenheit. Sie verhinderte, dass die Beziehung zum gegebenen Körper durchgearbeitet werden konnte und störte daher ihre Anpassung an den »neuen« modifizierten Körper.

In einer Besprechung der Technik legt Denis nahe, dass

> die Übertragung, die die Vergangenheit gegenwärtig macht, das Unbewusste verändert, denn sie lässt es temporal werden oder gibt ihm insofern eine Zeitlichkeit zurück, als sie es ihm ermöglicht, in der Zeit zu existieren, indem sie es aus einer Vergangenheit ohne Gegenwart herausholt. (Denis, 1995: 1110)

Diese sehr wertvolle Beobachtung muss mitsamt ihrer Bedeutung in Fällen wie dem von Paula bedacht werden, in denen die Übertragungsarbeit es dem Unbewussten ermöglichen soll, in der Zeit zu existieren, indem man es *aus einer Gegenwart ohne Vergangenheit herausholt*. Darin, so stellte sich heraus, lag die Herausforderung, auf die ich in meiner Arbeit mit Paula stieß. Veranschaulichen werde ich das nun anhand von zwei Sitzungen, die unterschiedlichen Phasen unserer vier Jahre langen psychoanalytischen Psychotherapie entnommen sind.[26]

Sitzung 1 – nach neun Monaten Therapie

Die erste Sitzung, von der ich berichten werde, folgte auf eine Sitzung, zu der Paula vorzeitig erschienen war. Von der Rezeption nicht angekündigt, war sie bereits eine Viertelstunde zu früh draußen vor meinem Zimmer, als meine vorherige Patientin gerade hinausging.

Nach dem Vorgang der vorherigen Woche erschien Paula zwanzig Minuten zu spät. Sie machte dazu keinerlei Anmerkungen, eine für sie mittlerweile charakteristische Art, die Beschränkungen der Realität zu beseitigen. Sie saß still da und wendete ihren Blick ab, und dann sprach sie auf recht unbeteiligte Weise von einem Vorfall am College, als ein Mädchen eine »dumme« Bemerkung zu ihrem Aussehen gemacht und sie sehr verärgert hatte.

Ich stellte fest, dass sie einen schwierigen Vorfall beschreibe und doch recht distanziert klinge. Paula zuckte mit den Schultern und sagte, dass sie fürs College viel zu tun habe und ihre Abgabefristen verpasse. Ich bemerkte einen Anflug von Angst, als sie zugab, dass sie mit ihren Kursarbeiten so hintendran sei, dass sie womöglich durchfallen werde. Sie fügte hinzu, dass sie müde sei, zu müde, um zu denken, und dann fuhr sie fort und beschrieb, wie sie am Abend zuvor einen großen Joint geraucht und es genossen habe, jegliches Gefühl dafür, wo sie sei, zu verlieren.

Ich sagte, dass sie sich jetzt gerne in dieser inneren Verfassung befände, anstatt sich mit mir Gedanken über ihr verspätetes Erscheinen zu ihrer Sitzung machen zu müssen, über ihre Verspätung mit ihren Kursarbeiten oder die verletzende Bemerkung des Mädchens am College.

Paula sagte zunächst nichts, doch dann erzählte sie von einem Traum, den sie wenige Tage zuvor gehabt hatte und in dem *ihr Mathelehrer ihr eine komplizierte Aufgabe gestellt und ihr eine sehr knappe Frist gegeben hatte. Sie hatte die Aufgabe in ihre Tasche gesteckt, doch auf dem Weg nach Hause war sie an einem See stehen geblieben und hatte die Tasche mitsamt ihrem Inhalt ins Wasser geworfen.*

Im Rahmen ihrer Assoziationen erzählte sie mir, dass sie es genieße, Objekte auf den Grund von Gewässern sinken zu sehen. Ihr gefiel es, wie

26 Die Therapie wurde im Sitzen einmal pro Woche in einer öffentlichen Gesundheitseinrichtung durchgeführt.

sie »außer Reichweite« verschwanden, sodass niemand wissen würde, dass sie jemals existiert hatten. Sie erinnerte sich, dass sie als Kind gerne über Figuren kritzelte, die sie gezeichnet hatte, bis es unmöglich war, die ursprüngliche Zeichnung auszumachen. Dann sprach sie von einer forensischen Detektivserie, die sie im Fernsehen verfolgt hatte und in der im Zuge der Ermittlungen oft Leichen aus Seen gefischt wurden. Sie mochte diese Serie und war besonders von der leitenden Gerichtsmedizinerin angetan, die in ihren Augen »sehr klug« war.

Ich sagte, heute in der Sitzung zu sein, fühle sich für sie so an, als würde sie dazu gedrängt, komplizierte Hausaufgaben zu machen, und dass sie es vorziehe, schwierige Gedanken und Gefühle aus ihrem Denken zu entfernen, sodass sie sicher »außer Reichweite« unserer Erkundungen gehalten werden. Die Assoziation zur forensischen Serie erwähnte ich nicht, jedoch ermutigte sie mich, da sie mir ein Hinweis dafür war, dass ein Teil von Paula mich brauchte, um nicht von der Aufgabe des »Herausfischens« ertränkter Gedanken und Gefühle abgelenkt zu werden. Diese mussten – wie die Leichen in Fernsehserien – zumindest in meinem Innern am Leben gehalten werden, damit wir sie behutsam untersuchen konnten.

Paula fuhr fort, indem sie sagte, dass sie heute die Schnauze voll habe, denn sie reagiere nicht auf die Hormone, und ihre Brüste seien immer noch zu klein. Sie war wütend auf ihren Arzt, der sie noch nicht weiterverweise, um die Operation »kostenlos« durchführen zu lassen, und ihr rate, stattdessen weiterhin die Hormone zu nehmen.

Ich sagte, sie sei vielleicht darüber verärgert, dass die Hormone nicht alle Spuren ihres Jungenkörpers ausgemerzt haben. Ich dachte laut darüber nach, ob nicht der »dumme« Kommentar des Mädchens zu ihrem Aussehen, von dem sie mir noch nichts Genaueres erzählt hatte, vielleicht diese Angst angeregt habe.

Paula sagte, dass das Mädchen gesagt habe, sie sei »zu dünn« – nichts über ihre Brüste. Sie hielt inne und sagte dann, zu hören, sie sei zu dünn, habe bei ihr vielleicht das Gefühl hinterlassen, »weniger Mädchen« zu sein. Sie beneide kurvige Leute, obwohl sie wisse, dass manche Leute töten würden, um so dünn zu sein wie sie. Sie fügte hinzu, dass sie nie wirklich daran denke, ein Junge zu sein. Sie erinnerte sich, wie »aufgeregt« sie sich gefühlt habe, als sie die GnRH-Analoga bekommen habe (um die Pubertät hinauszuzögern), weil sie nun wüsste, dass sie aus ihrem Jungenkörper hinauskönnte.

Ich bat sie, mir verständlich zu machen, wie diese Zeit für sie gewesen sei. Paula antwortete, dass es sich angefühlt habe, als würde ihr Körper ihr allmählich entgleiten, »wie Haut, die abgeworfen wird«, sagte sie, woraufhin sich eine neue Haut entwickeln könne. Sie habe nun alle Fotos von sich als Junge weggeworfen. Sie könne sich nicht einmal daran erinnern, wie sie ausgesehen habe, und sie sehe auch nicht ein, warum sie es können sollte, »denn ich *bin* ein Mädchen«, fügte sie hinzu.

Ich sagte, es sei ein wenig so, als hätte sie ganz über ihren Jungenkörper gekritzelt, sodass sie seine Konturen nun nicht einmal gedanklich erkennen könne.

Paula sagte, sie denke nicht gerne an diese Zeit. Ich sagte, es sei eine sehr schwierige Zeit gewesen. Sie nickte und sagte, sie könne sich wirklich kaum daran erinnern, und fügte dann hinzu: »Ich will nach vorne schauen, nicht zurück. Vor der Operation gibt es nichts. Mein Leben war Scheiße. Ich habe wegen der Operation und der Genesung schon so viel Zeit verloren.«

Ich sagte, die Vergangenheit sei eine Zeit des Gefangenseins und der Verzweiflung, und sie sei nun – ganz buchstäblich – nicht nur aus der Gegend, in der sie einst als Junge gewohnt habe, und aus ihrem Jungenkörper, sondern auch aus einem Ort in ihrem Innern weggezogen, an dem sie Erinnerungen an ihr Leben als Junge aufbewahre, denn diese beunruhigten sie. Recht energisch sagte Paula, dass sie sich als Junge nicht wie sie selbst fühle und nie wie sie selbst gefühlt habe.

Ich sagte, dass ich heute angefangen habe, die Konturen ihres Jungenkörpers zu zeichnen, und sie an ihn erinnert habe, und dass sie über meine Worte kritzeln wolle, so wie sie auch über andere Dinge kritzele, die zwischen uns geschehen, wie die Tatsache ihrer heutigen Verspätung oder ihre vorzeitige Ankunft eine Woche zuvor. Auch dies seien Dinge, an die sie nicht gerne denke.

Paula sagte, dass sie letzte Woche jemanden aus meinem Zimmer habe kommen sehen. Sie sei sich nicht sicher, ob es eine andere Patientin gewesen sei; oder, fügte sie hinzu, es könne nach allem, was sie wisse, mein jugendliches Kind gewesen sein.

Ich erinnerte sie daran, dass dies geschehen sei, weil sie sich nach ihrer Ankunft nicht an der Rezeption gemeldet habe, sondern direkt zu meinem Zimmer gekommen sei, zu früh und nicht während ihrer eigenen Zeit, sondern der einer anderen.

Sie sagte, sie habe nicht gewusst, dass sie sich immer an der Rezeption melden solle. Ich sagte, dass ich denke, sie wisse sehr genau, dass das

Routine sei, dass jedoch ein Teil von ihr vielleicht neugierig sei herauszufinden, was in meinem Zimmer vor sich gehe, bevor sie es betreten dürfe.

Paula sagte, dass es sie nicht wirklich interessiere, wen ich sonst empfange; es sei ein Versehen gewesen: Sie irre sich andauernd in der Zeit. Es sei »keine große Sache«, sagte sie; sie fand, dass ich »ziemlich viel über unsere Sitzungszeiten rede«.

Ich sagte, dass sie meine Fokussierung auf die Zeit verärgere und sie sich deswegen kritisiert fühle. Paula sagte, dass sie niemandes Regeln gerne befolge – hätte sie sich an Regeln gehalten, dann wäre sie der Regel gefolgt, die besagt, »Du sollst den Körper akzeptieren, in den du geboren bist«, und wäre nun sehr unglücklich. Genau das habe ihr »dummer« Vater vor einigen Jahren zu ihr gesagt.

Ich bemerkte, dass ich in ihren Augen ebenfalls »dumm« sei, denn ich zwinge sie daran zu denken, dass ihre Zeit mit mir nicht die einzige Zeit sei, zu der ich existiere, sondern dass es weitere Zeiten gebe – wie die Zeit mit meiner vorherigen Patientin oder mit dem Kind, das ich in ihrer Vorstellung habe –, die sie ausschließen. Ich sagte, dass sie vielleicht nicht an etwas oder jemanden denken wolle, das in meinen Gedanken vor ihr drankomme.

Paula wurde sehr still und saß unruhig auf ihrem Stuhl. Nach einiger Zeit sagte sie, dass sie am College Schwierigkeiten in Mathe habe. Sie sei in Mathe nie gut gewesen. Sie fügte hinzu, dass sie einfach das Gefühl habe, es sei »alles Kauderwelsch«, und dass sie nicht einmal vernünftig addieren könne.

Ich sagte, sie lasse mich wissen, dass das, was ich gerade gesagte habe, »alles Kauderwelsch« sei, und dass sie dem, was ich meinte, als ich sagte, dass sie nicht an etwas oder jemanden denken wolle, das in meinen Gedanken vor ihr drankomme, einfach nicht folgen könne. Es fühle sich vielleicht so an, als würde ich von ihr verlangen, schwierige Ideen und Gefühle alle gleichzeitig aufzuaddieren, und dies erweise sich als eine Art kompliziertes mathematisches Problem.

Paula schaute mich konzentriert an und nickte, so als fühlte sie sich irgendwie verstanden, war sich aber nicht ganz sicher, was sie von dem, was ich gesagte hatte, halten sollte. Während der verbleibenden fünf Minuten schwieg sie dann und dankte mir ungewöhnlicherweise, als sie aufstand, um zu gehen.

Sitzung 2 – nach 26 Monaten Therapie

Zum Zeitpunkt dieser Sitzung hatte sich Paula privat eine Brustvergrößerungsoperation gesichert.

Sie begann die Sitzung, indem sie kurz über einige Wohnschwierigkeiten sprach, und erzählte mir dann von dem folgenden Traum:

> *Ich hänge von einer Wolke herab. Ich fühle mich leicht. Um mich herum bewegt sich nichts. Die Wolken stehen still. Ich kann die Welt unten sehen, aber ich gehöre nicht zu ihr. Eine Frau steht unten in einem Feld und ruft laut. Ich glaube, es liegt daran, dass sie denkt, ich werde durch die Wolke fallen und mir meine Knochen brechen. Ich kann ihre Stimme hören, zuerst laut, dann wird sie trüber und trüber, bis ich nur noch sehen kann, wie sich ihr Mund bewegt, doch kein Ton kommt heraus. Sie sieht so klein aus ... Dann taucht mein Vater auf und drückt sich von hinten gegen sie. Die Frau sieht irgendwie überrascht aus, aber es scheint ihr nichts auszumachen. Auch er bewegt den Mund, doch es kommt kein Ton heraus. Beide sehen wie ausgeschnittene Figuren aus ... witzig (lacht).*

Ich bat Paula, ein bisschen mehr über den Traum zu sagen. Sie sagte, dass sie als Kind zum Himmel hinaufzuschauen pflegte und sich gewünscht habe, in den Himmel reisen und auf einer Wolke schlafen zu können, wo sie von Stille umgeben sein würde. Sie erinnerte sich an eine Kindergeschichte, die sie damals sehr mochte und in der ein Mann auf einer Wolke lebte und von dort oben entschiede, ob es an einem bestimmten Tag sonnig oder bewölkt oder regnerisch oder kalt sein würde. Dann fügte sie hinzu, dass sie als Kind geglaubt habe, dass Störche Babys bringen. Als sie begriffen habe, dass sie »*wirklich*« ein Mädchen sei, habe sie sich vorgestellt, dass ihr Mädchenkörper zur falschen Adresse gebracht worden sein müsste, und sich ausgemalt, wie sie ihn eines Tages finden würde.

Ich sagte, dass sie in gewisser Weise noch immer gerne oben in den Wolken lebe, wo alles stillstehe, selbst die Zeit, und sie – wie der Wettermann – dann alles kontrollieren könne, während andere, wie ich oder ihre Eltern, zu kleinen Leuten ohne Stimme zurechtgestutzt werden.

Paula sagte, dass ihr Vater eine erbärmliche Figur abgebe, aber ihre Mutter, fand sie, meine es gut und habe ihr durch schwere Zeiten geholfen. Doch sie könne nicht verstehen, wie ihre Mutter jemals mit ihrem Vater zusammengekommen sei. Sie denke nicht gerne an diese Zeit im Leben ihrer Mutter, denn ihre Mutter habe ihr gesagt, dass sie unglücklich gewesen sei, weil sie und ihr Vater »schlecht zusammenpassten«. Sie möge sich ihre Mutter nicht als unglücklich vorstellen.

Ich sagte, dass es vielleicht auch schwierig sei, an eine Zeit vor ihrer Geburt zu denken, in der ihre Eltern, wie schlecht sie ihrer Ansicht nach auch zusammenpassen, nichtsdestotrotz zusammengekommen seien und sie geschaffen haben.

Paula sagte, dass sie der Gedanke daran anwidere. Sie fügte abfällig hinzu, sie passen so schlecht zusammen, dass sie ja nur in einen »schlecht passenden« Körper habe geboren werden können.

Ich sagte, dass der »richtige« Körper in ihrer Vorstellung einer zu sein scheine, der mit ihren Eltern überhaupt nichts zu tun habe.

Paula antwortete, dass sie ihrem Körper einfach nur die Gestalt gegeben habe, die er immer schon hätte haben sollen.

Ich spürte, dass sie sich kritisiert gefühlt hatte, und fragte mich, ob ich nicht zu forsch gewesen war. Ich war inzwischen mit der Herausforderung vertraut, meine Interventionen aufgrund des Ausmaßes von Paulas Abwehr gegen die Realität zu titrieren; es war nur allzu leicht, sich diesbezüglich zu irren und sie zu früh mit zu viel zu konfrontieren, sodass ihr Denken zum Erliegen kam. Und doch fühlte es sich so an, als würde ich mich oben in den Wolken zu ihr gesellen und die Realität außer Kraft setzen, wenn meine Interventionen weitgehend unterstützend blieben und keinerlei Herausforderung mit sich brachten. Das Risiko unpassender Interventionen war daher recht groß.

Ich fuhr fort, indem ich sagte, sie fühle sich von mir vielleicht kritisiert. Sie sagte nichts. Ich fügte hinzu, sie habe vielleicht das Gefühl gehabt, dass ich nicht begreifen könne, wie sehr sie noch immer an die Geschichte vom Storch glaube, der ihren wirklichen Körper zur falschen Adresse gebracht habe, und wie ihr diese Geschichte durch einige schwierige Zeiten geholfen habe.

Sie nickte und blieb dann mehr als fünf Minuten lang still. Als sie wieder zu sprechen begann, erzählte sie mir, wie sie nach der Sitzung in der vorigen Woche im Bus Musik auf ihrem iPod gehört und ein älterer Mann sich über den Lärm beschwert habe. Sie sei sehr wütend auf ihn gewesen; anstatt leiser zu stellen, habe sie zu ihm gesagt, »Was glauben Sie eigentlich, wer Sie sind?«, und sei hinaufgegangen, um im oberen Deck zu sitzen.

Ich sagte, sie scheine sich empört zu fühlen, weil er in ihren Freiraum eingedrungen sei, nicht sie in seinen. Sie antwortete knapp, dass er aufdringlich gewesen sei und die Lautstärke oben niemanden gestört habe. Sie sagte, es sei sowieso besser, oben zu sitzen, weil es im unteren Deck wahrscheinlicher sei, dass man auf »Spinner« stoße, die sich immer über etwas beschweren.

Ich sagte, dass sie das, was ich heute gesagt habe, als Eindringen in ihr Denken erlebt habe – als würde ich mich irgendwie über sie beschweren und mit dem Finger auf sie zeigen – und meine Stimme am liebsten ertränken wolle. Sie antwortete, dass ich manchmal hilfreiche Dinge sage, doch heute finde sie eben, dass das, was ich sage, »irrelevant« sei.

Ich sagte, dass sie sich, wenn sie etwas nicht hören wolle, an einen Ort in ihrem Innern zurückziehe, an dem sie sich fühle wie oben in den Wolken oder im oberen Deck des Busses, wo sie sich nicht nach den Spielregeln anderer richten müsse. Ich fügte hinzu, dass dies ein vertrauter und sicherer Ort sei.

Paula sah nachdenklich aus, und nach ein paar Minuten sagte sie, es sei schwierig, sie zu sein. Als sie zum ersten Mal angefangen habe, Hormone zu nehmen, habe sie das Gefühl gehabt, ihre Probleme würden vorbeigehen, und sie könnte dann mit ihrem Leben beginnen. Jetzt habe sie das Gefühl, festzustecken. Sie fügte schnell hinzu, dass sie die Operation nicht bereue, doch sie kam auch schnell darauf zurück, wie einsam sie sich fühle. Die Tage zu Hause »ziehen sich ewig hin«, sagte sie, und sie wisse nicht, was sie mit ihrer Zeit anfangen solle. Sie könne sehen, wie Leute am College »eine schöne Zeit« haben. Während ich ihr zuhörte, spürte ich, dass sie emotional viel präsenter war, und ich konnte deutlicher nachempfinden, wie schmerzhaft es war, sie zu sein.

Ich sagte, von den Wolken oben herabzuhängen, gebe ihr in einer bestimmten Phase ihres Lebens das Gefühl, an einem besseren und sichereren Ort zu sein. Doch nun stehe das dem Leben hier unten vielleicht im Weg, wo die Zeit sich inzwischen in die Länge ziehe und sie das Gefühl habe, dem Takt ihrer Mitschülerinnen und Mitschüler, die in der Zeit leben, nicht folgen zu können.

Nach einer kurzen Pause fragte mich Paula zum allerersten Mal, wie viel Zeit uns noch bleibe.

Wir waren mittlerweile fast am Ende der Sitzung angekommen. Ich bestätigte ihr das und fügte hinzu, dass sie sich dem Verstreichen der Zeit in unserer Sitzung zum ersten Mal bewusst geworden und es deshalb vielleicht schwieriger sei, die heutige Sitzung zu beenden.

Paula nickte, und die Sitzung endete im Schweigen – ein Schweigen, das sich zum allerersten Mal so anfühlte, als sei es in der Zeit und somit in einer Realität unter den Wolken verankert.

Die zeitliche Verbindung

Wie andere transsexuelle Individuen, auf die ich im nächsten Kapitel eingehen werde, musste Paula aufgrund ihrer Geschlechtsidentitätsstörung viele schmerzhafte und einsame Jahre durchstehen. Allerdings steht sie im Gegensatz zu vielen solcher Individuen stellvertretend für eine neuere Gruppe Transsexueller, die früher von Eingriffen Gebrauch machen können, als das zuvor der Fall war. In gewisser Hinsicht scheinen solche Fortschritte das Leid zu reduzieren. So gibt es zum Beispiel einige Hinweise dafür, dass die hormonelle Behandlung zum Aufschub der pubertären Entwicklung mit einem guten Ergebnis und einer geringen Rate an Bedauern einhergeht, wenn strenge Beurteilungskriterien und klinische Leitlinien eingehalten werden (Delemarre-van de Waal und Cohen-Kettenis, 2006; Cohen-Kettenis et al., 2011; Steensma et al., 2011).

Wenn wir jedoch einen Fall wie Paulas betrachten, so wird uns die Komplexität solcher Beurteilungen vor Augen geführt, denn es sind zwangsläufig sowohl bewusste als auch unbewusste Beweggründe, die junge Leute dazu bringen, solche Eingriffe zu verlangen. Solche Fälle erfordern durchaus eine sorgfältige *psychodynamische* Begutachtung, um zu verstehen, wie sich der Aufschub der Pubertät auf die psychologische Entwicklung der jungen Person und auf ihre Fähigkeit auswirkt, den rekonstruierten Körper in den gegebenen Körper zu integrieren. Auf diese Weise können wir die junge Person dabei unterstützen, ein stabiles Identitätsgefühl auszubilden – eine wesentliche Voraussetzung, um in der Zeit leben zu können.

Die Zeit ist, wie Kant erfasst hat, eine »Vorstellungsart meiner selbst« (Kant, 1787 [1998]: 112). Unser Verhältnis zur Zeit verrät sehr viel darüber, wie wir uns selbst in der Welt erleben, und über unsere verinnerlichten Objektbeziehungen. Aus psychoanalytischer Sicht können wir Kants Einsicht also dahingehend ergänzen, dass die Zeit eine *Vorstellungsart des Selbst im Verhältnis zu(r) anderen Person(en)* ist, und als solche ist sie ganz wesentlich mit unserem Identitätsgefühl verknüpft.

Die Entwicklung eines Identitätsgefühls, wie sie von Grinberg und Grinberg (1981) skizziert wird, ist das Ergebnis eines Prozesses fortlaufender Interaktion zwischen drei Dimensionen der Integration, nämlich der räumlichen, der temporalen und der sozialen. Gemeinsam mit anderen betonen sie, dass das Erleben der Zeit eine bindende Aktivität ist, in der sich Vergangenheit und Gegenwart und Zukunft im besten Falle gegenseitig beeinflussen können (z. B. Loewald, 1972).

Ich möchte mich hier auf Grinbergs (1981) Begriff der *zeitlichen Verbindung* konzentrieren, der die Kontinuität zwischen verschiedenen Repräsentanzen des Selbst im Verlauf der Zeit bezeichnet. Es war ja die Verbindung der zeitlichen Integration, die bei Paula gestört und meiner Ansicht nach höchstwahrscheinlich der Grund dafür war, dass ihr die Anpassung nach der Operation so schwerfiel.

Paulas Traum eines Lebens *aufgehoben* in den Wolken, von wo aus sie wie der Wettermann alles kontrollieren konnte, verbildlicht die omnipotente, zeitlose innere Verfassung, in die sie sich zurückzog. Das machte es für sie schwieriger, in der Zeit zu leben, denn anderweitig war sie auf schmerzhafte Art und Weise mit einer Vergangenheit konfrontiert, die sie nicht in die Gegenwart integrieren konnte.

Von dort oben in den Wolken aus wurden aus dem Elternpaar (und aus mir in der Übertragung) »unbedeutende«, lachhafte Sprechpuppen. Wie in ihrem Traumbild war der »Lärm« der Urszene (der stimmlose Vater, der gewaltsam von hinten in die Mutter eindringt) in ihrem Innern abgestellt und das Elternpaar somit auf ausgeschnittene Figuren reduziert, über die sie triumphierte. Das Leben in der realen Zeit verlangte von Paula, dass sie sich der Anklage, »Wer glaubst du eigentlich, wer du bist?«, stellte, die sie wutentbrannt gegen den Mann im Bus gerichtet hatte. Sie musste also das projizierte und beschämte »Spinner«-Selbst mit einer Klage, dem Groll gegen das Elternpaar, wieder in Besitz nehmen.

Der Traum – von dem sie nach mehr als zwei Jahren Behandlung erzählte – enthält jedoch auch die Frau/mich, die sie davor schützen will, aus den Wolken zu fallen und sich die Knochen zu brechen. Möglicherweise spiegelt sich darin ein dämmerndes Bewusstsein für die Kosten ihrer Abwehr und für mich als potenzielle Helferin wider.

Während der Pubertät lebte Paula ein aufgeschobenes Leben. Sie wartete darauf, einen neuen Körper zu finden, in dem sie sich wohl fühlen konnte, während sie, wie sie sagte, »die Haut abwarf«, die zu ihrem männlichen Körper gehörte. Interessanterweise fängt ihr Traumbild, in dem sie in den Wolken herabhängt, nicht nur das Aussetzen der Zeit ein, wie ich zuvor nahegelegt habe, sondern es ist auch bemerkenswert, dass sie die Wolken unbeweglich macht – »Die Wolken stehen still« – und so vielleicht verdeutlicht, dass sie sich und anderen keinerlei Verkehr und Bewegung gestatten konnte.

Indem die Vergangenheit Brachland wurde, verlor Paula einen zeitlichen Kontext, der ihr angesichts der psychischen Auswirkungen ihrer Körpermodifizierung eine Stütze hätte sein können. In dieser Hinsicht bestand die Herausforderung für Paula nicht darin, den subjektiv als »real« empfundenen Körper in den Kontext des Körpers, in den sie geboren war, zu integrieren; vielmehr ging es um die umfassende Annahme einer neuen Identität, in deren Folge sie gewissermaßen auf der Flucht vor allem und allen war, die eine Verbindung zu ihrer Identität aus der Vergangenheit herstellen könnten. Wie kaum anders zu erwarten, führte dies zu einem schweren Funktionszusammenbruch, der sich unter anderem durch eine ausgeprägte Somatisierung und einen Bruch in der zeitlichen Verbindung auszeichnete. Paulas Phantasie einer tatsächlichen Wiedergeburt wurde durch den geographischen Umzug nach der geschlechtsangleichenden Operation, der alle physischen und zeitlichen Verbindungen zur Vergangenheit durchtrennte, eindringlich bekräftigt. Ihr Standpunkt, den sie wie folgt zusammenfasste, war unmissverständlich: »Vor der Operation gibt es nichts. Mein Leben war Scheiße.«

In Bezug auf die erste Sitzung, von der ich hier berichtet habe, können wir ihr frühes Erscheinen allerdings auch als ein Handeln verstehen, in dem sich ein dämmerndes Bewusstsein für ein vergangenes »Vor-Mir« ankündigt, als könnte sie nur auf diese Weise damit beginnen, der zeitlichen Dimension in unserer Beziehung nachzugehen. Wenn dem so ist, wirft das außerdem ein neues Licht auf mein Verständnis und auf die Antwort, die ich ihr während der Sitzung gab, als ich darauf einging, dass sie an nichts und niemanden denken wolle, das in meinen Gedanken vor ihr drankomme, und sie antwortete, indem sie darauf hinwies, wie sehr Mathe »Kauderwelsch« für sie sei. Wenn Paula, indem sie vorzeitig erschien, tatsächlich auf ihre eigene Art zu erkunden begonnen hatte, was sich in meinem Zimmer/Geist abspielte, bevor sie da war, dann nahm meine Intervention dies nicht zur Kenntnis und war somit tatsächlich eine Art »Kauderwelsch«.[27]

Wie ich im vorigen Kapitel gezeigt habe, verlangt der Körper in der Adoleszenz mit Nachdruck die ganze Aufmerksamkeit des Psychischen (Ferrari, 2004). Bei normaler Entwicklung ist es aufgrund des Eintritts der Pubertät mitsamt ihren dramatischen körperlichen Veränderungen notwendig, dass die sexuellen und aggressiven Triebe des postpubertären Körpers in die Repräsentanz des Körpers und damit des Selbst integriert werden. Zum Beispiel stellen Erektion und Orgasmus bei einem hinreichend vorbereiteten pubertären Jungen einen fokalen Punkt zur Verfügung, um den herum nicht nur ein Gefühl für die Realität des Genitals organisiert, sondern

27 Ich danke Harry Smith für seine Überlegungen zu diesem Austausch.

anhand des Rhythmus sexueller Bedürfnisse und der Suche nach sexueller Befriedigung auch ein neues Zeitgefühl entdeckt werden kann.

Wenn solche Veränderungen jedoch künstlich ausgesetzt werden, hat das unumgängliche psychische Begleiterscheinungen: Anstatt einer Entwicklung sowie der Notwendigkeit, die Rhythmen des sich verändernden Körpers (die eine zeitliche Dimension besitzen) in die bestehende Körperrepräsentanz des jungen Menschen zu integrieren, damit sie »aktualisiert« werden kann, setzt womöglich eine Stase ein. Dies kann mit einem Bruch mit psychischen Körperrepräsentanzen aus der Vergangenheit einhergehen. Ein solches Szenario birgt das unvermeidliche Risiko, dass omnipotente Phantasien der Selbsterschaffung geschürt werden, da der natürliche Entwicklungsverlauf des Körpers und zugleich der Prozess des Trauerns um das, was sich nicht ändern lässt, umgangen wird.

Selbst wenn sie dem subjektiven Erleben widerspricht, prägt die »gegebene« körperliche Konfiguration die psychische Repräsentanz des Körpers und muss irgendwie ins Selbsterleben integriert werden. Die transsexuelle Person hat das Gefühl, nicht den »wahren« Körper zu bewohnen, und reagiert auf diese Erfahrung, indem sie ein paralleles Körperbild entwickelt. Dieses muss wiederum verwirklicht werden, weil es eine stärkere Kohäsion und Erleichterung herbeiführen kann. Doch dieser »neue« bearbeitete Körper ist *immer* ein rekonstruierter Körper, dem eine Geschichte innewohnt. Hier liegt der Bereich, der eine beträchtliche und schmerzhafte psychische Arbeit erfordert. Wir können Brüste hinzufügen, wo zuvor keine waren, wir können einen Penis entfernen, wo zuvor einer war, doch es ist unmöglich, die ursprünglichen Genitalien des anderen Geschlechts zu erlangen. Das erlangte Genital – und somit der »neue« Körper – folgt also immer auf einen einst gewesenen Körper (Lemma, 2012). Die Operation kann eine nähere Angleichung der äußeren Erscheinung ans innere Erleben bewirken. Sicherlich stellt das für manche Transsexuelle eine Erleichterung dar – daran habe ich keinerlei Zweifel –, und es macht einen großen Unterschied in Bezug auf ihre Lebensqualität. Doch Geschichte und somit Verlust können nicht ohne psychische Konsequenzen umgangen werden (Quinodoz, 1998).

Abschließende Gedanken

Die Arbeit mit Paula half mir besser zu verstehen, dass dem Aussetzen der Pubertät und der geschlechtsangleichenden Operation wohl kaum eine gelungene Anpassung folgt, wenn das Individuum den modifizierten Körper nicht in eine psychische Behausung integrieren kann, in der auch das Elternpaar bequem wohnen kann. Wenn, wie bei das Paula der Fall war, das Märchen vom Storch die vorherrschende Geburtsphantasie ist, bleibt der modifizierte Körper von seinen Ursprüngen entrückt, und die zeitliche Verbindung wird unterbrochen. Die Arbeit, der wir uns annahmen, zielte darauf ab, Paula zu helfen, in ihrem Innern sozusagen einen Platz im »unteren Deck« zu finden, von wo aus die Wolken nicht (wie im Traumbild) unbeweglich erschienen, sondern ihre eigene unabhängige Beweglichkeit und Fluidität besitzen durften – ihre Verbundenheit, wenn man so will –, während sie »bis in alle Ewigkeit dahinschweben und -treiben und sich zusammenfügen und teilen und neu formen« (Ryan, 2007: 12).[28]

Ich möchte klarstellen, dass ich nicht behaupte, eine Hormontherapie solle in der Adoleszenz niemals in Betracht gezogen werden; vielmehr müssen diejenigen, die den jungen Menschen betreuen, in einem solchen Fall bedenken, dass solche hormonellen Manipulationen psychische Folgen haben, die sich durch den Zusammenbruch der zeitlichen Verbindung auf die Fähigkeit der jungen Person, sich an die Veränderung anzupassen, auswirken können.

Wie gut die postoperative Anpassung gelingt, hängt entscheidend davon ab, wie gut dieser tückische innere Vorgang verarbeitet wird und inwieweit die zeitliche Verbindung zwischen dem einstigen gegebenen Körper und dem hormonell aufgeschobenen oder postoperativen Körper, der diesen ersetzt, aufrechterhalten werden kann. Sich einer Operation zu unterziehen, kann manchmal der einzige Weg sein, um weiterzuleben, doch die innere Einstellung zur Operation und dem, was sie im besten Fall erreichen kann, ist entscheidend für die Qualität der Beziehungen zu anderen, die das Individuum mit dem neu rekonstruierten Körper eingehen kann. Es gibt keine Abkürzung für die verstörende und schmerzhafte psychische Arbeit, die notwendig ist, um der Psyche im Körper eine stützende Wohnstätte zu sichern.

28 Rob Ryan ist ein britischer Papierschneidekünstler, der sich auf Scherenschnitt, Siebdruck und aufs Zeichnen und Malen spezialisiert. Ryans erstes Buch *This Is For You* besteht aus einer Fabel, die anhand seiner Papierschneidekunst erzählt wird und Themen rund um Liebe und Einsamkeit nachgeht.

Kapitel 5

Einen Körper haben, ein Körper sein

Das transsexuelle Bedürfnis, gesehen zu werden

> Ich werde schläfrig während der Autofahrt und fahre unter die Bäume neben der Straße. Rolle mich auf dem Rücksitz zusammen und schlafe. Wie lange? Stunden. Das Dunkel ist schon eingefallen. Plötzlich bin ich wach und erkenne mich nicht wieder. Hellwach, aber das hilft nicht. Wo bin ich? Wer bin ich? Ich bin etwas, das auf einem Rücksitz erwacht, in Panik umhertobt wie eine Katze in einem Sack. Wer? Endlich kehrt mein Leben wieder. Mein Name kommt wie ein Engel. Außerhalb der Mauern ertönt ein Trompetensignal (wie in der Leonorenouvertüre), und die rettenden Schritte kommen rasch rasch die viel zu lange Treppe herunter. Das bin ich! Das bin ich!
> Aber unmöglich, die fünfzehn Sekunden Kampf in der Hölle des Vergessens zu vergessen, ein paar Meter von der Landstraße entfernt, wo der Verkehr mit angeschalteten Lichtern vorbeigleitet. Tomas Tranströmer (1997)

In diesem aufwühlenden kurzen Stück, das den passenden Titel *Der Name* trägt, erfasst Tranströmer die Herausforderungen des Embodiments, wenn es keine aufnahmebereite andere Person gibt, die den sensomotorischen Erfahrungen des Babys Bedeutung verleihen – das heißt, ihnen »Namen« geben – kann, sobald es der äußeren Welt gewahr wird und mit ihr in Beziehung tritt.

»*Wo bin ich? Wer bin ich?*«, fragt die Protagonistin. Ein Gefühl dafür, wer wir sind – für unsere Identität –, entsteht aus sensomotorischen Erfahrungen, die sich von den interpersonellen Feldern, in die sie eingebettet sind, nicht trennen lassen. Da wir verkörperte Wesen sind, können wir im Körper gefangen werden – »*wie eine Katze in einem Sack*« –, wenn das, was wir auf der körperlichen Ebene erleben, psychisch nicht repräsentiert werden kann.

In den besten Fällen entwickelt sich das Erleben des *Ich*, wie Tranströmer schreibt, aus dem wiederholten Austausch mit einer Bezugsperson, die das Erleben des Kindes kontingent und »markiert« zurückspiegeln kann (Fonagy et al., 2004). Wenn das durch den Körper vermittelte Erlebte jedoch nicht zurückgespiegelt und benannt werden kann, fühlt sich das Leben in einem Körper für das Selbst womöglich an wie »*die fünfzehn Sekunden Kampf in der Hölle des Vergessens*«, denn das körperlich Erlebte kann nicht mentalisiert werden (Gergely und Unoka, 2008). Für viele transsexuelle Individuen ist die Erfahrung einer Geschlechtsidentitätsstörung[29,30] die einer Hölle auf Erden, die sich schmerzvoll über einen Zeitraum von mehr als bloß »fünfzehn Sekunden« erstreckt. Für viele von ihnen misst sich die Zeit vielmehr in Jahrzehnten, bevor sie durch eine geschlechtsangleichende Operation von einem Körper befreit werden, der sich ihren Schilderungen nach anfühlt, als sei er nicht ihr eigener. Manche werden vor und/oder nach der Operation sehr stark gelitten haben (Green und Fleming, 1990; Di Ceglie, 1998; Dhejne et al., 2011).

Im psychoanalytischen und öffentlichen Bewusstsein ist Transsexualität nach wie vor umstritten. Während sie in der Psychoanalyse allzu häufig pathologisiert[31] und in der feministischen und queeren Literatur bisweilen stark politisiert wird, scheinen klinische und theoretische Diskussionen über Transsexualität rigide, binäre Denkmuster und Positionen hervorzurufen (z. B. das Biologische versus das Soziale oder das Normale versus das Pathologische). Interessanterweise entsprechen solche binären Positionen der sogenannten rigiden psychischen Verfassung, die man bei Transsexuellen beobachtet hat (Hakeem, 2008, 2010; Jones et al., 2011; Di Ceglie et al., 2014).

---

29 Damit ist die Überzeugung gemeint, dass die eigene »wahre« Geschlechtsidentität (d. h. ob wir uns selbst als männlich oder weiblich identifizieren) sowohl dem chromosomalen Geschlecht als auch dem Körperhabitus entgegensteht.

30 Dieses Kapitel konzentriert sich auf Individuen, die ihre Geschlechtsidentität als mit dem »gegebenen« Körper unvereinbar empfinden. Sie fühlen sich im »falschen« Körper gefangen und streben somit danach, mit Hilfe einer geschlechtsangleichenden Operation den Körper zu erlangen, der mit ihrem subjektiven Erleben übereinstimmt. Ich setze mich hier folglich nicht mit Fragen der Transgenderforschung auseinander. Transgender ist ein umfassenderer Begriff, der Individuen einschließt, die Geschlechtsnormen überschreiten, jedoch nicht unbedingt eine Operation anstreben. Ebensowenig beschäftige ich mich mit dem Transvestismus, der sich auf mit gegengeschlechtlicher Kleidung assoziierte sexuelle Erregung bezieht.

31 Hierzu gibt es einige beachtliche Ausnahmen. Zu aktuellen nordamerikanischen Beiträgen, die dieser Entwicklung entgegenwirken, zählen einige exzellente Aufsätze von Harris (2011), Goldner (2011) und Suchet (2011). Für das Vereinigte Königreich siehe Hakeem (2008, 2010).

Ungeachtet der Ätiologien von Transsexualität – und ich möchte den Plural hier betonen, da es höchstwahrscheinlich zahlreiche Wege gibt –, handelt es sich meiner Ansicht nach nicht *nur* um ein medizinisches oder *nur* um ein soziokulturelles Problem (Dean, 2002), wodurch eine psychoanalytische Darstellung überflüssig würde. Ein Verständnis der inneren Welt der transsexuellen Person ist unerlässlich (Layton, 1997; Elliott, 2001), um Licht auf das subjektive Erleben von Embodiment zu werfen.

Bei der Arbeit mit transsexuellen Individuen und ihrem »sichtbaren« Anderssein, das zudem oft auf verwirrende Weise zum Ausdruck gebracht wird, ist die Analytikerin in der Regel mit starken Gegenübertragungsreaktionen konfrontiert. Der Sexualität haftet ja etwas Desorientierendes an, sodass die Individuen, die vom normativen heterosexuellen Pfad abweichen, als Erinnerung an die ihr innewohnende Fluidität fungieren, wie Freud (1905) uns anhand seines Verständnisses von Sexualität auf beunruhigende Weise gezeigt hat.

Im Gegenzug wirkt unser »Blick« sich auf das Erleben der oder des Transsexuellen aus. Unser theoretisches Bild der Transsexualität wird uns dazu verleiten, bestimmte Dynamiken in der Übertragung zu erkennen, während es andere Aspekte verschleiert. Da sich Transsexualität wahrscheinlich auf sehr heterogenen Wegen entwickelt, ist eine Vielzahl von Perspektiven für unsere Zwecke am besten geeignet. Schließlich sind manche Theorien mehr und andere weniger nützlich, wenn es darum geht, die jeweiligen Besonderheiten der Transsexualität bei unseren Patient*innen zu verstehen. Vor allem ist es wichtig zu verstehen, welche Funktion die transsexuelle Phantasie eines Individuuums innerhalb seiner psychischen Ökonomie hat.

Mit diesem Kapitel möchte ich einen Beitrag zur anhaltenden Debatte über unser Verständnis von Transsexualität leisten. Ich betrachte den inneren Kampf, der sich bei *manchen* Transsexuellen zeigt, im Kontext des gezwungenermaßen spekulativen Bezugsrahmens ihrer Entwicklung, der seine Wurzeln in Objektbeziehungs- und Bindungstheorien hat. Dieser Ansatz unter dem Gesichtspunkt ihrer Entwicklung ist eine hypothetische Formulierung, die sich auf ein bestimmtes dynamisches Moment des transsexuellen Erlebens konzentriert, nämlich auf das »Gesehenwerden«, von der anderen Person in einem inkongruenten Zustand visuell und geistig erfasst zu werden (oder auch nicht). Damit soll keine allumfassende Erklärung der Transsexualität geliefert werden: Wenn man die Aufmerksamkeit auf eine bestimmte Dimension des Erlebens richtet, werden Aspekte vernachlässigt, die bei anderen Theorien wiederum hervorgehoben werden. Ich stelle hier also nur eine von unterschiedlichen Möglichkeiten vor, sich als Psychoanalytikerin dem Dilemma dieser Patient*innen anzunehmen, verglichen etwa mit dem theoretischen Filter, sie unter dem Gesichtspunkt der »Perversion« zu sehen[32] (z.B. Socarides, 1970; Limentani, 1979; Argentieri, 2009).

Meine Hypothese veranschauliche ich anhand einer qualitativen Studie aus Interviews mit acht transsexuellen Individuen sowie anhand einer wöchentlich stattfindenden psychoanalytischen Psychotherapie mit einer Mann-zu-Frau-Transsexuellen, die sich im Laufe der fünfjährigen Behandlung einer geschlechtsangleichenden Operation unterzog.

Die Studie

Ethel Person legte 2005 nahe, dass »Psychoanalytiker*innen gut daran täten, Freuds Beispiel zu folgen und Informationen von der Couch mit Informationen von der Straße zu ergänzen« (Person, 2005: 1270). Ich möchte mit einigen gewissermaßen »von der Straße« gesammelten und mit qualitativen Methoden analysierten Beobachtungen beginnen, um besonders auffällige Dimensionen des transsexuellen Erlebens zu beschreiben, die aus meinen Interviews mit acht transsexuellen Individuen in verschiedenen Übergangsphasen vor und nach ihrer Teilnahme an einer vierteiligen Fernsehserie über Transsexualität hervorgingen. Man hatte mich darum gebeten, sie zu untersuchen, um ihre psychologische Tauglichkeit für die Teilnahme an der Dokumentation zu bewerten.

In dieser Serie kommen sie als Gruppe zusammen, um ihre Erfahrungen mit Transsexualität zu teilen. Insofern kann die Fernsehserie als eine Art »Intervention« gesehen werden. Die Interviews davor und danach bieten die seltene Gelegenheit, darüber nachzudenken, wie die beobachteten Veränderungen im Hinblick auf die Erfahrung der Teilnahme an der Serie psychoanalytisch verstanden werden können. Die Schilderungen der transsexuellen Individuen stellen die Daten bereit, auf deren Basis ich einige Hypothesen zum Entwicklungsdefizit formuliere, das bei *manchen* Transsexuellen vorliegen kann und sich mit meinen klinischen Erfahrungen mit dieser Patient*innengruppe deckt (Lemma, 2012).[33]

32 Ich stütze mich hier auf Tucketts (2013: 84) Feststellung, »dass eine gute Theorie praktisch anwendbare Unterscheidungen ermöglicht«.

33 Obwohl diese Daten bewusst erfragt wurden, passten die aus den Interviews hervorgehenden Themen zu meiner klinischen Erfahrung mit dieser Patient*innengruppe –

Das verkörperte Selbst und die Erfahrung, gesehen zu werden

Die erste in den Interviews auftauchende Thematik bezeichneten die Teilnehmer*innen als eine »Kluft«, eine »Trennung« oder eine »Inkongruenz«, die zwischen dem gegebenen Körper und dem Körper, den sie als ihr »wahres« körperliches Zuhause empfanden, bestand. Genau dieses Gefühl, das ich von nun an als *Inkongruenz* bezeichnen werde, konnten viele der Teilnehmer*innen wichtigen Bezugspersonen während der Kindheit und Adoleszenz kaum vermitteln. Beim zweiten Thema handelte es sich um die Erfahrung, gesehen zu werden, also um das Erleben des Selbst als visuellem Objekt. Im Mittelpunkt des Erlebens der Transsexuellen steht in der Tat die visuelle Ordnung. Sie befinden sich innerlich *und* äußerlich in einer skopischen Ökonomie, da die Inkongruenz ihrer Erscheinung ständig dazu führt, dass sich der Blick der anderen Person auf ihr Selbst richtet.

Winnicott erkannte die Herausforderung, die unsere verkörperte Natur uns auferlegt, als er uns erinnerte: »Wir gehen mit größter Selbstverständlichkeit davon aus, daß die Psyche ihren Platz im Körper hat, und vergessen dabei, daß auch dieses Wohnen der Psyche im Körper einen Entwicklungsschritt darstellt, eine Errungenschaft.« (Winnicott, 1994: 178) Dieses »Wohnen« – das Winnicott (1970) in einem anderen Zusammenhang nahezu poetisch als »Psyche, die im Soma wohnt«, bezeichnete – führt die Verwurzelung der psychischen Strukturen in frühen sinnlichen und affektiven Erfahrungen deutlich vor Augen (Freud, 1923). Zudem deutet es unmittelbar auf die in den von mir durchgeführten Interviews geschilderten Erfahrungen hin, in denen durchweg die Suche nach einem aufnahmefähigen körperlichen »Zuhause« für das Selbst anklang. Und doch war es bemerkenswert, dass vielen auch noch ein weiteres »Zuhause« fehlte: das Denken und Fühlen einer anderen Person, die ihr im Körper ansässiges Erleben von Ambiguität, Verwirrung und Verunsicherung beherbergen könnte.

Das Dilemma der oder des Transsexuellen macht auf die vielleicht extremste Art und Weise die Entwicklungsaufgabe deutlich, die wir alle bewältigen müssen und für die wir alle Kompromisslösungen finden, nämlich die Frage, wie man den Körper, den man *hat*, in den Körper verwandelt, der

und insbesondere zu einer bestimmten Übertragungs- und Gegenübertragungsdynamik, auf die ich bei diesen Patient*innen gestoßen bin. Somit ermöglichten sie eine gewisse Triangulierung von Daten, die von der Couch stammen, mit solchen, die außerhalb des Couch-Settings gesammelt wurden, und haben dadurch zu den in diesem Kapitel vorgestellten Überlegungen beigetragen.

man *ist*, oder, um mit Winnicott (1970) zu sprechen, wie man ihn »personalisiert«. Diese zentrale Herausforderung in der Entwicklung verkompliziert sich für die transsexuelle Person noch zusätzlich, weil sie aus biologischen und/oder psychologischen Gründen das Gefühl hat, in einem Körper zu leben, der als unerträglich verwirrend und schmerzhaft empfunden wird.

Als sie ihre Erfahrungen beschrieben, sagten die von mir interviewten transsexuellen Individuen, sie fühlten sich »*in Stücke zerlegt*« oder »*wie ein Puzzle, das sich nicht fertigstellen lässt*« oder »*mir selbst fremd*«. Sie unterstrichen so die beunruhigende Diskontinuität ihres Selbsterlebens, die sie nach ihrem »wahren« Körper suchen lässt – einem Körper, von dem erwartet wird, dass er sie von diesen unerträglichen Gefühlen befreit. Die Studie stellte fest, dass ihnen unterschiedlich viel an einer geschlechtsangleichenden Operation lag und sie daher unterschiedlich stark auf die Materialität des Körpers fixiert waren. Am stärksten schien dies bei denjenigen der Fall zu sein, die von feindseligen, fehlenden oder wenig einfühlsamen Reaktionen ihrer Bezugspersonen auf ihr subjektives Erleben der Inkongruenz zwischen ihrem Körper und ihrer Geschlechtsidentifizierung in der Kindheit und Adoleszenz berichteten.

Was die Teilnehmer*innen bewusst über ihre Erfahrungen mit anderen berichteten, ist mir, wenn auch in komplexerer Form und unbewusst ausgestaltet, auch in meiner analytischen Arbeit mit diesen Patient*innen begegnet. In der Übertragung manifestiert sich dies als ein bisweilen sehr dringlich und nachdrücklich vorgebrachter Wunsch, »gesehen« und von der Analytikerin im körperlichen Zustand der Inkongruenz erfasst zu werden. Meiner Ansicht nach könnte man das Erleben von *manchen* Transsexuellen unter dem Aspekt konzeptualisieren, dass das vom Kind verspürte Gefühl der Inkongruenz auf körperlicher Ebene, unabhängig von dessen Ätiologie, immer wieder unzureichend gespiegelt und mentalisiert wurde.[34] In diesen Fällen ließe sich Transsexualität als ein Bruch der Identitätskohärenz verstehen.

---

34 Fonagy (2006b, 2011) beschäftigt sich aus Sicht der Bindungs- und Mentalisierungstheorie mit Sexualität und betont: »Ein Schlüsselaspekt der Psychosexualität ist ein Gefühl der Inkongruenz mit dem tatsächlichen Erleben des Kindes, das die Kohärenz seines Selbst stört« (Fonagy, 2006b: 17). Im Zentrum dieses Ansatzes steht die Schwierigkeit der Mutter, die Sexualität des Kindes angemessen zu spiegeln – eine misslingende Anpassung, von der die Psychosexualität strukturiert wird. Auf unauslöschliche Weise hinterlässt sie das innere Bedürfnis nach einer anderen Person, mit deren Hilfe wir unsere Sexualität erfahren und ausgestalten können.

Für die Entwicklung eines im Körper verankerten kohärenten Selbstempfindens macht es einen Unterschied, ob das eigene Körpererleben von einer anderen Person nachvollzogen werden kann. Wenn ein Kind hingegen eine Inkongruenz zwischen seinem Körper und seinem inneren Erleben spürt und immer wieder die Erfahrung macht, dass es für sein primäres Objekt kein separates und intentionales Wesen ist und unzureichend gespiegelt wird, läuft es Gefahr, ein »fremdes Selbst« zu entwickeln. Eine solche Verfassung des Selbst beruht auf einem inneren Zustand des Elternteils, in dem Einfühlung verfehlt wird (Fonagy et al., 2004). Durch einen Introjektionsprozess wird er zu einem Bestandteil der Kernstruktur des Selbst, bleibt dem authentischen Zustand des Kindes jedoch fremd. Das Scheitern einer frühen Spiegelung der im Körper verorteten Inkongruenz hilft uns womöglich zu verstehen, dass das Kind in der Folge der unerträglichen inneren Erfahrung ausgesetzt ist, sich von seinem gegebenen Körper dissoziiert zu fühlen, der sich »unwirklich« anfühlt und nicht in ein kohärentes Selbsterleben integrieren lässt. Daraus kann schließlich die Suche nach dem »richtigen« Körper werden, von dem erwartet wird, dass er eine Befreiung vom Schmerz der Inkongruenz herbeiführt.

Frau C.s Fallgeschichte

Anhand des Falls von Frau C., mit der ich fünf Jahre lang einmal wöchentlich im Sitzen gearbeitet habe, möchte ich das Erleben der Inkongruenz und das Misslingen einer Spiegelung in ihren frühen Beziehungen veranschaulichen, von dem die Patientin berichtete und das sich in der Übertragung einstellte. Ich konzentriere mich dabei bewusst auf die visuelle Beziehung zwischen der Analytikerin und der transsexuellen Patientin, um zu verdeutlichen, wie die körperliche Erscheinung der Patientin dazu eingesetzt werden kann, der Analytikerin quasi gewaltsam etwas einzuschärfen, das auf der Ebene des Körperselbst als von Grund auf »fremd« und inkongruent empfunden wird, sodass die Analytikerin dieses Gefühl wiederum in sich nachvollziehen und der Patientin spiegeln können muss, bevor weitere Schritte wie etwa die Arbeit an unbewussten Konflikten möglich sind.

Frau C. war eine Mann-zu-Frau-Transsexuelle Ende Zwanzig, die im Zusammenhang ihrer Entscheidung für eine geschlechtsangleichende Operation überwiesen wurde. Zu jener Zeit war sie depressiv und litt unter

Panikattacken, die mit Aufenthalten im Freien einhergingen. Als ich sie traf, lebte sie bereits seit mehr als zwei Jahren als Frau. Ihre körperliche Erscheinung war das Erste, was mir einen regelrechten Schlag versetzte. Ich verwende dieses Wort ganz bewusst, um die starke visuelle Dynamik in unserer Arbeit wiederzugeben. Um den Übergang zu bewältigen, wenn der vorhandene Körper »redigiert« wird, nehmen viele Transsexuelle interessanterweise ein karikiertes/stereotypes »feminines« oder »maskulines« Aussehen an und erzielen in ihrer Erscheinung damit genau das Gegenteil dessen, was bewusst beabsichtigt war:[35] Sie lenken die Aufmerksamkeit aktiv auf eine Inkongruenz zwischen dem biologischen Geschlecht und der Geschlechtsidentität. Der damit einhergehende »Exzess« traf mich bei Frau C., wie in anderen Fällen auch, mit voller Wucht, so als hätte ihre inkongruente visuelle Erscheinung[36] möglicherweise gerade die (unbewusste) Funktion, *meinen Blick auf* den inkongruenten Zustand ihres Selbst zu *lenken*, ihn in mich aufzunehmen und für sie zu verdauen.

Frau C. war ein Einzelkind. Ihre frühe Kindheit war unglücklich verlaufen und von häufigen und bisweilen gewalttätigen Auseinandersetzungen zwischen ihren Eltern geprägt, die beide emotional anscheinend nicht verfügbar waren. Ihre Mutter hatte schwere Alkoholprobleme. Ihren Vater beschrieb sie als einen distanzierten, jähzornigen Mann, der in ihrer späten Jugend starb. Bei keinem Elternteil erfuhr sie körperliche Nähe.

Sie erinnerte sich daran, dass sie mit etwa vier Jahren begonnen habe, sich mit den Anziehsachen ihrer Mutter zu verkleiden. Sie sagte, sie könne den Moment noch genau bestimmen, in dem ihr mit etwa fünf Jahren klar geworden sei, dass sie ein »Mädchen« sei. Ihr Crossdressing blieb eine weitgehend geheime Beschäftigung, der sie oft dann nachging, wenn ihre Mutter nach einem ihrer häufigen Alkoholexzesse eingeschlafen war. Es tröstete sie, sich zu verkleiden, doch sie bestritt, dass dies mit irgendeiner Art von sexueller Erregung einherginge. Ich gewann den Eindruck, dass das Verkleiden ihr bisweilen als ein Versuch diente, die liebevollen Berührungen einer phantasierten Mutter auf ihrer Haut zu spüren, um so ihre tatsächliche Mutter zu ersetzen, von der sie nicht berührt wurde.[37]

---

35 Ich habe hier insbesondere die Wahl der Kleidung und die Verwendung von Make-up im Sinn.

36 Darauf weise ich hin, weil sich nicht alle Transsexuellen so übertrieben präsentieren.

37 Ferenczi (1924) hat in der Tat bemerkt, dass sich körperliche Selbststimulierung als Ersatz für die Berührung des verlorenen Objekts auf dem eigenen Körper verstehen ließe.

Frau C. erzählte mir, dass ihre Mutter einige Male gesehen habe, wie sie sich verkleidete, es ihrer Erinnerung nach jedoch zu ignorieren schiene. Doch sie erinnerte sich auch an ein anderes Mal, als ihre Mutter sie, die damals sechs Jahre alt war, in ihren Sachen entdeckte, ihr sagte, sie sähe »lächerlich« aus, und sie auslachte. Frau C. erinnerte sich, wie sie sich in jenem Augenblick ihres Körper sehr geschämt habe.

Was auch immer ihre tatsächliche Mutter getan oder nicht getan haben mag, innerlich erlebte Frau C. sie jedenfalls als eine Mutter, die entweder überhaupt nicht reagierte, wenn sie eine Inkongruenz zwischen ihren Erwartungen an Frau C.s Aussehen und Frau C.s eigenem Körpererleben wahrnahm, oder sich aktiv über sie lustig machte, wenn sie mit dieser Inkongruenz offen konfrontiert war. Das hinterließ bei Frau C. nicht nur Scham, sondern gab ihr auch das Gefühl einer tiefgreifenden Inkongruenz auf der Ebene ihres Körperselbst, die sie alleine nicht verarbeiten konnte.

Als ich diesen Schilderungen zuhörte, hatte ich natürlich keinerlei Zugang zu externen Informationen, die es mir ermöglicht hätten einzuschätzen, inwieweit sie zutrafen. Daher konzentrierte ich mich darauf, was sie über Frau C.s innere Welt aussagten. Mich erstaunte, wie wenig Einfühlsamkeit in den Szenen mit ihrer Mutter zu spüren war, von denen sie mir erzählte. In der Gegenübertragung klang dies insofern nach, als ich außergewöhnlich bewusst darauf achtete, wie ich sie ansah und welche Worte ich benutzte, so als drohte eine Katastrophe, wenn ich sie nicht verstand.

Frau C. erinnerte sich, dass sie sich in ihrem gegebenen Körper nie wohl gefühlt habe. Was ihn angehe, habe sie immer ein Fremdheitsgefühl gehabt, so als »gehörte er jemand anderem«. Zwar »hasste« sie ihren männlichen Körper nicht, fühlte sich in ihm aber auch nicht zu Hause. In der Schule war sie Freundschaften mit Mädchen zugeneigt gewesen und hatte nicht gerne mit Jungen gespielt. Als sie älter wurde, hatte sie das Gefühl, irgendwann unter dem Druck der Realität, die sie vor allen verbergen musste, zu »explodieren«: Sie empfand sich als Frau im Körper eines Mannes. Mit achtzehn, kurz nach dem Tod des Vaters, ging sie von zu Hause weg und blieb daraufhin nur noch sporadisch in Kontakt mit ihrer Mutter.

Frau C. fühlte sich unwohl in ihrem Körper, der tragischerweise wirkte, als gehörte er jemand anderem, weil sie sich so schrill darbot: Sie trug sehr kurze Röcke, die ihre sehr athletische und unverkennbar »maskuline« Statur hervorhoben. Ihre Brüste waren durch hormonelle Behandlungen und andere Hilfsmittel vergrößert und wurden von ihr sehr »zur Schau« getragen, was die Inkongruenz zu ihrem restlichen Körper betonte. Diese

Aufmachung hatte nichts Sexuelles. Vielmehr wirkte ihr Körper wie abgeschaltet, von allem Lebendigen abgewandt, wie ein verkleidetes Gespenst, das sich zwar zurechtgemacht hatte, jedoch nicht recht wusste, wohin mit sich. Nach meinem Verständnis rührte dies zumindest teilweise daher, dass ihr Körper in ihrer frühen Kindheit von keinem ihrer Elternteile positiv besetzt worden war. Somit konnte Frau C. nicht auf die Erinnerung eines liebevollen Blicks oder einer Berührung zurückgreifen, die ihr geholfen hätte, eine Brücke zur Freude an ihrem eigenen Körper und zur Ausgestaltung ihrer sexuellen Wünsche zu finden.

Da wir uns in den Sitzungen gegenübersaßen, spürte ich, dass zwischen uns sehr viel durch unseren Blickwechsel kommuniziert und ausagiert wurde. Ich für meinen Teil musste genau darauf achten, wie ich sie ansah: Es fiel mir schwer, sie in ihrer inkongruenten Körperlichkeit anzunehmen, und manchmal empfand ich ihre Art, sich mir zu präsentieren und mich anzusehen, als geradezu gewaltsam, als sollte ich dazu angehalten werden, mir ihren beschädigten Körper anzusehen, der ihr so fremd war und den ich im Vergleich zu mir wiederum als ganz »andersartig« erlebte. In Wahrheit fiel es mir schwer, sie in ihrer äußeren Erscheinung anzunehmen, und häufig merkte ich, dass es mir lieber gewesen wäre, sie hätte auf der Couch gelegen, anstatt mir gegenüber zu sitzen. Es war wichtig, dass ich mir diese starke Gegenübertragungsreaktion vergegenwärtigte, denn sie half mir dabei, etwas besser zu verstehen, was zwischen uns noch nicht in Worte gefasst werden konnte.

Frau C. entwickelte mir gegenüber sehr schnell eine intensive Übertragungsbeziehung. Sie war sehr mit den Sitzungen und besonders mit der Frage beschäftigt, was ich über sie dachte und für sie empfand. Die Pausen zwischen den Sitzungen waren für sie nur schwer zu ertragen, doch sie konnte nicht mehr als einmal pro Woche eine Psychotherapie in Anspruch nehmen, da ihre Behandlung aus öffentlichen Mitteln bezahlt wurde.[38] In den Anfangsjahren spürte ich, wie sie buchstäblich danach hungerte, einen Platz in meinem Inneren zu ergattern. Viele Male griff ich dies in der Übertragung auf. Ihre Reaktion auf Übertragungsdeutungen war zu dieser Zeit interessant und selbst ein Ausdruck dieses »Hungers«: Für mein Empfinden richtete sie sich in der Intimität und Unmittelbarkeit einer Übertragungsdeutung regelrecht ein, anstatt über sie nachdenken zu können – das sogenannte »Hier und Jetzt« wurde zu einem behaglichen Zuhause, das ihr

38 Im Gegensatz zu Deutschland gibt es in England keine Kostenübernahme durch Krankenkassen. [Anm. d. Ü.]

das beruhigende Gefühl einer großen Nähe zwischen uns gab, aus der sie sich zum Ende der Sitzung schließlich brutal verstoßen fühlte.

Frau C. leitete ihre Sätze oft ein, indem sie sagte: »Wahrscheinlich erkläre ich das nicht sehr gut«, oder: »Sie werden das nicht verstehen, weil ich es so schlecht ausdrücke.« So oder so schien sie das Gefühl zu haben, etwas Unsagbares zu vermitteln, das ich meinerseits nicht verstehen würde. Nicht selten hatte ich verstärkt den Eindruck, dass wir zwar beide »redeten«, uns jedoch nie wirklich trafen. Unsere Gespräche hatten etwas ziemlich Steriles. Nur wenn ich sie durch meine Blicke aufnahm oder bemerkte, dass sie mich ansah, kam es zu einem unmittelbareren, wenn auch verstörenden Austausch. Doch viel Zeit war nötig, bis wir uns diese Erfahrung – zu sehen und gesehen zu werden – gemeinsam »ansehen« konnten.

Im ersten Jahr der Therapie idealisierte Frau C. mich in der Übertragung, und ich hatte oft den Eindruck, dass sie mit mir verschmelzen und im Grunde zu mir werden wollte. Schließlich setzte sie diese Phantasie ganz konkret um, indem sie in einer Aufmachung zur Sitzung erschien, mit der sie offenkundig eines meiner »Outfits« nachzuahmen versuchte. Sogar ihr langes Haar trug sie so wie ich. Im Laufe der Zeit erforschten wir diese Imitationen und ihre Bestrebungen, ganz konkret von mir Besitz zu ergreifen. Daraufhin teilte sie Erinnerungen, wie sie als Kind oft lange mit ihrer betrunkenen Mutter alleine zu Hause war und sich deren Kleider und hochhackige Schuhe anzog, so als wollte sie eine Nähe zu ihr heraufbeschwören, indem sie sie imitierte – und buchstäblich in ihre Schuhe schlüpfte.

Zu erleben, wie sie mich nachahmte, eröffnete uns jedoch noch eine weitere Perspektive. Der Anblick von Frau C., wie sie eine Kopie meines Outfits trug, irritierte mich sehr. Ich war ganz damit befasst, sie anzuschauen und einige meiner eigenen Sachen an ihr wiederzufinden, fand jedoch, dass sie nicht zu ihr passten. Ich dachte besorgt: »Ich sehe doch nicht *so* aus!«, als müsste ich mich von etwas distanzieren, das sie von sich preisgab. Außerdem fühlte ich mich durch ihre Imitation lächerlich gemacht – etwas Ähnliches musste sie wohl auch gespürt haben, als ihre Mutter sie in ihrer Verkleidung entdeckt und ausgelacht hatte. Anders gesagt fühlte ich mich gewissermaßen entstellt und mit einem verzerrten und verunglimpften Bild meiner selbst konfrontiert, das ich kaum annehmen konnte, weil es sich so fremd anfühlte: Ich sah mich selbst so nicht und wollte so auch nicht gesehen werden.

Als ich über diese Episode nachdachte, hatte ich den Eindruck, dass Frau C. gewissermaßen den Spieß umgedreht hatte und mir zeigte, wie es sich anfühlte, in meiner körperlichen Verfassung nicht richtig von ihr gespiegelt zu werden. Doch ich konnte dies nicht an Ort und Stelle aufgreifen, weil ich zunächst einmal Zeit brauchte, um es selbst wirklich zu verstehen. Zudem mussten wir wiederholt in eine Lage versetzt werden, in der die verschiedenen Unstimmigkeiten in unserer Beziehung zutage traten, bevor wir gemeinsam eine Sprache dafür entwickeln konnten, wie es sich anfühlt, von anderen nicht richtig gespiegelt und beschämt zu werden.

Schließlich konnte diese Perspektive auch Licht auf ihre Panikattacken und Agoraphobie werfen. Frau C. erlebte öffentliche Räume subjektiv als »Spiegelhallen«, wie sie es nannte. Sie beschrieb, wie sie sich außerhalb ihres Zuhauses von dem Gedanken verfolgt fühlte, ihr Spiegelbild in Schaufenstern zu erblicken oder von anderen angesehen zu werden. In diesen Spiegeln, sagte sie, »sehe ich ganz falsch aus«. In solchen Momenten wurde ihr schwindelig, und sie wollte sich so schnell es nur ging wieder in die Sicherheit ihrer dunklen Wohnung zurückziehen. Wenn ihre Panikattacken sie im Griff hatten, war es, als gerate sie in einen Albtraum, in dem sie gezwungen war, einen Körper zu betrachten, an dem nichts miteinander zusammenhing.[39] Außenräume erschienen ihr wie verzerrende reflektierende Oberflächen, die sie womöglich an die glasigen Augen ihrer betrunkenen Mutter oder an den abwesenden Blick ihres Vaters erinnerten, in denen sie ihr Selbst nicht finden konnte.

Ihre tiefsitzende Erwartung, dass ihre Objekte es nicht ertragen könnten, sie so zu sehen, wie sie war, und nicht akzeptieren könnten, dass sie sich innerlich zutiefst »unpassend« fühlte – was in der Art und Weise, wie sie sich körperlich präsentierte, deutlich zu erkennen war –, wurde zu einem sehr wichtigen Fokus unserer Arbeit. Anstatt um die Frage nach dem »Warum« ging es anfangs darum, zu verstehen, »was« sie erlebte.

In den zwei Jahren bis zur Operation, in denen sie von einer Spezialabteilung für Transsexuelle betreut wurde, verbrachten wir sehr viel Zeit

39 Ich fragte mich, ob Frau C. womöglich an einer Körperbildstörung litt und somit zu einer Gruppe von Individuen gehörte, die sich zwar als Transsexuelle präsentieren, tatsächlich aber eher unter Dysmorphophobie leiden. Allerdings sollte eine wichtige phänomenologische Unterscheidung zwischen diesen beiden beachtet werden: Bei Dysmorphophobie wird der Körperteil, der entfernt werden soll, in der Regel als »hässlich« angesehen, was bei Transsexuellen nicht häufig der Fall ist. Sie sehen ihre Genitalien eher als nicht kongruent mit ihrer Geschlechtsidentität oder als etwas, das »nicht zu ihnen gehört«, jedoch nicht unbedingt als »hässlich« oder fehlerhaft. Frau C. empfand ihren gegebenen Körper nicht als »hässlich«.

damit, gemeinsam anhand des Übertragungsgeschehens über die bevorstehende Operation nachzudenken. Für Frau C. war die geschlechtsangleichende Operation »die« Lösung, von der sie sich immer wieder neu belebt fühlte, wenn sie das Gefühlt hatte, ich stünde ihr nicht zur Verfügung. In solchen Momenten konnten wir ein Verständnis dafür entwickeln, wie die Phantasie des »wahren« weiblichen Körpers, den sie eines Tages haben würde, ihr dazu diente, sich mit der Trennung von mir abzufinden, vielleicht so wie in ihrer Kindheit, als sie ihre Mutter immer wieder an den Alkohol verloren hatte. Sie fand dann Trost in der Phantasie, sich selbst zu gebären und einen Körper zu bewohnen, der ganz, autark und das direkte Abbild eines idealisierten Mutterkörpers war, dem sie sich ebenso beraubt fühlte wie eines Zugangs zum Denken und Fühlen ihrer Mutter – mit dem Unterschied, dass der Körper in dieser Phantasie zu einer »Kopie ohne Original« (Baudrillard, 1994) wurde, da die Mutter faktisch ausradiert war.

Wenn sie sich innerlich in diesem Zustand befand, wurde ihr gegebener Körper zum Gespenst eines Körpers, dem jede Wirklichkeit und Herkunft abhanden gekommen war: Ihren Penis erlebte sie dann als ein fremdes »Ding«, das mit ihr nichts zu tun hatte und abgeschnitten werden musste. Im Gegensatz dazu war sie sich nun sicher, mit ihren »neuen« Brüsten niemanden mehr zu brauchen. Die anstehende Operation hatte nicht mehr die Funktion, ihr die Möglichkeit eines besseren Lebens zu eröffnen, das sich mehr mit ihrem subjektiven Selbsterleben deckt, sondern diente ihr dazu, einen tiefsitzenden Groll gegen ihre Mutter auszuagieren.

Der Groll, den sie in sich trug, richtete sich auch gegen ein Elternpaar, das in heftige Streitereien verwickelt war, die mit einer körperlichen Nähe einhergingen, von der sie sich ausgeschlossen fühlte. Interessanterweise wurden ihre Streitereien in ihrer Vorstellung von der Phantasie (womöglich auch der Realität) begleitet, dass es in der Folge zu einer erregten sexuellen Versöhnung kommen würde, die den Bruch zwischen den Eltern heilte und sie mit dem Gefühl alleine ließ, dass in ihr etwas zerbrochen war und anscheinend weder Vater noch Mutter ihr hatten helfen können. In der Übertragung kam dies schmerzhaft zum Vorschein, insbesondere während Urlaubsunterbrechungen, in denen sie sich vorstellte, wie ich eine schöne Zeit mit meiner Familie verbrachte und sie aus meinen Gedanken verstieß.

Im Laufe der fünf Jahre unserer gemeinsamen Arbeit wurde Frau C. aufgeschlossener, und wir konnten ihren Wunsch ergründen, faktisch »zu mir/ Mutter« zu werden, um das schmerzhafte Trennungsgefühl zu vermeiden, das sie als eine traumatische Vertreibung aus den Gedanken und Gefühlen der anderen Person erlebte. Jedoch änderte dies nichts an ihrer festen Überzeugung, dass sie sich in einem weiblichen Körper eher zu Hause fühlen würde, und ich sollte vielleicht hinzufügen, dass es nie meine therapeutische Absicht war, daran etwas zu ändern. Meiner Ansicht nach war es meine Aufgabe, ihr dabei zu helfen zu verstehen, was ihre Erfahrungen und Gefühle bedeuteten.

Nach etwas mehr als zwei Jahren Therapie unterzog sich Frau C. der Operation. Als der Termin näher rückte, schwankte sie zwischen Angst und manischen Stimmungen. Sie malte sich aus, wie die Operation ihrem Gefühl, mit sich selbst und ihrem Körper uneins zu sein, endlich ein Ende setzen würde. Außerdem stellte sie sich vor, endlich eine sexuelle Beziehung haben zu können, da der Körper, den sie vor einem Partner entblößen würde, auch der Körper sein würde, der sie wirklich war.

Nach der Operation kam es zu einigen medizinischen Schwierigkeiten, die bei ihr Depression und Verzweiflung auslösten. Sie dachte, ihr Körper würde sich nie richtig anfühlen. Erneut wurde mir sehr bewusst, wie wichtig die visuelle Beziehung zwischen uns war. Sie schien mir darauf angewiesen zu sein, dass ich diesen rekonstruierten Körper, den sie noch immer so erlebte, als bestünde er aus unzusammenhängenden Einzelteilen, mit meinen Blicken und Gedanken aufnahm. Es war, als brauchte sie eine Zeugin für diesen Prozess – eine, die bereit war, sie anzusehen, ohne sie zu beschämen. Die Kastration, der sie sich faktisch unterzogen hatte, war für mich nur schwer vorstellbar, und ich hatte den Eindruck, dass sie mir das ansehen konnte. Doch als sie mein Gesicht fest ansah, spürte ich auch die Dringlichkeit, mit der sie verlangte, dass ich diese Realität in mich aufnahm.

Frau A. war wütend auf die Chirurgin, die ihre Arbeit schlecht gemacht hatte. »Ich sehe immer noch falsch aus und fühle mich auch so«, sagte sie vorwurfsvoll. Sie war sich schmerzlich bewusst, dass sie, obwohl sie eine rekonstruierte Vagina und keinen Penis mehr hatte, immer noch maskuliner aussah, als sie es sich wünschte. Diese Zeit war für Frau C. sehr schwer durchzustehen, doch auch sehr wichtig, um sich von der Phantasie loseisen zu können, dass die geschlechtsangleichende Operation den so konkret im Körper verorteten Schmerz beseitigen würde.

Etwa zu dieser Zeit erzählte sie mir von einem Traum, *in dem sie einen großen antiken Spiegel kaufte, den sie behutsam über ihrem Kaminsims aufhängte. In der Nacht fiel der Spiegel herunter und zerbrach in viele Stücke*. Mit der Zeit verstanden wir, dass sie mir mit diesem Traum mitteilen wollte, wie sie in meinen Augen nach einem Spiegel suchte, der sie als eine ganze Person reflektieren und ihr versichern würde, dass die Operation gelungen war; doch jedes Mal, wenn sie mich ansah, konnte sie ihrem Gefühl nach bloß erkennen, dass sie immer noch Stückwerk war. Mich beschäftigte der Umstand, dass es sich um einen »antiken« Spiegel handelte. Ich griff dies als Ausdruck ihres Wunsches auf, dass ich auch ihren »alten« Körper zurückspiegele, ihn also im Blick behalte, wenn sie selbst sich damit schwertat, da ihr Körper und seine Geschichte noch immer ein Teil von ihr waren. Frau C. stiegen Tränen in die Augen, und sie sagte, sie könne es nicht ertragen, sich alte Fotos anzuschauen. Dann fing sie sich und sagte sehr distanziert, sie spiele mit dem Gedanken, ihre alten Fotos zu schreddern. Ich sagte, sie zeige mir, wie schwierig es sei, die Verbindung mit ihrem »alten« Körper aufrechtzuerhalten, und dass sie meine Deutung nun am liebsten auch schreddern würde, weil ich sie vielleicht gewaltsam mit der Realität ihres alten Körpers und ihrem inneren Schmerz konfrontiert habe, von dem sie gehofft habe, er werde durch die Operation »herausgeschnitten«. Außerdem dachte ich – ohne es zu jenem Zeitpunkt auszusprechen, weil ich nicht glaubte, dass sie in ihrer damaligen Verfassung bereit war, es zu akzeptieren –, dass sie erkannte, welche Gewalt sie ihrem eigenen Körper zugefügt hatte, dass sie ihn durch die geschlechtsangleichende Operation buchstäblich »geschreddert« hatte, was sie sich jedoch nicht eingestehen konnte, ohne sich wieder wie in Stücke zerlegt zu fühlen.

Die Anerkennung des »ursprünglichen« Körpers ist psychisch sehr wichtig und erfordert schmerzhafte psychische Arbeit, bei der man sich Verlusten stellen und die eigene Abhängigkeit anerkennen muss. Wie gut die postoperative Anpassung gelingt, hängt entscheidend davon ab, wie gut dieser tückische innere Vorgang verarbeitet wird. Sich einer Operation zu unterziehen, kann manchmal der einzige Weg sein, um weiterzuleben, doch die innere Einstellung zur Operation und dem, was sie im besten Fall erreichen kann, ist entscheidend für die Qualität der Beziehungen zu anderen, die das Individuum mit dem neu rekonstruierten Körper eingehen kann.[40]

40 Die Beziehung Transsexueller zum biologischen Geschlechtsunterschied ist ebenfalls eine bedeutende Dimension ihres Erlebens. Eine weitere Ausführung dieser Thematik würde den Rahmen dieses Buches sprengen. Sie verdient jedoch erwähnt zu werden, da die Realität der geschlechtlichen Differenz und deren Bedeutung für die Patient*innen bei dieser Art der Arbeit sowohl für Patientin wie Analytikerin als Thema ständig präsent sind. Sexuierung bedeutet biologische Differenzierung nicht bloß auf der Ebene der Genitalien, bei denen nach Belieben

Im Zuge ihrer Enttäuschung über das Ergebnis der Operation war es wichtig, mit Frau C. gemeinsam darüber nachzudenken, dass ich ihrem Empfinden nach all das besaß, wonach sie sich sehnte, es jedoch für mich behielt. Dabei ging ich zunächst davon aus, dass ich für sie die Frau sei, die sie gerne wäre, doch schließlich begriff ich, dass es um etwas Anderes ging und die Frage nach meinem Geschlecht und meiner Geschlechtsidentität uns auf Abwege führte. Am meisten neidete Frau C., dass ich in ihren Augen einen begehrten Körper bewohnte und begehren konnte. Sie sprach gar davon, dass sie mich als »lebendig« erlebe und finde, dass ich mich in meiner Haut wohl fühle. Diese Sitzungen waren die Vorboten einer langsamen und allmählichen Veränderung ihres inneren Befindens hin zu einem eher depressiven Funktionsniveau.

Diese Entwicklung wurde einige Monate später deutlich, als sie spontan den Entschluss fasste, Fotos von sich als Junge mitzubringen, um mir zu zeigen, wie unwohl ihr offenkundig in diesem »alten« Körper zumute gewesen war. Ich dachte, dass sie sich nicht nur vergewissern wollte, mit der Operation das Richtige getan zu haben, sondern auch damit begann, sich einen gespenstischen Teil ihrer selbst *anzusehen*, der in diesen Bildern ihres Körpers aus der Kindheit festgehalten war und sich trotz der Operation noch immer in ihr befand. So konnten wir verstehen, dass ein Teil ihrer Anpassung an ihren postoperativen Körper nur gelingen konnte, wenn *sie* in der Lage war, ihren einstigen männlichen Körper und das bewusst und unbewusst mit ihm Assoziierte anzusehen und in sich aufzunehmen.

Ein Jahr nach der Operation fing Frau C. zum ersten Mal seit über zehn Jahren eine sexuelle Beziehung mit einem Mann an, der selbst mit Problemen zu kämpfen schien, jedoch liebevoll auf sie einging. Beide respektierten das Anderssein der jeweils anderen Person. Sie konnte ihm ihre Geschichte erzählen und fühlte sich von ihm akzeptiert. Langsam fühlte sie sich lebendiger und erlebte ihren Körper als eine potenzielle Quelle von Lust. In Anbetracht ihrer frühen Geschichte war es vielleicht unausweichlich, dass sie weiterhin empfindlich auf Kränkungen durch andere reagierte

etwas hinzugefügt oder entfernt werden kann, sondern auch im Hinblick auf die biologische Funktion des »ursprünglichen« Genitals. Es ist eine Tatsache, dass sich unsere Zuordnung zu einem Geschlecht an der Reproduktion orientiert, wie Mitchell (2004) erläutert. Für Transsexuelle, die sich einer geschlechtsangleichenden Operation unterziehen, besteht die schmerzliche Realität darin, dass sie biologisch kastriert werden. Die traumatische Erkenntnis, kein Kind gebären oder zeugen zu können, muss innerlich verarbeitet werden und erfordert einen Trauerprozess.

und rasch Scham verspürte, doch sie konnte dies auch besser für sich verarbeiten. Ihre Panikattacken ließen deutlich nach, und sie fand eine Arbeitsstelle. Nicht nur im Zusammenhang mit ihrer neuen Beziehung, sondern auch ganz allgemein in den freien Räumen des Lebens, die sie zuvor so gefürchtet hatte, schien sie ihrem Körper ein größeres Potenzial beizumessen. Es war bezeichnend, dass sie sich passender zu ihrer tatsächlichen Figur zu kleiden begann, sodass die von mir erwähnte frühere Inkongruenz in ihrer Erscheinung zurückging. Ich fing an, neben ihren maskulineren Zügen auch feminine Konturen in ihrem Aussehen auszumachen, die nun irgendwie mehr wie aus einem Guss wirkten und nicht mehr so unstimmig nebeneinander standen wie zuvor. Als wir unsere gemeinsame Arbeit beendeten, war für Frau C. weiterhin klar, dass die Geschlechtsumwandlung das Richtige für sie gewesen war und die Therapie ihr dabei geholfen hatte, sich mit sich selbst zu »arrangieren«.

Entwicklungswege zur Transsexualität

Wenn ich über meine Arbeit mit Frau C. nachdenke und mir die Frage stelle, was ihr bei der Umstellung auf die neue Lebenslage geholfen hat, denke ich, dass die Erfahrung, so »gesehen zu werden«, wie sie war, und ihren inkongruenten Körper und ihr fragmentiertes Selbst in meinem Innern repräsentiert zu erleben, für sie wohl einen großen Unterschied machte. Allmählich konnte sie so mehr Kohärenz in sich selbst aufbauen und, als sie sich stabilisierte, eine stärkere emotionale Verbindung zu den Verlusten herstellen, die mit der Entscheidung zur geschlechtsangleichenden Operation einhergingen, obwohl sie diese nicht bereute. Zudem war für sie die Beziehung zu einer Person wichtig, die diese Erfahrung nicht nur spiegelte und ein Containment bereitstellte, sondern auch ihren Hass auf ihre Objekte und die Angriffe, die sie mittels ihres Körpers gegen das Objekt richtete, im Auge behielt.

Wie ich anhand meiner Arbeit mit Frau C. hoffentlich veranschaulicht habe, können wir bei manchen Fällen von Transsexualität in der Lebensgeschichte der Patient*innen und ihrer Aktualisierung in der Übertragung Hinweise auf frühe Erfahrungen in ihrer Entwicklung finden, die zu einer gegengeschlechtlichen Identifizierung führen können und deren Abwehrfunktionen verdeutlichen. Ich habe mich hier vor allem darauf konzentriert, wie entscheidend das frühe Spiegeln der körperlichen Verfassung eines Kindes für die Entwicklung eines kohärenten Selbstempfindens ist.

In der Psychoanalyse gilt die Fähigkeit des Primärobjekts, das Erleben des Kindes zu spiegeln, schon lange als entscheidender Faktor in Bezug auf die Qualität der verinnerlichten Objektbeziehungen. Winnicott (1956) nahm an, dass das Baby, wenn es seine Mutter anschaut, in ihrem Ausdruck das sieht, was es in sich selbst sieht. Die mütterliche Spiegelfunktion gilt hier als wesentlich für die Entwicklung der Selbstrepräsentanz des Babys. Aus einer anderen Perspektive heraus hat sich Bion (2013) mit der Spiegelfunktion auseinandergesetzt und betont, wie wichtig es für die Entwicklung ist, dass eine Mutter das psychische Erleben des Kindes aufnehmen (d. h. containen) *und* es ihm in verarbeiteter Form zurückübermitteln kann. So unterstützt sie die allmähliche Verinnerlichung einer Denkfunktion.

Sowohl Winnicotts als auch Bions Theorien betonen, wie wichtig die Spiegelung und Transformation des kindlichen Erlebens durch die Fähigkeit des Primärobjekts sind, das innere Erleben des Kindes[41] zutreffend zu reflektieren und gleichzeitig deutlich zu machen, dass sich das eigene Erleben davon unterscheidet (d. h. die Spiegelung ist »markiert«). Dieser Prozess erleichtert die »Mentalisierung« des Erlebten (Fonagy und Target, 2000). In diesem Ansatz kommt es zu einer Konvergenz von Psychoanalyse und gegenwärtigen Ausarbeitungen der Bindungs- und Mentalisierungstheorie, ungeachtet ihrer unterschiedlichen epistemischen Annahmen (Fonagy, 2006a).

In Frau C.s Fall versäumten die Eltern es nicht nur, ihr das Gefühl der Inkongruenz im Kern ihres subjektiven Körpererlebens und ihrer Geschlechtsidentität zu spiegeln; sie waren auch ganz allgemein nicht imstande, ihr Gefühlsleben zu spiegeln. In der Übertragung aber waren es ihr körperliches Erleben und ihre körperliche Erscheinung, die ich dringend betrachten und in mich aufnehmen sollte, weshalb ich mich in diesem Kapitel auf diese Aspekte konzentriert habe. Wenn ich behaupte, das Misslingen des Spiegelns sei für das Verständnis von Frau C.s Transsexualität von zentraler Bedeutung gewesen, denke ich daran, welche Konsequenzen es für sie hatte, immer wieder die Erfahrung machen zu müssen, »in meinem Körper nicht richtig zu sein«. Diese Erfahrung blieb unverarbeitet und konkretisierte sich somit im Körper.

Projektive Identifizierungen in den Körper des Kindes durch ein oder beide Elternteile oder das Unvermögen der Eltern, dem Kind sein kör-

41 Ich möchte an dieser Stelle betonen, dass dies auch das Spiegeln des somatischen Reaktionsvermögens und der Erregbarkeit einschließt, die durch den frühen körperlichen Austausch zwischen Mutter und Baby stimuliert werden.

perliches Erleben zu spiegeln, können Verzerrungen in der Entwicklung herbeiführen, die sich klinisch als Störungen der Sexualentwicklung und Geschlechtsidentifizierung manifestieren. Wenn wir diese klinischen Bilder verstehen wollen, müssen wir nicht nur die projektiven Vorgänge in Betracht ziehen, die bestimmen, wie der Körper und die Geschlechtszugehörigkeit des Kindes von den Eltern wahrgenommen, erlebt und dem Kind gespiegelt werden; wir müssen auch die Introjektion dieser Erfahrungen berücksichtigen, die unterschiedlich stark ausgeprägte Verzerrungen und Idiosynkrasien einschließt. Frau C. hatte sich unbewusst mit einem Objekt identifiziert, von dem sie sich verzerrt wahrgenommen und verhöhnt fühlte. In der Übertragung wurde dies deutlich, als sie eines Tages in einer exakten Kopie meines Outfits zur Sitzung erschien.

Den Fokus auf das Spiegeln zu legen, verdeutlicht zudem, wie wichtig reale Beziehungen für die Entwicklung sind. Solch ein relationaler Schwerpunkt ist allerdings erst dann psychoanalytisch, wenn wir auch die Rolle unbewusster Phantasien und Konflikte für die psychische Entwicklung berücksichtigen. Nirgends ist dies wichtiger als in Bezug auf ein Verständnis von Sexualität und Geschlechtsidentifizierungen. Sexualität ist nicht bloß ein Triebgeschehen und daraus hervorgehendes Verhalten; sie organisiert darüber hinaus das innerpsychische Erleben und die Phantasiewelt. Mit anderen Worten, die frühen Bindungsbeziehungen schaffen den interpersonellen Kontext, in dem sich unser Erleben des Embodiments und somit unsere Sexualität entfaltet (Schilder, 1923; Diamond und Blatt, 2007; Weinstein, 2007), und die kindliche Sexualität wiederum wird durch diese Interaktionen geprägt (d. h. äußere Erfahrungen mit anderen werden als autoerotische Betätigung erneut erlebt). Bei unserer Arbeit mit transsexuellen Patient*innen müssen wir deren Erfahrungen mit *Sexualität in der Kindheit* verstehen, doch diese sind von der *kindlichen Sexualität* zu unterscheiden, deren Überreste im Unbewussten zu finden sind (Scarfone, 2002).

Darüber hinaus ist es wichtig, die systemischen kulturellen Kräfte in unsere analytischen Ansätze einzubeziehen, die den Rahmen für das Erleben und den Ausdruck von Sexualität und Geschlechtsidentität bilden (Dimen, 1991; Goldner, 1991, 2011; Harris, 1991, 2011; Benjamin, 2002; Suchet, 2011), um einer vereinfachenden Gleichsetzung von biologischem Geschlecht, Geschlechtsidentität und sexuellem Begehren entgegenzuwirken (Foucault, 1983; Butler, 1997, 2003). Wenn man sich mit Transsexualität auseinandersetzt, ist also gewissermaßen ein weitwinkliges Objektiv vonnöten, um die interpersonellen und innerpsychischen Vorgänge zu erfassen, die dazu führen, dass das Kind sein geschlechtliches Embodiment auf äußerst idiosynkratische Art und Weise erlebt.

Bei Frau C. lässt sich unmöglich mit Sicherheit sagen, ob ihr frühes Gefühl, eine Frau im Körper eines Mannes zu sein, am besten anhand von biologischen und/oder psychologischen Faktoren zu erklären ist. In ihrem bestimmten Fall ist ein psychogenetischer Erklärungsansatz naheliegend, wenn man ihre frühe Geschichte emotionaler Deprivation berücksichtigt und bedenkt, wie sie die »Abwesenheit« ihrer Mutter und den Hass auf ihren Vater, der sie diesem Schicksal überlassen hatte, durch eine feminine Identifizierung zu verarbeiten suchte, mit deren Unterstützung sie die Phantasie einer symbiotischen Verschmelzung mit der Mutter hegen (Ovesey und Person, 1973) und den Vater auslöschen konnte.

In anderen Fällen stellt es sich als schwieriger heraus, ein Defizit oder Trauma in der frühen Kindheit zu identifizieren. Ist dies der Fall, so müssen wir die Möglichkeit in Betracht ziehen, dass vielleicht biologische Faktoren die gegengeschlechtliche Identifizierung beeinflussen.[42] Das bedeutet nicht, dass solche Faktoren, selbst wenn sie vorhanden sind, unabhängig von psychologischen oder sozialen Kräften agieren.

Abschließende Gedanken

Transsexualität wird begrifflich oft so gefasst, als handele es sich um eine einheitliche »Verfassung« bei einer homogenen Gruppe von Individuen. Dabei wäre es zutreffender, von Transsexualitäten zu sprechen, um die Heterogenität der Entwicklungswege und der Funktionen einer transsexuellen Identität und der eventuell mit ihr verbundenen Körpermodifizierungen miteinzubeziehen.

Ich habe erläutert, dass sich ein Zugang zum Erleben Transsexueller in manchen Fällen nicht bloß um Fragen der Geschlechtsidentität und Sexualität dreht, sondern auch dem Bruch in der Kohärenz der Identität nachgeht. Besonders konzentriert habe ich mich auf das transsexuelle Erleben

42 Ähnlich wie bei analytischen Hypothesen gibt es *ein paar* Hinweise auf biologische Faktoren (Zhou et al., 1995; Garcia-Falgueras und Swaab, 2008), jedoch sind diese Befunde längst nicht widerspruchsfrei, oder sie sind in vielerlei Hinsicht begrenzt (für kritische Betrachtungen siehe Chung et al., 2002; Hulshoff et al., 2006; Nieder und Richter-Appelt, 2009).

von Inkongruenz, um darzulegen, dass ein nicht mentalisiertes Erleben der Inkongruenz des Körperselbst bei manchen Transsexuellen zur Suche nach dem »richtigen« Körper führt, der die Inkongruenz mildern und ihnen versichern soll, dass das Bild im Spiegel (buchstäblich und metaphorisch) dem subjektiven Körpererleben entspricht. Was sie mit Hilfe eines modifizierten Körpers, der ihnen die Befreiung von der Inkongruenz »garantieren« soll, im Grunde suchen, ist die Aufnahmebereitschaft ihres Gegenübers.

Ein weiterer Fokus liegt auf der Bedeutung des intersubjektiven Spiegelungsprozesses für körperliche Zustände. Er ist eine der Grundlagen für die Entwicklung der Identität und stellt einen zusätzlichen Blickwinkel dar, aus dem sich das Erleben Transsexueller in der Übertragungs-Gegenübertragungsmatrix womöglich erfassen lässt. Jedoch möchte ich darauf hinweisen, dass das markierte und kontingente Spiegeln des Körpererlebens des Selbst höchstwahrscheinlich für uns alle von entscheidender Bedeutung für die Entwicklung eines kohärenten Selbstempfindens ist, das sicher im Körper verwurzelt ist.

Kapitel 6

Trauma und Körper

Eine psychoanalytische Interpretation von Almodóvars *Die Haut, in der ich wohne*

In allen vorherigen Kapiteln habe ich verschiedene Manifestationen psychischen Schmerzes dargestellt, die auf dem Körper gewissermaßen ausgelebt werden – oftmals verzweifelte Versuche, den Schmerz durch körperliche Veränderungen zu »behandeln«. In all diesen Fällen war der Körper der Schauplatz, an dem sich Defizite in der Entwicklung offenbarten, sowie der Schauplatz des Enactments psychischer Konflikte.

Wie sich ablösende Hautschichten nimmt auch Almodóvars neueste Geschichte schmerzlich ihren Lauf, um den unverarbeiteten Schmerz von Verlusten, die nicht betrauert werden können, offenzulegen. Die Haut – jene »Stoffkulisse«, auf die wir unsere Phantasien und Ängste projizieren (Mifflin, 1997) – wird hier wirksam eingesetzt, um zutiefst psychoanalytische Themen zu untersuchen, die für unser Verständnis des Körpers von großer Bedeutung sind.

Der Titel des Films bedient sich des Berufs der Hauptfigur – Dr. Robert Ledgard (Antonio Banderas), ein gepeinigter Schönheitschirurg –, um eine Metapher zu entwickeln, anhand derer zwei zentrale Themen untersucht werden: die komplexe Beziehung zwischen dem gegebenen Körper und unserer Identität und der besondere Gebrauch, der vom Körper gemacht wird, nämlich die Projektion in den Körper des Objekts – sozusagen der *stellvertretende* Gebrauch von dessen Körper –, um traumatische Ereignisse zu bewältigen, die psychisch nicht repräsentiert werden können.

Wie in *Fessle mich!* (1989), *High Heels* (1991) und *Alles über meine Mutter* (1999) hebt diese neueste Darbietung in typischer Almodóvar-Manier den menschlichen Körper als den Ort hervor, an dem Identitäten und ihre traumatischen Zusammenbrüche verhandelt werden. *Die Haut, in der ich wohne* ist ein zeitgemäßer Film, der uns zum Nachdenken bringt, wenn man bedenkt, dass der Körper in unserer gegenwärtigen Kultur als Projekt

(Giddens, 1991) gesehen wird, in dessen Rahmen er nach Belieben manipuliert werden kann, ohne dass die in ihn eingeschriebene Entwicklungsgeschichte bewusst anerkannt wird – eine Geschichte, die, wie uns dieser Film eindrucksvoll in Erinnerung ruft, niemals beseitigt werden kann, wie weit die körperliche Transformation auch reichen mag (siehe auch Kapitel 1, 4 und 5).

Die Handlung des Films beruht auf dem französischen Roman *Mygale* von Thierry Jonquet, aus dem Georges Franju schließlich einen Horrorfilm machte (*Augen ohne Gesicht*), ein surrealer Klassiker, in dem der Schönheitschirurg Dr. Génessier (Pierre Brasseur) davon besessen ist, die Gesichter entführter Pariser Mädchen auf seine durch einen Autounfall entstellte Tochter zu transplantieren.

Almodóvar hat Jonquets Geschichte der Perversion phantasievoll weiterentwickelt und den Ort der Handlung nach Spanien in die schöne Umgebung von Ledgards minimalistischem und elegantem Landhaus El Cigarral verlegt. Dort befindet sich eine medizinische Privatklinik mit eigenem Operationssaal: eine stilisierte, sterile und doch tödliche Version von Frankensteins Werkstatt der »schmutzigen Schöpfung« (Shelley, 2009). Ledgard ist ein hochmütiger Wissenschaftler, der die Natur in ein »Feld menschlichen Handelns« (Giddens, 1991) verwandelt, das von dem Gedanken befreit ist, dass das Schicksal mit der Geburt bestimmt und der Tod sein unausweichliches Ziel ist. Die Figur Ledgards weist nicht nur auf gegenwärtige Spannungen hin, was den potenziellen Missbrauch technischen und medizinischen Fortschritts angeht; sie verkörpert zudem auf eindrucksvolle Weise den Hang der Menschen, die Welt ihren Bedürfnissen und Begierden entsprechend umzugestalten, anstatt die kompliziertere innere psychische Arbeit zu verrichten, die notwendig ist, um sich in der Realität zurechtzufinden, vor allem wenn diese Realität durch Traumata gekennzeichnet ist.

Seitdem seine Frau bei einem Autounfall schwerste Verbrennungen erlitten hat, hat es sich Dr. Ledgard zur Aufgabe gemacht, eine undurchdringliche Haut aus menschlichen und Schweinegenen zu entwickeln. Sie hält jeden Angriff aus – ist so stark, dass selbst ein Gasbrenner sie nicht durchdringen kann –, doch bleibt trotzdem empfänglich für Berührungen. Diese neue Haut hat Stück für Stück die gesamte obere Hautschicht einer schönen jungen Frau ersetzt, die Ledgard Vera (Elena Anaya) nennt. Es handelt sich um eine seiner Patientinnen, die er operiert hat. Allerdings ist Vera im Grunde seine Gefangene. In ein Zimmer eingeschlossen, wird sie mit allem, was sie braucht, durch einen Speiseaufzug versorgt, den Ledgards treu ergebene Haushälterin Marilia (Marisa Paredes) – die Frau, die sich seit dem Tag seiner Geburt um ihn kümmert –, aus der Küche hinaufschickt. Zwar scheint Vera sich mit ihrer Gefangenschaft abgefunden zu haben, doch die Wände ihres kahl möblierten Zimmers erzählen eine andere Geschichte: Sie sind voller kleiner Schriftzeichen, mit denen sie die Tage seit dem Beginn ihrer Gefangenschaft zählt.

Vera ist nicht nur physisch in einem Zimmer und in einem »neuen« Körper, den sie, wie wir allmählich herausfinden, unter Zwang von Dr. Ledgard erhalten hat, gefangen, sondern auch in seinem Innern, wo sie sich als Objekt seiner Obsession niedergelassen hat. Dass sie auch unabhängig von seinen omnipotenten Wünschen und Phantasien existiert, berücksichtigt er nicht. Während er ihren Körper allmählich umformt, bis er dem seiner verstorbenen Frau verblüffend ähnlich sieht, werden wir auf verstörende Weise Zeuginnen wiederholter und gewaltsamer projektiver Prozesse/Operationen, durch die Dr. Ledgard die unerträglichen Verluste verarbeitet, die er nicht betrauern kann. Die chirurgische Präzision, mit der er Veras neue Haut und neuen Körper zu perfektionieren sucht, ist ein Hinweis darauf, wie sehr diese obsessive, gewaltsame Beschäftigung ihn zusammenhält, und lässt erahnen, dass sie ihn letztlich auch zerreißen wird.

Ledgards narzisstische und perverse und dennoch erkennbar menschliche Persönlichkeit wird von Banderas mit kühler Präzision dargestellt. So erhalten wir bisweilen schmerzliche Einblicke in die vielfachen Traumata, die er durchlitten, und in die unbegreifliche perverse Lösung, die er für sein Dilemma gefunden hat. Doch emotional bleibt uns Ledgard trotz seiner traumatischen Vergangenheit unzugänglich. Seine Unzugänglichkeit zeigt uns, wie die perverse Struktur des Charakters sowohl das Selbst als auch andere davon überzeugt, dass es kein inneres Leben, kein Denken und Fühlen gibt, und Ledgard somit in einen Teufelskreis aus Täuschung und Gewalt hineintreibt.

Die Pervertierung des Verlustes

Die Handlung des Films, mit all den schmerzlichen Ausgängen in der Entwicklungsgeschichte des zentralen Protagonisten, geht langsam aus einer zusammengesetzten Abfolge von Rückblenden und Szenen aus der Gegenwart hervor. Wie in Hitchcocks *Vertigo* existieren Vergangenheit und

Gegenwart in einer Zeitschleife. Eindringlich greift diese Bewegung das für Traumatisierte so typische psychische Hin und Her zwischen Vergangenheit und Gegenwart auf. Bisweilen fallen diese beiden in einen beklemmenden »Gegenwartsmoment« zusammen, aus dem eine Flucht nur mit Gewalt möglich erscheint.

Mit der Zeit erfahren wir, dass Ledgard ein Mann ist, der zahlreiche Verluste erlitten hat, nicht zuletzt den seiner biologischen Mutter Marilia. Dr. Ledgard weiß nicht, dass sie ihn nach der Geburt weggab, nachdem sie ihn mit ihrem damaligen Vorgesetzten, dessen Frau unfruchtbar war, gezeugt hatte. Marilia hat Ledgard im Grunde »verdeckt« als Haushälterin aufgezogen, ohne ihm je zu offenbaren, dass sie in Wahrheit seine Mutter ist. In ihren Interaktionen ist dieses Geheimnis jedoch allgegenwärtig. In einer Szene, in der Marilia nach einiger Zeit nach El Cigarral zurückkehrt, um ihre Rolle als Ledgards Haushälterin wiederaufzunehmen, wird deutlich, wie tief die beiden miteinander vertraut sind: Fraglos akzeptiert sie, was er ihr über seine sogenannte Patientin erzählt, und der Geruch seiner liebsten Kartoffelkroketten, die sie für ihn gekocht hat, weckt in ihm offenkundig ein Gefühl von Geborgenheit. In diesem Moment fühlt man sich mit Ledgards jungenhaftem Selbst in der Gegenwart einer Frau verbunden, die ihn nur allzu gut kennt, und die Komplizenschaft der beiden hängt in der Luft wie der Geruch der Kroketten. Die Szene schafft eine wirksame Kulisse für das Trauma zwischen den Generationen, über das nicht gesprochen werden kann: eine Mutter, die ihr Kind verleugnen und so aufziehen muss, als sei es nicht ihr eigenes, und ein Kind, das über seinen eigenen körperlichen Ursprung getäuscht wird.

Als Erwachsener sieht sich Ledgard mit weiteren Verlusten konfrontiert, als seine Frau ihn erst für einen Liebhaber verlässt (der sich als sein Halbbruder herausstellt) und sich dann, nachdem sie zu sehen bekommt, wie die Verbrennungen aus dem Autounfall mit ihrem Geliebten ihr Gesicht entstellt haben, das Leben nimmt. Weitere Verluste erwarten ihn: Kaum hat seine Tochter Norma (Blanca Suárez) begonnen, sich von dem Trauma zu erholen, den Suizid ihrer Mutter miterlebt zu haben, bricht sie nach einem sexuellen Zwischenfall mit einem Jungen namens Vincente (Jan Cornet) auf einer Party zusammen und verliert ihr Bewusstsein. Daraufhin entwickelt sie eine Phobie vor Männern und insbesondere vor ihrem Vater, dem ersten Mann, den sie sieht, nachdem sie wieder zu sich kommt. Sie scheint ihn nun mit dem Missbrauch in Verbindung zu bringen. So ist Ledgard schließlich von dieser Projektion erfüllt: Norma setzt ihn mit dem Täter gleich, und er wiederum identifiziert sich mit dem Aggressor.

Es wird deutlich, dass sich Ledgards Beziehungsrepertoire vor allem durch seine psychische und körperliche Aufdringlichkeit auszeichnet. In einer schmerzlichen Szene besucht er Norma in der Nervenklinik und versucht verzweifelt, sie dazu zu bringen, auf ihn als ihren Vater einzugehen. Stattdessen sehen wir, wie sie voller Angst so lange vor ihm zurückschreckt, bis ihr keine andere Wahl bleibt, als sich im Schrank zu verstecken, und er gebeten wird, das Krankenhaus zu verlassen. Die Szene macht Ledgards intrusives Auftreten gegenüber dem Objekt erschütternd deutlich: Norma muss buchstäblich eine undurchdringliche Schrankhaut erschaffen, um ihn fernzuhalten.

Wie in anderen, mit unaufhörlichem Verlust durchsetzten Szenen ist Ledgard nicht in der Lage, den Schmerz dieser Zurückweisung zu ertragen, und verwandelt ihn unmittelbar in Vorwürfe und gewaltsamen Zorn: Er fängt an, sich über Normas Psychiater zu ärgern, und kritisiert seinen Umgang mit ihr. Dabei ist es vermutlich bezeichnend, dass sich seine Klage dagegen richtet, dass der Psychiater sie nicht ermuntert, ein paar schöne Kleider anzuziehen, sondern den ganzen Tag in einem weißen Nachthemd lässt, in dem sie in der Tat aussieht wie die Patientin, die sie *ist* und die Ledgard leugnen will. Hier wie auch andernorts erleben wir eine von Ledgards primären Abwehrstrategien: Er will die Realität »umgestalten«, die Oberfläche des Körpers verändern, um sich von der schmerzlichen Realität zu distanzieren, die in ihn eingeschrieben ist.

Von Beginn an besteht kein Zweifel, dass Ledgard dubiosen wissenschaftlichen Beschäftigungen nachgeht oder dass Vera seinen Experimenten auf ihrem Körper *nicht* zugestimmt hat. Jedoch erfahren wir erst nach einiger Zeit, dass es sich bei Vera um niemand geringeren als den jungen Vincente handelt, der nun kastriert und in einem chirurgisch rekonstruierten Frauenkörper gefangen ist. Ledgard zieht ihn für Normas Zusammenbruch zur Rechenschaft, da er ihn beim Verlassen der Party, auf der seine Tochter sexuell missbraucht wurde, aufgegriffen hat.

Ledgard, der nicht imstande ist, den Verlust seiner Tochter, ihren Zusammenbruch und Rückzug vor ihm, zu verarbeiten, entführt Vincente und bringt ihn zurück nach El Cigarral, wo er wie ein Tier angekettet und gefüttert wird. Während Vincentes Gefangenschaft nimmt sich Norma wie ihre Mutter ebenfalls das Leben. Dieser zusätzliche Verlust ist für Ledgard einfach zu viel. Während ihrer Beerdigung macht er ihren Psychiater für ihren Tod verantwortlich und droht, ihn zu verklagen. An dieser Stelle beginnen wir zu sehen, wie die Projektion seiner Impotenz und seines Versagens Ledgard zusammenhält. In diesem paranoid-schizoiden und von Groll noch angeheizten Zustand kehrt er nach El Cigarral zurück, um eine Vaginalplastik an Vincente durchzuführen, ihn chirurgisch zu vergewaltigen.

Während sich Ledgard die Hände wäscht und seinen OP-Kittel anzieht, bereit, Vincente zu kastrieren, sehen wir die gewaltsame Arbeit destruktiver Identifizierung und Rache in schauriger Nahaufnahme. Ledgard ist ein Mann, dem es leicht fällt, zu lügen. Er belügt die medizinische Gemeinschaft über seine Experimente mit einer neuen Haut, und er belügt seine Kollegen aus der Chirurgie über die geschlechtsangleichende Operation, die er durchzuführen gedenkt: Vincente, erzählt er ihnen, sei ein junger Mann, der seine Einwilligung gegeben habe und schon immer nur eine Frau sein wollte. Wir könnten uns die Frage stellen, wie Ledgards offenkundige Betrügerei und bedenkliche medizinische Ethik mit seiner Identifizierung mit einem täuschenden, lügenden Objekt zusammenhängt: Seine beiden Mütter (die biologische Mutter Marilia und seine Adoptivmutter) sagen ihm zu keinem Zeitpunkt die Wahrheit über seine Ursprünge – jene Art Geheimnis, die nur Unsicherheit und Zweifel erzeugt und innere wie äußere Beziehungen verdirbt.

So ähnlich wie *Die Haut, in der ich wohne* begibt sich auch Mary Shelleys Roman *Frankenstein* (2009) auf die Spuren von Verlusten, die nicht betrauert werden können. Auch hier wird in der Folge vom Körper des Objekts Gebrauch gemacht, indem eine körperlich monströse Kreatur erschaffen wird, die dann nach der Geburt im Stich gelassen wird.

Nach dem Tod seiner Mutter verlässt Frankenstein mit siebzehn sein Zuhause, um an der Universität zu studieren. Dort ist er bald ganz von der Möglichkeit eingenommen, aus den Teilen verstorbener Körper, die er durch Ausgrabungen auf Friedhöfen sammelt, ein neues Wesen zu erschaffen. Frankenstein wird fest entschlossen, die Bedeutung der Mutter sowohl real als auch in seiner Vorstellung zu unterlaufen. Er folgt der femininen Natur bis in ihre »verstecktesten Winkel«, um die Mutterrolle für sich in Anspruch zu nehmen, was es ihm ermöglicht, ohne die Intervention der Frau eine neue Spezies zu erschaffen.[43] In diesem Sinne könnte man sa-

43 Der männliche Geburtsmythos nimmt in der *Frankenstein*-Geschichte eine zentrale Stellung ein, doch auch in Horrorfilmen taucht er sehr viel auf: »Mit seinem Versuch, neues Leben zu erschaffen, kreiert das männliche Gebärmonster des Horrorfilms erneut eine intrauterine Inszenierung, eine mütterliche Landschaft, die symbolisch seine Gebärmutter darstellt, den Ort seines Gebärens. Er verleiht einer unbewussten Erinnerung an sein erstes Zuhause physische Gestalt.« (Creed, 2005: 43)

gen, dass Ledgard in seiner Omnipotenz ebenfalls zur Mutter wird, als er »Vera« gewaltsam gebärt.

Frankenstein fügt den Körper der Kreatur aus verfaulten Gewebestücken – die aus ihren Gräbern herausgeholten Überreste früherer Leben – zusammen und schafft so eine verstörende Darstellung der Zeichen einer Abwesenheit, die bereits zum Zeitpunkt der Geburt in den Körper eingeschrieben sind. Für Frankenstein ist der Körper der Kreatur eine zusammengesetzte Figur aus verblassten Leben, um deren Verlust nicht getrauert werden kann, wie es auch in Ledgards Beziehung zu Veras Körper zu erkennen ist.

Ledgards (und Frankensteins) Lage veranschaulicht *den Zusammenbruch oder die Pervertierung der Fähigkeit, zu trauern* – ein Vorgang, der für das Verständnis der psychischen Folgen traumatischer Ereignisse zentral ist (Lemma und Levy, 2004). Wie dieser Film eindringlich zeigt, bedeuten traumatische Vorfälle in der Regel irreparablen Verlust. An solche Verluste knüpfen sich erhebliche Schmerzen und Schuldgefühle. Häufig ist die Erfahrung für das Individuum unerträglich: Statt eines gewöhnlichen Trauerprozesses folgt ein Zusammenbruch, bei dem sich das Individuum auf besonders grausame und unnachgiebige Weise mit der verlorenen Person identifiziert (Freud, 1917). Solche Identifizierungen können sehr konkret und buchstäblich in einem Teil des eigenen Körpers oder des Körpers des Objekts verortet sein.

Freud (1917) betonte, dass die Beziehung zum verlorenen Objekt bestimme, ob gewöhnliche Trauer oder Melancholie erfolge. Wird das psychische Funktionieren von Ambivalenz oder Feindseligkeit gegenüber dem Objekt beherrscht, ist die Trauer behindert, und ein melancholischer Zustand setzt ein. In dieser Hinsicht ist es entscheidend, dass Ledgard die schlimmen Brandverletzungen und dann den darauffolgenden Suizid seiner Frau psychisch in dem schmerzlichen Wissen verarbeiten muss, dass sie ihn mit einem anderen Mann betrogen hat – Betrug und Verlust überlagern sich in einer quälenden Spirale. Dass Ledgard über seine sterbende Frau wacht und später obsessiv versucht, sie am Leben zu halten und die perfekte Haut zu entwickeln, geschieht nicht aus Liebe zu ihr, sondern aus Hass auf das, was sie ihm angetan hat. Sie wird als sein Anhängsel am Leben gehalten, ein Schatten ihres einstigen schönen Selbst, eine Frau, die durch ihre Verbrennungen nun so entstellt ist, dass sich niemand mehr von ihr angezogen fühlen könnte. Ihr entstelltes Selbst garantiert, dass sie nur ihm gehört und faktisch zu seiner Gefangenen wird – bis sie sich durch ihren Suizid aus seiner Kontrolle befreit. Das »fremde« Selbst (Fonagy et al.,

2004), das im Innern logiert, muss verstoßen werden: Die Tötung des Körpers wird zur Lösung für die psychische Qual. Als ein Mittel zur Flucht vor dem bösen Objekt, das als konkret im Körper hausend erlebt wird, taucht der Suizid als Leitmotiv in der Tat wiederholt im Film auf: Seine Frau und Tochter bringen sich um, und auch Vera unternimmt zwei Suizidversuche, um Ledgard zu entkommen. In wahrhaft sadistischer Manier muss Ledgard seine Objekte jedoch am Leben halten, weil er auf ihr Leid angewiesen ist. Der Schmerz, den er ihnen zufügt, schützt ihn vor dem Wissen um seinen eigenen Schmerz.

Sowohl beim normalen als auch beim pathologischen Trauern ruft der Verlust des geliebten Objekts Hass auf dasselbe hervor. Klein (1940) beschrieb dies als einen Prozess, in dem das Individuum betrauere, dass das Objekt nicht Teil des Selbst ist. Dieser Umstand ist nur schwer zu ertragen, und anstatt dieser Wahrheit ins Gesicht zu sehen, nimmt die Melancholikerin oder der Melancholiker eine konkrete Repräsentation des verlorenen Objekts in sich auf. Dieses wird zu einem Teil des Selbst, sodass es keinen Verlust gibt. Ledgards missliche Lage versinnbildlicht diesen Vorgang: Er leugnet die Tatsache, dass seine Frau und Tochter verloren und nicht unter seiner Kontrolle sind. Ledgard kämpfte, um seine Frau am Leben zu halten, allen Widrigkeiten zum Trotz und obwohl er wusste, dass sie für immer schwer verunstaltet sein würde. Die Schuldgefühle aufgrund des eigenen Überlebens und Triumphes und der Trennungsschmerz sind allesamt außer Kraft gesetzt. Doch trotz der Phantasie, dass Schmerz einfach beseitigt werden kann, kommt diese Verleugnung das Selbst teuer zu stehen. Wie der Film auf schaurige Weise schildert, sind die Toten und die Lebenden nun in einer konkreten, von Hass beherrschten Identifizierung miteinander verschmolzen.

Wir können diese Art der Identifizierung mit einem Zusammenbruch des symbolischen Funktionierens in Verbindung bringen, bei dem die Fähigkeit des Ichs, das Selbst als eine eigenständige Akteurin zu erkennen und zu bedenken, reduziert ist. Dieser Zusammenbruch ist eine der verheerendsten Folgen von Traumata (Segal, 1990; Garland, 2002), denn er verhindert eine Repräsentation zweiten Grades des Verlustes, sodass dieser nicht psychisch verarbeitet werden kann. Ledgard ist in der Tat nicht in der Lage, seine Gefühle von Handlungen zu unterscheiden: Er ist wütend über die Affäre seiner Frau und ihren Tod, wütend über den sexuellen Übergriff auf seine Tochter und ihren Suizid, doch er kann dies nur lindern, indem er sich selbst mit dem Aggressor identifiziert und seine gewaltsamen

Rachephantasien an Vincentes Körper und insbesondere an seiner Sexualität ausagiert: Als er ihn kastriert, hat Ledgard sein eigenes impotentes Selbst projektiv mit ihm identifiziert. Dieser Zusammenbruch der Fähigkeit, angemessen zu symbolisieren, veranschaulicht eindringlich, dass schließlich eine Form der symbolischen Gleichsetzung sein Funktionieren auf diesem Gebiet beherrscht.

Aus entwicklungspsychologischer Sicht beinhaltet der Übergang von der symbolischen Gleichsetzung zur wirklichen Symbolisierung in der Regel einen Wechsel vom psychischen Erleben der Mutter als konkretem Besitz hin zu einem Erleben, bei dem eine Repräsentation des Objekts psychisch oder symbolisch erfasst wird (Segal, 1990). Sich dieses Getrenntseins bewusst zu sein und es zu akzeptieren, ist eine der psychischen Errungenschaften der depressiven Position: Das Baby »erkennt« schließlich, dass seine reale Mutter sich nicht wirklich in, sondern außerhalb von ihm befindet und von ihm getrennt ist. Wenn die Differenz zwischen innerem Objekt und Selbst anerkannt wird, dann wird die Fähigkeit erworben, einen inneren Dialog zu führen. Segal bezeichnet diesen Prozess als symbolisches Funktionieren, der wesentliche Vorläufer aller Kommunikation, insbesondere der verbalen.

Segal unterstreicht die wichtige Funktion der Bezugsperson, wenn es darum geht, diesen entscheidenden Prozess zu fördern. Besondere Beachtung schenkt sie Bions (1990) Arbeit zum Container/Contained, zur Beziehung zwischen dem Baby und seiner primären Bezugsperson. Aus dieser Sicht entspringt das symbolische Funktionieren der frühesten Interaktion von Mutter und Baby, insbesondere der Fähigkeit der Mutter, die Gefühlslagen ihres Kindes zu containen, und der des Kindes, contained zu werden. Bei Ledgard spürt man, dass man es mit einem Mann zu tun hat, der die innere Fähigkeit (ein gutes inneres Objekt), sein emotionales Erleben containen zu können, ohne von ihm umgestoßen zu werden, nicht besitzt. Die projektive Identifizierung wird zum Modus Operandi: Als wir sehen, wie sich Ledgard mit seiner Überwachungskamera Nahaufnahmen von Vera ansieht, wird deutlich, dass er sie sowohl auf Abstand als auch nahe bei sich halten muss – eine wesentliche Voraussetzung der projektiven Identifizierung.

Ein traumatisches Erlebnis wirkt sich also nicht nur auf das Beziehungs- und Gefühlsvermögen, sondern auch auf die symbolische Denkfähigkeit aus. Dies wiederum erhöht die Wahrscheinlichkeit, dass der Körper benutzt wird, um auszuagieren, was psychisch nicht repräsentiert werden kann. Besonders deutlich wird dies anhand von Ledgards Unvermögen, Gefühle in Worte zu fassen, ein Narrativ zu entwerfen, das seinen Erfahrungen Bedeutung und Substanz verleihen könnte. Als Marilia den Tod seiner Tochter erwähnt, sagt Ledgard ihr entschieden, er wolle nicht daran denken. McDougall (1991) beschreibt diesen Prozess als die alexithyme Verfassung, in der Worte ihren Wert verlieren und die Verbindung zwischen Gefühlen und Sprache aufgehoben ist. In einem Traumaszenario nimmt ein alexithymer Prozess Gestalt an. Die Verbindung oder der Dialog mit einem inneren Objekt, das sowohl empfänglich als auch widerstandsfähig ist, das gezeigt hat, dass es Überfällen und Angriffen standhalten kann, wird häufig durchtrennt. Es ist, als erfolge eine Regression in einen Zustand, in dem Worte keinerlei Bedeutung haben und das Vermögen, bedeutungsvoll zu kommunizieren, massiv eingeschränkt ist. Das bedeutet jedoch nicht, dass die Gefühle selbst abgeschnitten werden. Im Gegenteil, da sie nun nicht mehr durch die containende Funktion bedeutsamer, ausdrucksvoller Sprache gebunden werden, können Gefühlszustände zügellos in der Psyche grassieren. Diese Arten der Gefühlszustände, die Bion (1990) Beta-Elemente nennt, können destruktive Ausmaße annehmen und führen manchmal zu gewaltsamem Verhalten gegenüber Anderen und zu Angriffen gegen das Selbst, nicht zuletzt gegen den Körper.

Das Überleben des guten Objekts

Ein großes Trauma wirkt sich auf die inneren und äußeren Beziehungen der betreffenden Person aus. Für Klein (1937) sind die Erfahrungen des Säuglings mit Liebe, Lieben und Geliebtwerden, sowohl durch das innere als auch das äußere gute Objekt, ein entscheidender Bestimmungsfaktor der psychischen Integration. Wir könnten also sagen, dass die psychische Fähigkeit, traumatische Rückschläge zu verarbeiten, von der Qualität dieser frühesten Bindungen abhängt.

Um ein Verständnis dafür zu erlangen, wie sich ein Trauma auf Beziehungen auswirkt, könnte man vielleicht auch von Stufen der *Belastbarkeit* sprechen. In diesem Sinne bezeichnet Belastbarkeit die Fähigkeit, Stress in Form von inneren oder äußeren Übergriffen, die die Integrität des Selbst bedrohen, standzuhalten. Belastbarkeitsstufen sind eng mit dem Wesen und der Qualität früher Bindungsbeziehungen verknüpft (Fonagy et al., 2004). Sichere Bindungen fördern die Fähigkeit, auszuharren und sich unter extremem Druck zu behaupten. Unsichere Bindungen unterwandern häufig die Entwicklung von Belastbarkeit oder leisten einer Struktur des »falschen Selbst« Vorschub, die sich dieser Fähigkeit ohne viel authentische Substanz bedient. Wenn es jedoch ein überwiegend sicheres inneres Szenario gibt, halten diese Bindungen das Selbst fest wie ein Ballast, indem sie ein inneres Muster liefern, das nicht leicht zu stürzen ist. Eindringlich veranschaulicht wird dies durch Vincentes/Veras Fähigkeit, sich unter den extremen Umständen zu behaupten, die ihm von Ledgard auferlegt werden. Wenn sich *Die Haut, in der ich wohne* als eine Geschichte über den Verlust lesen lässt, der durch Manipulation des Körpers der anderen Person in Rache pervertiert wird, so ist es in der Tat auch eine Geschichte darüber, wie sich das gute innere Objekt unter den extremsten Umständen durchsetzen kann. Es ist im Wesentlichen eine Geschichte über die innere Belastbarkeit, die die tatsächlichen, an Vincentes Körper verübten Veränderungen übersteigt.

Vera, die nichts als einen durchgehenden fleischfarbenen Bodystocking trägt, verbringt ihre Tage damit, Wildtierdokumentationen zu schauen, Yoga zu üben, an die Wände ihres Gefängniszimmers zu schreiben und kleine, von Louise Bourgeois' Werk inspirierte Büsten herzustellen. Die Bourgeois-Figuren, die Vera zu faszinieren beginnen, erinnern an kaputte, deformierte Körper, aus Sackleinen zusammengenäht, genau wie sie. Und doch spürt man, dass Vera, indem sie sie kreiert, der Realität ihres Geistes – dem, wer »sie« wirklich ist – über ihren zugenähten, unechten Körper hinaus Geltung verschafft und so in ihrem Selbst wieder ein Gefühl der Einheit herstellt.

Um mit ihrer Lage fertig zu werden, wird Vera kreativ, und sie vertieft sich ins Yoga, nachdem sie eine Unterrichtsstunde im Fernsehen sieht, in der die Lehrerin erklärt, dass Yoga helfen könne, einen sicheren Ort im Innern zu schaffen. Dieser »sichere Ort im Innern« wird an der Wand graphisch durch die Zeichnung des Körpers einer nackten Frau dargestellt, deren Gesicht von einem Haus umschlossen ist: Man könnte sagen, dass Vincentes wahres, männliches Selbst in seinem Innern geschützt ist, auch wenn sein tatsächlicher Körper nun *aussieht wie* der einer Frau.

Vincentes Belastbarkeit scheint in seinen Reaktionen auf Ledgards wiederholte Versuche durch, ihn nach seinem Bild zu formen. Neben Essen werden Vera mit dem Speiseaufzug Frauenkleidung und Chanel-Make-up geschickt. Zur Verteidigung seines wahren, männlichen Selbst werden die Kleider in Fetzen gerissen. Das Make-up – das Vera benutzen soll, um sich mit ihrer aufgezwungenen »weiblichen« Identität zu identifizieren – wird stattdessen subversiv eingesetzt, um auf den Wänden die Tage ihrer Gefangenschaft und Aussagen wie »Ich kann atmen« aufzuschreiben. Mit dem Beschreiben der Wand, jener anderen festen Oberfläche, auf der Vincente wie auf einer Haut seine Geschichte notiert, erinnert er sich selbst daran, dass er durch die Haut, die Ledgard ihm aufgezwungen hat, noch immer atmen kann.

Was hält Vincente in Veras Körper am Leben? Von Beginn an glaubt Vincente, dass seine Mutter nach ihm suchen werde. Tatsächlich sehen wir Szenen, in denen seine Mutter der Polizei nicht glaubt, als sie dazu angehalten wird, deren Version der Geschehnisse zu akzeptieren: Vincentes Motorrad sei nahe einer Klippe gefunden und seine Leiche zur See hinweggeschwemmt worden. Sie sagt, dass das nicht sein könne: Sie erzählt der Polizei, sie wisse, dass er noch am Leben sei. Man spürt, dass Vincente ein hinreichend gutes Objekt in sich trägt, das ihn nicht vergessen hat: eine Mutter, die weiß, dass er sie immer anrufen und nicht einfach verschwinden würde, wie es die Polizei zu behaupten scheint.

Vincente erhält eine neue Haut, einen neuen Körper. Für Dr. Ledgard wird er so zu Vera, doch in seinen Gedanken hört er nie auf, Vincente zu sein. Insofern hört er auch nicht auf, in seiner eigenen Haut zu leben und nicht in der, mit der Ledgard seinen Körper künstlich überzogen hat und die von dessen Narzissmus getränkt ist. Als »Vera« ein Foto mit vermissten Leuten in der Zeitung sieht, bekommt »sie« sich selbst als Vincente zu Gesicht. Zu diesem Zeitpunkt erblicken wir zwar eine schöne Frau, doch besteht für uns kein Zweifel, dass dies ein Mann ist, der bis ins Mark erschüttert ist. Er findet wieder zu sich selbst, als er das Foto küsst, bevor er zurück ins Schlafzimmer geht, wo Ledgard darauf wartet, mit Vera Sex zu haben, und sich von seinem Kidnapper befreit, indem er ihn tötet. In dem Moment, in dem er Ledgard erschießt, erobert er sich selbst als Vincente zurück und geht zurück, um nach seiner Mutter zu suchen. In einer ergreifenden Schlussszene, in der Vincente zur Modeboutique seiner Mutter zurückkehrt, in der klassische Kleider verkauft werden, wird deutlich, dass sich nichts verändert hat. Es fühlt sich an, als habe die Zeit stillgestanden. Darin spiegelt sich sowohl der Schwebezustand, in dem die Mutter auf die Rückkehr ihres Sohns gewartet hat, als auch die Tatsache, dass sich Vincentes wahres Selbst unter dem schön gekleideten Frauenkörper, der für seine Mutter zuerst nicht wiederzuerkennen ist, nicht verändert hat.

Abschließende Gedanken

Sowohl dem Ausmaß an Leid, das Menschen ertragen können, als auch unserer Fähigkeit, die verführende und abwehrende Kraft der Feindseligkeit und Angriffe unter Kontrolle zu halten, sind Grenzen gesetzt. Durch Ledgard können wir sehen, wie Hass (in all seinen Formen) einen Zufluchtsort bietet, ein aufregendes Schmerzmittel gegen Leid. Dieses »Schmerzmittel« bietet Almodóvar uns in der Form eines Horrors an, der sich in den Grenzen scheinbarer Eleganz und Schönheit entfaltet. Tatsächlich liegt der wirkliche Horror des Films in seiner verführerischen Ästhetik. Während sich unser Blick an der schönen physischen Umgebung von El Cigarral und seiner Gefangenen – der atemberaubend schönen Vera, deren Haut makellos ist – berauscht, werden wir von der Realität aufgeschreckt, dass Veras schöne Haut einen Körper verdeckt, der brutal zerschnitten und gegen »ihren« Willen umgestaltet worden ist. Der Horror wird von Schönheit eingerahmt und ist umso brutaler angesichts dieses Übermaßes an Schönheit, die eine bloße Korrumpierung der Realität ist, die sie verdeckt. Veras makellose Haut, die die Irrealität in ihrer Perfektion heraufbeschwört, verdeckt eine tiefe traumatische Verletzung, die im Gegensatz zur neuen, fehlerfrei von Ledgard transplantierten Haut in Ledgards Geist niemals heilen kann.

Es steckt etwas Rührendes in dem Glauben, dass genügend Ausflüge zur Schönheitschirurgin den Zerfall des Körpers verhindern können oder dass uns ein junges Aussehen gegen andere körperliche und psychische Katastrophen immun macht. Vincentes Schicksal macht deutlich, dass eine Veränderung der Oberfläche des Körpers die Identität nicht auslöscht oder ändert; die Wirklichkeit kann so nicht verändert werden. Doch in unserer fortgeschrittenen technologischen Kultur scheinen Körperbilder unbegrenzt wandelbar zu sein, wodurch die Phantasie verbreitet wird, dass wir, indem wir den Körper verändern, auch ändern können, wer wir sind und wie wir uns fühlen. Die Selbstidentität ist heute zu einem globalen Produkt geworden. Genauer gesagt ist sie, wie Giddens (1991) es hilfreich ausgedrückt hat, weitaus »deliberativer«, und wir erleben eine ständige »Neuordnung von Identitätsnarrativen«, bei der der Körper ein zentrales Anliegen ist (Giddens, 1991; Featherstone, 2000). In dieser Art der äußeren Welt kann uns die Psychoanalyse helfen zu verstehen, dass die wirkliche Herausforderung darin besteht, einen Weg zu finden, den Verführungen standzuhalten, die von der Identifizierung mit einem narzisstischen, omnipotenten Objekt ausgehen, wie sie Almodóvars Film zeigt.

Kapitel 7

Der Körper der Analytikerin und das psychoanalytische Setting

Überlegungen zum verkörperten Setting und zur symbiotischen Übertragung

Man geht allgemein davon aus, dass das Setting oder der Rahmen[44] der Analyse die Etablierung und Aufrechterhaltung des physischen Settings und des psychoanalytischen Vertrags einschließt, in dem die Zeit und Häufigkeit der Sitzungen, der Gebrauch der Couch und der Einsatz von Geld sowie die Rolle der Analytikerin vereinbart werden (Winnicott, 1956; Bleger, 1993; Langs, 1998). Manche Analytiker*innen schließen die Beschreibung der »Daten der Analyse«, und zwar die Assoziationen der Patientin oder des Patienten (Busch, 1995) und die analytische Haltung, in diesen Begriff mit ein. Viele würden auch das innere Setting der Analytikerin miteinbeziehen, also das Setting als eine Struktur in der Psyche der Analytikerin – »eine psychische Arena, in der Konzepte wie Symbolismus, Phantasie, Übertragung und unbewusste Bedeutung definieren, was Realität ist« (Parsons, 2008: 72). Wieder andere fassen auch die theoretischen Neigungen der Analytikerin unter diesem Begriff (Donnet, 2005). In diesem Kapitel bezeichnet der Ausdruck »analytisches Setting« sowohl die pragmatischen Parameter als auch das innere Setting der Analytikerin im Sinne von Parsons' (2008) Definition. Es ist diese Definition, die den Ausführungen zum »verkörperten Setting« zugrunde liegt.

Über die Funktion des Settings ist ausgiebig geschrieben worden. Traditionell hat man es als den wesentlichen »Hintergrund« aufgefasst, der das notwendige Containment und den nötigen Impuls zur allmählichen Entfaltung der Übertragung der Patientin oder des Patienten liefert. Aus objektbeziehungstheoretischer Sicht würde man hinzufügen, dass es die Entstehung der unbewussten Phantasien ermöglicht, die der Übertragung

44 Die Begriffe »Setting« und »Rahmen« verwende ich synonym.

ihre dynamische Bestimmtheit verleihen. Dementsprechend ist die Rolle der Analytikerin die der Hüterin des Settings. Dies setzt voraus, dass die Analytikerin nicht nur genau darauf achtet, wie die Patientin oder der Patient auf das Setting reagiert (die unbewussten Phantasien und Widerstände, die es hervorrufen kann), sondern auch ihre eigenen inneren Prozesse aufmerksam überwacht, die die Entfaltung des analytischen Prozesses sowohl erleichtern (durch gleichschwebende Aufmerksamkeit) als auch behindern können (durch die eigenen Widerstände und »blinden Flecken« der Analytikerin).

Ich werde in diesem Kapitel nicht die enorme Literatur zu diesem Thema besprechen, sondern mich in erster Linie auf den wegweisenden Aufsatz von Bleger (1993) beschränken. Blegers Konzeption des Settings fügt eine wichtige Dimension hinzu, denn er betont, dass wir stets mit *zwei* Settings arbeiten: Eines liefert die Analytikerin, ein anderes bringt die Patientin oder der Patient mit (was er als »Meta-Ich« bezeichnete). Vor allem helfen uns seine Ideen zu verstehen, wie genau Patient*innen, die eine symbiotische Übertragung entwickeln und deren primitive Kernängste auf eine Nichtdifferenzierung vom Objekt zurückgehen, sich auf den Körper der Analytikerin als einen *unveränderlichen* Teil des Settings beziehen müssen, als sei er ein Teil des Hintergrunds und still. Für diese Patient*innen kann jedes Zeichen körperlicher Lebendigkeit und körperlichen Getrenntseins seitens der Analytikerin eine Katastrophe einläuten, die zunächst nicht reflektiert werden kann. Ich werde diese Dynamiken anhand meiner Arbeit mit einer Patientin – Frau D. – veranschaulichen, die zwei Jahre lang drei Mal pro Woche zu Sitzungen auf der Couch kam und die nächsten fünfeinhalb Jahre vier Mal wöchentlich eine Analyse machte. Ich werde meinen Fokus darauf legen, dass sich Frau D. auf meinen Körper zuerst als einen »Nichtprozess« (Bleger, 1993) und erst später als einen dynamischen Faktor bezog, von dem sie Gebrauch machen konnte, um ihr Bedürfnis, mit dem Objekt in einer destruktiven symbiotischen Verbindung zu verschmelzen, zu verstehen.[45]

Zudem nutze ich die Gelegenheit, um zu erkunden, ob es lohnenswert sein kann, den Körper der Analytikerin als einen Teil des Settings aufzu-

45 Diese Analyse enthält viele interessante Aspekte, die ich nicht werde besprechen können. Ich gehe zwangsläufig selektiv vor, um einen bestimmten Gesichtspunkt zu veranschaulichen. Deswegen habe ich ganz bewusst Sitzungen ausgewählt, in denen meine Deutungen oder meine Gegenübertragung für diese These von Bedeutung sind.

fassen. Ich benutze den Ausdruck »verkörpertes Setting« auf zweierlei Weise: (a) um zu beschreiben, wie das körperliche Erscheinungsbild und die körperliche Präsenz der Analytikerin – ihre Sinnlichkeit, wenn man so will – eine verkörperte Form des Containments bereitstellt, sodass diesbezügliche Veränderungen bestimmte Ängste und Phantasien beim Patienten oder der Patientin mobilisieren können, und (b) um hervorzuheben, dass die somatische Gegenübertragung der Analytikerin ein wichtiger Eckpfeiler ihres inneren Settings ist, dass sie also auch die freien Assoziationen des Körpers benutzt, um der Patientin zuzuhören, nicht zuletzt weil diese mit den »verkörperten Phantasien« (Bronstein, 2013) der Patientin zusammenhängen können.

In der Tradition der Einzelfallstudie (Hinshelwood, 2013) konzentriere ich mich auf eine Patientin im Detail. Allerdings kann ein Fall alleine keinen Beweis für die These erbringen, die mich interessiert: Ich benutze ihn lediglich zur Veranschaulichung der oben skizzierten Ideen, die die Grundlage für weitere Überlegungen und Diskussionen mit Kolleginnen und Kollegen darüber bilden sollen, ob dieser Fokus für bestimmte Patient*innen wie Frau D. von spezifischer Relevanz ist oder breitere Anwendung finden kann.

Das verkörperte Setting – zurück zu Bleger

Blegers Beschreibung zufolge umfasst die psychoanalytische Situation

> *Prozeß*phänomene, die zu untersuchen, zu analysieren und zu deuten sind; aber außerdem gehört dazu ein *Rahmen*, d. h. ein »Nichtprozeß«, der sich aus Konstanten zusammensetzt, innerhalb dessen der Prozeß stattfindet. (Bleger, 1993: 268)

Das Setting ist also der Hintergrund, vor dem der analytische Prozess seinen Lauf nimmt. Da die »Regeln« des Settings ein Gefühl der Sicherheit liefern, ist es Bleger zufolge perfekt dazu geeignet, als Aufbewahrungsort für die Symbiose der Patientin oder des Patienten zu dienen. Erst wenn das Setting geändert wird, zeigt sich die Symbiose, die bis dahin womöglich »stumm« war.

Er verstand die Symbiose als eine Entwicklungsstufe und einen primitiven Beziehungsmodus, der daher rührt, dass die Realität aus der »*glischrokarischen*« Position heraus erlebt wird. In dieser Position ist das Ich noch nicht vom Objekt unterschieden: Es ist der »*agglutinierte Kern*« oder »*ambiguose Kern*«. Der symbiotische Kern fällt mit dem psychotischen Teil der Persönlichkeit zusammen und zeichnet sich durch die Unfähigkeit aus, Inneres und Äußeres, Ich und Objekt zu unterscheiden. In der reifen Persönlichkeit bleibt ein Kern dieser primären Nichtdifferenzierung bestehen. Aus Sicht der Objektbeziehungstheorie ist der agglutinierte Kern eine archaische Position – ein sehr primitives Funktionsniveau –, die der paranoid-schizoiden und depressiven Position vorausgeht. In der Tat befasste sich Bleger in erster Linie mit Patient*innen, die eine ausgeprägte Spaltung zwischen neurotischen und psychotischen Teilen der Persönlichkeit aufwiesen. Aus seiner Sicht hatte dies technische Implikationen in Bezug auf die Arten von Deutungen, die die Patientin oder der Patient aufnehmen konnte – ein Punkt, auf den wir später in der Diskussion zurückkommen werden.

Den Namen »symbiotische Bindung« gibt Bleger der Projektion des »agglutinierten Kerns« in einen Aufbewahrungsort. Er weist darauf hin, dass es auf diesem Funktionsniveau ein dringendes und in der Tat omnipotentes Bedürfnis nach Aufbewahrungsorten gibt, um sich sicher zu fühlen. Er verglich die symbiotische Beziehung mit einer Art »Pakt« zwischen zwei Leuten, die die jeweils andere Person als einen »Aufbewahrungsort für Teile von sich« benutzen, die nicht integriert werden können (Churcher und Bleger, 2012). Er liefert nicht nur eine prägnante Analyse der symbiotischen Dynamik, sondern erinnert auch daran, dass das Setting oder die »*Phantomwelt*« der Patientin oder des Patienten, wie er sagen würde, und die er auch als das »*Meta-Ich*« bezeichnete, ein entscheidender Teil des unausgesprochenen Pakts ist, der in ihrer oder seiner Vorstellung mit der Analytikerin geschlossen wurde. Seiner Ansicht nach ermöglicht es das Setting und dessen Handhabung durch die Analytikerin, dass sich diese primitive und undifferenzierte Beziehung zum Objekt mit dem Ziel entwickelt, einen allmählichen Prozess der Differenzierung von der Symbiose zu erleichtern.

Meiner Erfahrung nach ist dieser Prozess besonders heikel, wenn man mit Patient*innen arbeitet, die eine symbiotische Verschmelzung mit dem Objekt schaffen müssen, um ihr psychisches Gleichgewicht beizubehalten. Die Arbeit mit diesen Patient*innen ruft bei der Analytikerin häufig gewaltige somatische Gegenübertragungsreaktionen hervor, die uns Anlass geben darüber nachzudenken, wie der Körper der Analytikerin von der Patientin oder dem Patienten unbewusst benutzt wird. Die Herausforderungen, die mir in meiner Arbeit begegnet sind, haben mein Interesse dafür geweckt, dass diese Patient*innen den Körper der Analytikerin als eine Art festen Bestandteil des analytischen Settings empfinden, der nicht verändert werden darf, und somit ihr eigenes Setting offenbaren. Die Analytikerin kann sich dadurch wiederum bedrängt oder körperlich kontrolliert fühlen. Erreicht der Körper der Analytikerin das Bewusstsein der Patientin oder des Patienten *aufgrund* einer offenkundigeren Veränderung (z. B. Schwangerschaft, Gewichtsschwankungen, eine sichtbare Verletzung, Änderung der Frisur), mobilisiert er bei der Patientin oder beim Patienten primitive Phantasien und damit verbundene Ängste. Wichtig ist, dass solche körperlichen Veränderungen wie jede Veränderung das Getrenntsein der Analytikerin erkennen lassen. Patient*innen, denen die Differenzierung vom Objekt schwerfällt, sind dafür besonders sensibilisiert und reagieren feindselig.

Aufgrund von Blegers (1993) Ideen und meiner Arbeit mit Patient*innen wie Frau D. habe ich mir wiederum Gedanken über den möglichen Nutzen gemacht, das Konzept des »verkörperten Settings« auszuarbeiten. Diese Position knüpft an Ideen zu präsymbolischen, sinnlichen Stufen des Erlebens an, die zahlreiche Analytiker*innen entwickelt haben (z. B. Rosenfeld, 1990; Ogden, 1995; Ferro, 2015; Lombardi, 2005; Fonagy und Target, 2007; Civitarese, 2008). Zudem bedient sie sich der bahnbrechenden Arbeit von Lakoff und Johnson (1999) zum verkörperten Geist und der Arbeit von Gallese et al. (2007) und Iacoboni (2008) über Spiegelneuronen, die zeigt, dass das Spiegelneuronensystem präreflexive empathische Reaktionen erzeugt (siehe auch die Einleitung in diesem Buch). Indem wir unseren Fokus darauf richten, dass wir situierte Wesen sind, werden wir daran erinnert, dass unsere ersten Wahrnehmungen und Phantasien ihrer Qualität und ihrem Inhalt nach sinnlich sind (Isaacs, 1983). Das analytische Setting kann eine Reihe von Phantasien, einschließlich präsymbolische (Bronstein, 2013), hervorrufen, sowohl durch die Erfahrung der Patientin oder des Patienten, einen physischen Raum zu teilen, als auch durch die körperliche Präsenz der Analytikerin.

Im Rückgriff auf Blegers (1993) sowie auf Ogdens (1995) Ideen zur »empfindungsdominierten Erfahrung« betont Civitarese (2008) die *sinnlichen* Eigenschaften des Settings: »Eine bestimmte Funktion des Settings besteht genau darin, eine noch immer in adhäsivem Kontakt stehende ›Haut‹ zur Verfügung zu stellen, der die Integrationsrolle zukommt« (Civitarese, 2008: 28). Der Gebrauch des Wortes »Haut« greift prägnant die Bedeutung des Körpers der Analytikerin als Teil des Settings auf, mit dem unsere Patient*innen schließlich rechnen.

Die körperliche Erscheinung der Analytikerin und ihre Art, ihren Körper und den physischen Raum im Zimmer zu bewohnen – wie sie auf dem Stuhl sitzt, atmet, sich im Raum bewegt, kleidet und so weiter –, könnte man als sinnliche Kernmerkmale des Settings ansehen, die zum von der Analytikerin bereitgestellten Containment beitragen. Wir können sagen, dass etliche Aspekte des Settings in der Tat verkörpert sind. Unser Nicken und unsere Blicke, wenn wir die Patientin oder den Patienten grüßen, oder unsere Art, am Ende der Sitzung aufzustehen, sind Teil der Rituale und Rahmenparameter, die als »Konstanten« verkörpert sind. Sie alle werden zu erwarteten Merkmalen des Settings.

Allerdings sind dies »Konstanten«, die aufgrund ihrer verkörperten Beschaffenheit nur schwer verlässlich konstant gehalten werden können, sodass die Patientin oder der Patient womöglich stärker und häufiger auf diesen Aspekt als auf andere Parameter des Settings reagiert. Mit »reagieren« meine ich nicht einfach, dass die Patientin oder der Patient bewusst auf sichtbare körperliche Veränderungen der Analytikerin reagiert; ich habe vielmehr im Sinn, dass der Körper der Analytikerin in der inneren Welt der Patientin oder des Patienten als ein mächtiger Impuls agiert, was anhand der Assoziationen, Enactments etc. der Patientin oder des Patienten erkennbar wird und sich außerdem auf die Gegenübertragung der Analytikerin auswirkt. All dies ermöglicht es uns, Rückschlüsse über die unbewussten Phantasien und inneren Objekte der Patientin oder des Patienten zu ziehen.

Der Körper der Analytikerin wird in der Regel allerdings nicht als ein »konstanter« Teil des analytischen Settings angesehen, vielleicht gerade wegen der inhärenten Veränderlichkeit des Körpers. Nichtsdestotrotz gibt es eine relevante und reichhaltige Literatur, die sich dem Gebrauch des Körpers der Analytikerin durch die Patientin oder den Patienten und der »wechselseitigen Beobachtung« desselben sowohl durch die Patientin oder den Patienten als auch durch die Analytikerin widmet (Zanardi, 1995; Tintner, 2007; Burka, 2008; De Toffoli, 2011). Diese Literatur verläuft hauptsächlich um zwei Arbeitsstränge herum: einmal die Arbeit von Analytiker*innen mit erwachsenen psychotischen und perversen Patient*innen, die auch die Bedeutung ihrer Körper als einen Teil der Differenzierungsarbeit genau ausgearbeitet haben (Bleger, 1993; Chasseguet-Smirgel, 1992; Rey, 1994; Lombardi, 2005), was eine Betrachtung psychotischer Patient*innen einschließt, die *in* den Körper der Analytikerin projizieren (Goldberg, 1979; Lombardi und Pola, 2011); zweitens die

Arbeit von Kinderanalytiker*innen, die schon seit Langem darauf hinweisen, dass manche Kinder das Setting als dem Körper der Analytikerin gleichend erleben können (Isaacs-Elmhirst, 1988; Davies, 1989). Insbesondere die Arbeit mit autistischen Kindern berührt dieses Thema und veranschaulicht das Bedürfnis des Kindes, den Körper der Therapeutin zu kontrollieren, sehr gut (z. B. Rhode, 2005) – eine Dynamik, die, wie ich nun erläutern werde, bei meiner Arbeit mit Frau D. deutlich hervortrat.

Die somatische Gegenübertragung und die somatische »umschriebene Warnung« – erste Begegnung mit Frau D.

Die sinnlichen Eigenschaften des analytischen Settings sind höchstwahrscheinlich für alle Patient*innen von Bedeutung. Wie ein Raum dekoriert ist, kann Gefühle von Wärme sowie Phantasien, umsorgt zu werden, entstehen lassen oder aber das völlige Gegenteil: Eine Patientin oder ein Patient kann das Gefühl haben, dass ein Raum zu »kahl« ist, was zu der Phantasie führen kann, dass die Analytikerin sie oder ihn depriviert. Ebenso verleiht der Körper der Analytikerin dem Setting einen bestimmten sinnlichen Ton und mobilisiert bestimmte Phantasien: Ihre Stimme kann als »warm« oder »schneidend« wahrgenommen werden; ihr Kleidungsstil kann zu »kühl« oder aufdringlich »farbenfroh« sein. Diese Phantasien, die man, wie Bronstein (2013) feststellt, als »verkörperte Phantasien« auffassen könnte und die der Repräsentanz noch nicht zugänglich sind, können der Analytikerin nichtsdestotrotz nonverbal mitgeteilt werden, was bei der Analytikerin starke *körperliche Gegenübertragungsreaktionen* auslöst.

Die Patient*innen, denen es schwerfällt, eine stabile Differenzierung vom Objekt zu etablieren und aufrechtzuerhalten, weisen in der Regel ausgeprägte Schwierigkeiten bei der Symbolisierung auf und projizieren heftig in den Körper der Analytikerin, was Analytiker*innen, die mit psychotischen Patient*innen und autistischen Kindern arbeiten, auch oft feststellen. Die somatischen Reaktionen der Analytikerin können als Ergebnis projektiver Prozesse angesehen werden, die die verbale Artikulierung umgehen und im Körper sozusagen deponiert werden. Die »körperlichen Gefühlslagen« (Wrye, 1997) der Patientin oder des Patienten beeinflussen zwangsläufig die körperlichen Gefühlslagen der Analytikerin und werden von ihnen beeinflusst: Der Patient kommuniziert durch seinen Körper, und die Analytikerin empfängt solche Botschaften in ihrem Körper. Dies kann jedoch nicht als ein identisches Abbild angesehen werden, denn während es von der Analytikerin empfangen wird, wird das Projizierte von ihrer eigenen Innenwelt auch modifiziert (Arizmendi, 2008).[46]

Der Spielraum für Enactments ist stets weit, da wir uns hier – bei der Patientin *und* potenziell auch bei der Analytikerin, deren Fähigkeit zur symbolischen Ausarbeitung ihres körperlichen Erlebens vorübergehend gestört sein kann – im Bereich des präsymbolischen Funktionierens befinden. Solche körperlichen Erfahrungen müssen zu »Gedanken mit Denkerin«, um mit Bions (2013) Ausdruck zu spielen, und schließlich mit der Patientin geteilt werden, um die Entwicklung der Symbolisierungsfähigkeit zu unterstützen. Bevor Deutungen hilfreich sein können, ist die »sinnliche Anerkennung« (Lombardi und Pola, 2011) der Projektionen des Patienten durch die Analytikerin bei diesen Patienten womöglich aber eine wesentliche Vorbedingung.

Wie wichtig die somatische Gegenübertragung ist, wurde mir anhand meiner Arbeit mit Frau D. vor Augen geführt, eine intelligente, attraktive und beruflich kompetente Frau im Alter von 28, die emotional jedoch sehr behindert war. Sie hatte langjährige Essprobleme, die zwischen mittelschwerer Anorexie und Bulimie schwankten. Frau D. war die Älteste von zwei Geschwistern; ihre Schwester war einige Jahre jünger als sie. Ihre Mutter starb, als sie im späten Teenageralter war, nachdem sich ihr Zustand aufgrund eines aggressiven Tumors sehr schnell verschlechtert hatte. Ihren Vater beschrieb sie als einen jähzornigen Mann, der stark trank. Bis zum Tod ihrer Mutter hatte Frau D. eine glückliche Kindheit. Sie beschrieb eine sehr enge Beziehung zur Mutter, die sie »perfekt« verstand. Als Frau D. ihre Analyse begann, war sie in einer langjährigen unbefriedigenden Beziehung mit einem Mann.

Ich möchte mit meiner allerersten Beobachtung von Frau D.s Körper, ihrer Beziehung zum physischen Raum im Zimmer und meiner Gegenübertragung beginnen. Diese Dinge verrieten nämlich sehr viel über die Psychopathologie der Patientin und über das, was sich später in der Übertragung entwickeln sollte. Zusammengenommen stellen sie meiner Ansicht nach das somatische Pendant zu Ogdens (1992) »umschriebener Warnung«[47] dar, die er als die interpersonellen Narrative auffasst, die die

46 Die äußerst komplexe Beziehung zwischen unbewussten motorischen, affektiven, Erinnerungs- und Phantasieprozessen sprengt den Rahmen dieses Buches.

47 Engl.: cautionary tale. Eine cautionary tale ist eine volkstümliche Erzählung, deren Zweck es ist, vor einer Gefahr zu warnen. In der Regel wird dabei zunächst

Patientin zur ersten Sitzung mitbringt und die die unbewussten Ängste des Patienten vor der Entwicklung einer Beziehung zur Analytikerin kommunizieren. Ich weise hier darauf hin, dass die nonverbalen Narrative, die sinnlich und durch die Beziehung des Patienten zum physischen Raum und zum Körper der Analytikerin kommuniziert werden, sich auf die Analytikerin auswirken und ein zentraler Bestandteil der umschriebenen Warnung sind. Ogden (1997) hat ja betont, dass die Träumerei der Analytikerin ein allgemeiner Gefühlszustand sein kann, der aus primär körperlichen Empfindungen besteht.

Als Frau D. mein Zimmer zum ersten Mal betrat, stand sie neben der Tür und schaute sich sehr vorsichtig um. Dann wandte sie sich mir zu und scannte mich mit ihren Augen. Für mich war das unangenehm, denn es fühlte sich irgendwie intrusiv an, und ich fühlte mich unwohl in meinem Körper. Als ich zusah, wie sie sich dem Stuhl näherte, fiel mir sehr auf, dass sie im Verhältnis zu ihrem zierlichen Körperbau überschüssiges Gewicht trug, was sie sogar noch kleiner erscheinen ließ, als sie war, so als würde sie unter ihrem Gewicht irgendwie erdrückt. Sie war leicht übergewichtig, aber wirkte irgendwie schwerer, als ob etwas sie »niederdrücken« würde. Zudem lag eine ausgeprägte Schwerfälligkeit in ihren Bewegungen, was in mir die merkwürdige Vorstellung weckte, dass sie auf der Stelle ging, so als sei ihr Körper an einer Schnur befestigt, die sie zur Ausgangsposition zurückzog.

Frau D. saß nicht wirklich auf dem Stuhl mir gegenüber, sondern versank vielmehr in ihm. Dabei löste sie sich in einen amorphen Körperhaufen auf, sodass es schwierig war, ihr Gesicht vom Rest des Körpers oder vom Stuhl zu unterscheiden. Sie sprach sehr langsam und flach, sodass ich mich ziemlich flachgedrückt fühlte, und während ich ihr zuhörte, bemerkte ich die Flachheit meines eigenen Atems. Sich in ihrer Gegenwart zu befinden, fühlte sich in einer Art und Weise mühsam an, die ich dort und damals noch nicht genau verstehen konnte. Jedoch hatte ich den deutlichen Eindruck, dass ich mir viel Mühe geben musste, um Kontakt zu ihr herzustellen, obwohl sie sich scheinbar dafür interessierte, was ich zu sagen hatte. Allerdings fiel mir auf, dass sie allem, was ich sagte, ohne Zögern in einer Weise zustimmte, die sich nicht überzeugend anfühlte. Auch war mir bewusst, dass meine Stimme leiser wurde, wenn ich sprach; ich beendete meine Sätze

ein Tabu ausgesprochen, die verbotene Handlung im Laufe der Erzählung aber doch ausgeführt. Die Figur, die das Tabu missachtet hat, erleidet daraufhin ein übles Schicksal, das oft in grausigem Detail geschildert wird. [Anm. d. Ü.]

nur halb und verfiel in eine Art untypisches Gemurmel, als meine Worte Frau D.s sehr tiefen, lauten und häufigen Atemzügen begegneten. Meine Stimme mischte sich mit ihrem Atmen und verschwand.

Zunächst war Frau D.s lautes Einatmen gleichermaßen irritierend und beunruhigend: Es hatte etwas Einhüllendes, Erstickendes an sich. All dies gab mir das starke Gefühl, dass »meine Worte in den Strudel ihres Atems hineingesogen werden«, wie ich damals in meinen Notizen schrieb. Ich wurde also schon zu einem frühen Zeitpunkt auf Differenzierungsschwierigkeiten aufmerksam gemacht, die sich konkret in ihrer Beziehung zum körperlichen Setting, im Verschmelzen ihres Körpers mit der Möblierung und in meinem instinktiven klaustrophobischen Erleben äußerten, von ihrem Atmen flachgedrückt und erstickt zu werden.

Trotz ihrer leisen Stimme und umgänglichen Art hatte ich das Gefühl, dass Frau D. mir bereits einen Eindruck der Aggression, die hinter dieser Fassade lag, und der Sogwirkung von etwas Totem und schwer Zugänglichem in ihr vermittelt hatte. Es schien zwingend erforderlich, dass wir miteinander übereinstimmten, während eine aufrichtige Verständigung, die Differenzen zwischen uns offenbaren könnte, sich bedrohlich anfühlte.

Die ersten zwei Jahre

Nach dem Erstgespräch gewöhnte sich Frau D. mühelos an die Couch, und zwar so, wie sie auch den Stuhl benutzt hatte: Sie versank in ihr, lag dort geradezu bewegungslos und sprach leise. Während ich sie von hinten anschaute, erinnerte sie mich an eine im Sarg liegende Leiche. In den langen Momenten des Schweigens, die die ersten zwei Jahre unserer Arbeit kennzeichneten, hatte ich oft das Gefühl, dass wir die Luft des Todes atmeten. Ich bemerkte, dass ich oft gähnte und dass dies wiederum etwas Einhüllendes, Stilles an sich hatte – eine somatische Reaktion, mit der ich mich wohl vor ihr schützte, indem ich mich in eine Art sinnlichen narzisstischen Kokon zurückzog, die aber auch zeigen könnte, wie sie sich in einen ähnlichen, »stillen« Zustand einhüllte, in dem die Zeit stillstand, sodass Verlust und Trennung vermieden werden konnten.

Zudem sprach Frau D. leise, sodass es mir oft schwerfiel, sie zu hören. Ich stellte fest, dass ich meinen Körper oft näher zum Rand der Couch bewegen musste, um ihre Worte zu verstehen. Während ich mich vorbeugte, bemerkte ich, dass ich meinen Stuhl an der Seite sehr fest umklammert hielt, als hätte ich Angst, mein Gleichgewicht zu verlieren und auf die Couch zu fallen. So wurde mir mein dringendes Bedürfnis bewusst, meinen Stuhl/meine analytische Rolle zu »umklammern«, als würde das, was Frau D. preisgab, irgendeinen Widerstand in mir hervorrufen. Dies brachte mich dazu, über das starke homosexuelle Element nachzudenken, das in unserer Beziehung vorhanden war, als ob sie mich zu sich in den Sarg/auf die Couch lockte, wo sie mit mir eins sein konnte. Zu diesem Zeitpunkt blieben dies meine Gedanken, und es schien wichtig, sie zu containen und nicht vorzeitig zu deuten.

Während dieser Zeit fühlten sich meine Körperbewegungen gezwungen und steif an. Wie ich später schließlich verstand, zeigte dies, dass ich psychisch nicht immer frei genug war, um den Weg, auf dem sie mich brauchte, mit ihr zu gehen. Tatsächlich fanden meine Interventionen in dieser Phase oft nicht ihren Weg zur Patientin, gegen deren primitives Funktionsniveau ich emotional manchmal Widerstand leistete, obwohl ich es intellektuell nachvollziehen konnte. Aller Wahrscheinlichkeit nach lag dies daran, dass symbiotische Prozesse nicht einfach auszuhalten sind und stets zu Enactments und in Sackgassen führen, sowohl aufgrund des Unbewussten der Patientin als auch des Unbewussten der Analytikerin.

In der Übertragung machte ich die eigenartige Erfahrung, dass es »keine Übertragung« gab. Meine Deutungsversuche stießen auf kaum getarnte, wenn auch höfliche Gleichgültigkeit oder wurden einfach ganz ignoriert, als wären meine Versuche zu verstehen, was *zwischen* uns vor sich ging, durchweg irrelevant. Und genau darin lag das Problem, wie ich es schließlich begriff: Ein »Zwischen-Uns« gab es nicht, denn dies setzte einen Raum voraus, irgendeine Trennung oder Differenzierung zwischen Selbst und Objekt, und das konnte Frau D. nicht tolerieren. Stattdessen fühlte es sich so an, als behandelte sie mich wie ein Stück der Möblierung im Zimmer (was nicht nur heißt, dass die Möblierung manchmal als eine Erweiterung meines Körpers erlebt wurde, sondern auch dass mein Körper Möblierung *war*), die als eine Art Nabelschnur zwischen uns diente. Sie erwähnte oft, wie beruhigend sie es finde, dass mein Zimmer immer gleich sei und sie sich auch darauf verlassen könne, dass ich »die Gleiche« sei. Was sie damit meinte, dass ich »die Gleiche« sei, führte sie nicht weiter aus.

In dieser Phase schien Frau D. am besten auf Interventionen zu reagieren, die ihre psychischen Verfassungen beschrieben, ohne explizite Verbindungen zur Übertragung herzustellen.[48] Deutungen, die sich darauf konzentrierten nachzuverfolgen, wie sie meine Deutungen verwendete, schienen sie zu destabilisieren. Im besten Falle zog sie Nutzen aus analytikerinnenzentrierten Deutungen (Steiner, 1998). Bleger (1993) bezeichnete diese als »Deutungen ohne Spaltung« und sah sie als notwendig an, um mit dem agglutinierten Kern zurechtzukommen. Dabei hilft man der Patientin oder dem Patienten, ein »Äußeres« anzuerkennen, damit sie oder er schließlich mit der »Deutung des Spalts« hantieren kann, die Steiners »patientenzentrierter« Deutung nicht unähnlich ist (Churcher und Bleger, 2012). Nichtsdestotrotz war meine ständige psychische Verarbeitung der Übertragung und Gegenübertragung der innere Kompass, mit dessen Hilfe ich herausfand, wann sie in der Lage sein könnte, jederzeit mehr von mir in sich aufzunehmen.

Ich möchte nun die Funktion der Beständigkeit des verkörperten Rahmens in ihrer psychischen Ökonomie veranschaulichen, indem ich einige Fälle auswähle, in denen Frau D. darauf reagierte, dass sich mein Aussehen und meine körperliche Verfassung verändert hatten.

Im ersten Jahr unserer Arbeit erschien Frau D. einmal zur Donnerstagssitzung, für sie die letzte der Woche, und starrte mich konzentriert an, als sie das Zimmer betrat. Ihr Gesichtsausdruck lässt sich am besten als verwirrt beschreiben. Nach ein paar Minuten auf der Couch merkte sie gereizt an, dass ich »anders« aussehe. Mir war bewusst, dass ich ihren Kommentar als eine Art dringende und intrusive Aufforderung entgegennahm, nicht anders auszusehen, und sofort scannte ich mich gedanklich selbst und überlegte, *wie* ich denn anders erschien. Dann fiel mir ein, dass ich an diesem Tag tatsächlich ein Shirt trug, das bunter war, als es für mich üblich ist, da ich direkt nach der Sitzung an einer Abendveranstaltung teilnehmen würde.

48 Eine Bemerkung zur Technik: Meiner Ansicht nach zeichnet sich die psychoanalytische Arbeit dadurch aus, dass die Analytikerin *systematischen Gebrauch* von der Übertragung macht. Dies beinhaltet die Wahrung einer analytischen Haltung, die auf ihrer Wahrnehmung der Übertragung fußt. Daraus gewinnt sie ihr Verständnis dafür, in welcher psychischen Verfassung sich die Patientin oder der Patient befindet und wie sie am produktivsten eingreifen kann. Wir sollten die Übertragung immer in diesem Sinne »benutzen«, gleichzeitig aber neugierig bleiben, welche unterschiedlichen Wege wir einschlagen können, um die Neugier des Patienten auf seine eigene Psyche zu wecken und zu unterstützen, nicht zuletzt, *aber nicht nur* durch die verbale Deutung der Übertragung. So gesehen ist Repräsentationsarbeit oder unterstützende Arbeit nicht weniger »analytisch« als übertragungszentrierte Arbeit (z. B. Ogden, 1982; Lecours, 2007; Lemma, 2014) und kann in den frühen Phasen einer Analyse mit einer Patientin wie Frau D. essenziell sein.

Frau D. verbrachte die nächsten fünfzehn Minuten damit, in gefühlt wilden Details über ihre Tante mütterlicherseits zu reden. Ich wusste, dass sie sie nicht mochte. Unter mehreren Vorwürfen, die sie gegen diese Tante erhob, tat Frau D. sie als jemanden ab, deren Kleidungsstil »verquer« sei und sie »hervorstechen« lasse. Zudem sei sie unberechenbar, erzählte mir Frau D.: Die Tante habe sich nie auf eine stabile Beziehung eingelassen; stattdessen habe sie »ständig den Partner gewechselt«.

Ich dachte, dass mein farbenfrohes Shirt – für sie die Farbe von Sex – als ein Hinweis auf mein von ihr getrenntes Leben registriert worden war, was höchstwahrscheinlich auch durch die anstehende Wochenendpause verstärkt wurde. Frau D. schien von meinem »verqueren« Shirt zutiefst beunruhigt und erregt, so als würde meine Abweichung von der für sie gewohnten Kleiderordnung als ein Zeichen dafür erlebt, dass ich über das Wochenende gedanklich die Partnerin wechseln und etwas mit jemand anderem anfangen würde, worauf sie sehr wütend war. Auch war es nun offensichtlich, dass mein Körper von ihrem getrennt war, und sie konnte diese Trennung nicht tolerieren: Sie schien mir mitzuteilen, dass ich sesshaft werden und sie heiraten solle. Während ich zuhörte, begann ich mich durch das Taillenband um meine Hose merkwürdig eingeschnürt zu fühlen – eine somatische Gegenübertragungsreaktion, die sich als Antwort darauf verstehen ließe, dass ich in der Übertragung erlebt hatte, wie Frau D. meinen Körper kolonisierte. Ich sagte ihr schließlich ganz einfach, dass das, was sie an mir heute als »anders« wahrnehme, sie entrüstet habe.

Frau D. ging nicht auf meine Worte ein; sie blieb fest in der Diskussion über ihre Tante stecken. Ich dachte, dass Frau D. wirklich nicht von ihrer Wahrnehmung meines leicht veränderten Aussehens Gebrauch machen konnte, um ihre Ängste und Verschiebungsphantasien zu repräsentieren, wie es bei einer weniger verstörten Patientin vielleicht der Fall gewesen wäre, die mit den innerpsychischen Implikationen hätte »spielen« können. Das Setting in Frau D.s Psyche, das ein bestimmtes Aussehen meinerseits einschloss, musste hingegen unverändert bleiben, um die symbiotische Verbindung aufrechtzuerhalten.

Als ich einige Monate später einen schlimmen Schnupfen und Husten hatte, war sie von dieser körperlichen Veränderung ähnlich verstört. Diesmal erzählte sie, nachdem ich mehrmals hustete, eine Geschichte von einer Kollegin auf der Arbeit, deren Gesicht asymmetrisch sei. Sie sagte, dass ihr diese Frau leidtue, weil sie vermute, dass es sie sehr störe, denn es bedeute, dass alle sie ansehen. Nachdem ich erneut hustete, sagte sie etwas gereizt, meine Stimme klinge aufgrund der Erkältung »anders, als wären Sie es nicht wirklich«. Zunächst fühlte ich mich wieder von ihr kontrolliert, sodass ich mir meines Hustens ganz akut bewusst wurde. Dieser wurde nur noch schlimmer und gab so womöglich die Feindseligkeit preis, die sich in mir breitmachte. Dann, als sich dieses Gefühl legte, fiel mir ein, was sie mir zuvor über den Tag erzählt hatte, an dem ihre Mutter gestorben war. Sie hatte beschrieben, wie ihre Mutter ihr Bewusstsein zunehmend verloren hatte, und nun stellte ich mir vor, wie sie an ihrem Bett saß und ihre Mutter mit dem Gefühl ansah: »Das bist nicht wirklich du.« Vielleicht destabilisierte sie der Unterschied, den sie in meiner durch »Krankheit« veränderten Stimme hörte, nicht nur weil er mit dem Verlust ihrer Mutter assoziierte Ängste mobilisierte, sondern auch weil der Husten meine Stimme und mich verändert hatte und sie dies als etwas erlebte, das – wie der Tod – zwischen uns gekommen war und eine Grenze verhängte, die die ersehnte Symmetrie und Zweisamkeit unterbrach.

Frau D. sprach oft von ihrer Mutter und erzählte, dass sie sich ihr immer eng verbunden gefühlt und die körperliche Nähe zwischen ihnen genossen habe. Bis sie zehn gewesen sei, habe sie mit ihrer Mutter ein Bett geteilt. Sie erzählte mir, dass sie, wenn ihre Eltern sich gewaltsam stritten, danach die Tür zum Schlafzimmer ihrer Mutter schlösse, um ihren Vater draußen zu halten, während ihre Mutter sich sammelte. Sie beschrieb, wie ihre Mutter zu ihr ins Bett kam, sich um sie schlang und ihre Haut streichelte. Natürlich lieferten diese Erinnerungen keinen Beweis für das, was die Mutter möglicherweise getan hat, doch trugen sie zu dem sich entwickelnden Bild bei, das ich mir von Frau D.s Objektbeziehungen und von dem machte, was wohl zwischen uns geschah.

Über kurz oder lang – die Wirkung des Haarschnitts der Analytikerin

Gegen Ende des zweiten Jahres unserer Arbeit erhöhten wir auf vier Sitzungen pro Woche,[49] was ich für notwendig hielt, wenn wir Fortschritte machen wollten. Frau D. hieß diese Erhöhung eifrig willkommen. Zu diesem Zeitpunkt wusste ich, dass es eine der unbewussten Funktionen der Analyse war, die Beziehung zu ihrer Mutter/mir einzubalsamieren. Für sie

49 Wenn sie nicht sehr regelmäßig Freitag morgens übers Wochenende in ihr Herkunftsland zurückgeflogen wäre, wäre sie fünf Mal pro Woche gekommen.

diente die Erhöhung dazu, die symbiotische Verbindung zum Objekt zu konsolidieren, die einzige Art von Beziehung, die sie zu diesem Zeitpunkt zu mir aufbauen konnte. Mir war klar, dass sie meinen Austausch mit ihr auf diesem primitiven Niveau brauchte, dass dies ein wesentlicher Teil der Analyse war.

Zu Beginn des dritten Jahres unserer Arbeit ereignete sich ein bedeutender Vorfall, der unsere Arbeit aus meiner Sicht voranbrachte. Im Nachhinein glaube ich, dass dies durch eine Veränderung meines Aussehens (ein sichtbarer Haarschnitt) und das nachfolgende Enactment mobilisiert wurde. In dieser Sitzung kam Frau D. ins Zimmer und starrte mich an. Sie betrachtete eindeutig mein Gesicht, während ihr eigenes voller Verwirrung und Schock war. Ich war mir damals und dort nicht sicher, worauf sie so heftig reagierte. Bezeichnenderweise fühlte *ich* mich sehr verwirrt und desorientiert. Ich spürte ein eigenartiges Schwindelgefühl, so als wäre ich ruckartig aufgestanden.

Als Frau D. auf der Couch lag, ließ ich mich entspannter auf meinem Stuhl nieder. Ich registrierte meine Erleichterung, doch bemerkte ich auch, dass ich die Seiten meines Stuhls mit erheblichem Druck festhielt. So wurde ich darauf aufmerksam, dass das, worauf Frau D. reagiert hatte, sie möglicherweise tief erschüttert hatte und sie vielleicht ein Gefühl von Desorientierung in mich projizierte, das ich wiederum als Schwindel und als Bedürfnis erlebte, mich an meinen Stuhl zu klammern – eine Geste, mit der ich natürlich vertraut war (siehe oben). Als ich wieder etwas Denkvermögen erlangte, fiel mir meine Frisur ein, und ich fragte mich, ob sie es war, die sie so erschüttert hatte. Dies war zweifellos meine Assoziation, da Frau D. meine Frisur nicht direkt erwähnte, sodass ich mir nicht sicher sein konnte, dass sich ihre Reaktion auf sie bezogen hatte. Sie lag stattdessen still auf der Couch und zwirbelte Strähnen ihres langen Haars rhythmisch um ihre Finger. Ich merkte, dass mich diese Bewegung nahezu hypnotisierte und ich mich schläfrig zu fühlen begann. Für einige Minuten muss ich den Faden ihrer Worte verloren haben. Erst als ich sie sagen hörte, dass sie heute nichts Wichtiges zu sagen habe, wurde ich ins Zimmer zurückgeholt. Nach einer Pause fügte sie hinzu, dass sie heute nicht in der Sitzung sein wolle, dass sie der Ansicht sei, die Analyse helfe ihr nicht mehr. Dann sagte sie, dass sie keine Lust habe, sich später mit einer Freundin zu treffen – diese Freundin wohne »weit draußen«, und sie verirre sich immer, wenn sie sie besuche. Ihre Worte kamen langsam und scheinbar unzusammenhängend heraus. Sie klang desorientiert, was sich nun mit meiner vorübergehenden Schläfrigkeit und meinem Konzentrationsverlust deckte, so als hätte ich ihr gegenüber die Orientierung verloren und die Analyse gedanklich verlassen, wie die Freundin, die »weit draußen« wohnte. Das hatte dazu geführt, dass die Kontinuität unseres Kontakts durchbrochen wurde, sodass sich Frau D. hilflos an einem Ort zurückgelassen fühlte, den sie nicht mehr erkannte oder als sicher empfand. Tatsächlich hatte ich sie vorübergehend verlassen, was womöglich ein Rückzug zur Abwehr von etwas Verstörendem war, das sich zwischen uns abspielte und das ich noch nicht verstanden hatte.

Eine lange Stille folgte, während der ich spürte, dass sie Angst hatte. Dann sagte sie, sie habe Lust, etwas Süßes zu essen. Sie mache eine Diät, doch finde es schwierig sie einzuhalten und habe sich auf dem Weg zur Sitzung etwas Schokolade gekauft. Ihr Körpergewicht habe schon immer geschwankt, sagte sie, und es sei beunruhigend, Fotos von sich aus der Zeit ihrer Magersucht zu sehen, verglichen mit ihrem jetzigen Aussehen: »Das ist wie zwei verschiedene Leute: Dr. Jekyll und Mr. Hyde.«

Das Bild von Dr. Jekyll und Mr. Hyde rief in mir zwei Assoziationen hervor: zum einen das Gefühl, schläfrig zu werden und den Kontakt zu ihr zu verlieren, als hätte das Dr. Jekyll-Ich das Zimmer verlassen und sie einem Mr.-Hyde-artigen, furchterregenden Objekt ausgesetzt; zum anderen ihr Spiel mit ihrem eigenen Haar und mein eigener Haarschnitt. Dann fiel mir ein Kind ein, das ich vorige Woche beim Friseur gesehen hatte. Es war voller Verzweiflung gewesen und hatte sich geweigert, sich die Haare schneiden zu lassen. Mich hatte das zu jenem Zeitpunkt an eine Art Folter erinnert. Man kann die Möglichkeit nicht ausschließen, dass ich, was den Haarschnitt angeht, nunmehr eine »überwertige Idee« (Britton und Steiner, 1993) verfolgte, doch soweit ich feststellen konnte, waren es meine freien Assoziationen, sofern sie je »frei« sein können (d. h. mein inneres Setting), die mich zurück zum Haar und seiner möglichen Bedeutsamkeit führten – nun vor allem zur Verbindung mit etwas Schrecklichem, das einem Kind von einem Erwachsenen auferlegt wird. Die Assoziation mit dem Haarschnitt des Kindes eröffnete nun die Möglichkeit, dass ich ein gemeines »Abschneiden« ausagiert haben und wie Mr. Hyde geworden sein könnte – eine Erfahrung, für die Frau D. besonders sensibilisiert war und an der sie mich vielleicht tatsächlich teilhaben ließ.

All diese Gedanken führten mich schließlich dazu, zu sagen, dass sie heute mit einem vollkommen anderen Bild von mir konfrontiert worden und sich nicht sicher sei, ob sie nun mit Dr. Jekyll oder Mr. Hyde im Zimmer sei. Frau D. antwortete, dass sie mich aufgrund »irgendeines Lärms von draußen« nicht gut hören und meinen Worten nicht folgen könne.

Ich dachte mir, dass sie recht zielgenau auf einen »Lärm von draußen« (d. h. meine eigene unbewusste Reaktion auf sie, die zu meinem schläfrigen Rückzug geführt hatte) reagierte, der unsere Beziehung zuvor unterbrochen hatte. Vielleicht war auch der Haarschnitt ein »Lärm von draußen«, der in *ihr* Setting eindrang, und hatte in ihr Phantasien einer grausamen Durchtrennung der symbiotischen Verbindung zu mir angeregt, die sie aufrechterhalten musste. Ich hatte diese Phantasien dann ausagiert, indem ich zu einer Art Mr. Hyde geworden war.

Frau D. verfiel in ein tiefes Schweigen, das mich auszuschließen schien. Schließlich sprach sie verträumt von den langen Haaren ihrer Mutter, mit denen die Mutter ihr Gesicht streichelte, wenn sie sich das Bett teilten. Sie habe das beruhigend gefunden, und es habe sie einschlafen lassen. Sie erzählte mir, dass sie ihr eigenes Haar so benutze, wenn sie unter Stress stehe. Während sie sprach, zog sie sich ihr langes Haar energisch um den Nacken.

Ich sagte, die Erinnerung an die Haare der Mutter sei beruhigend, machte sie jedoch auch darauf aufmerksam, dass sie sich ihr Haar gerade um den Hals wickele und ziemlich energisch daran ziehe. Frau D. sagte, sie habe nicht bemerkt, dass sie dies tue.

Vielleicht, sagte ich, wolle sie sich ganz eng an mich, die einst genau wie sie langes Haar hätte, binden und mich nicht gehen lassen.

Frau D. setzte sich plötzlich auf der Couch auf, drehte sich um und sah mich an. Sie schien verwirrt und dann zerknittert, und Tränen strömten ihr über die Wangen. Sie hatte noch nie so sehr geweint. Dann legte sie sich auf die Couch und schwieg.

Ich sagte, mein Haarschnitt habe ihr den Eindruck vermittelt, dass ich mich von unserer engen Beziehung, die sie aufrechterhalten wolle, losgeschnitten und sie alleine zurückgelassen hätte, was ihr sehr Angst mache.

Frau D. nickte, und ich spürte, dass sie aufgeschlossener war als üblich. Ich fügte hinzu, dass jegliche Veränderung an mir sie destabilisiere und etwas sehr Verwirrendem und Erschreckendem in ihrem Geist aussetze. Frau D. nickte erneut und sagte, dass sie »das« nicht besprechen könne. Ich war mir nicht sicher, was sie mit »das« meinte, jedoch hatte ich das Gefühl, dass dies nicht der richtige Zeitpunkt war, sie zu bedrängen.

An dieser Stelle spürte ich zum ersten Mal, dass mein Körper und sein verändertes Aussehen benutzt werden konnten, um damit zu beginnen, sich ihrem Erleben anzunähern, auch wenn dieses noch nicht in Worte gefasst werden konnte. Es war zu einem Teil des Prozesses geworden, über den wir langsam gemeinsam nachdenken konnten. Zur folgenden Sitzung brachte sie eine verstörende Geschichte von einer Puppe mit, mit der sie als Kind gespielt hatte. Sie hatte die Puppe nackt ausgezogen und sich vorgestellt, sie würde vergewaltigt. Es bedurfte einiger weiterer Sitzungen, bevor Frau D. mir erzählte, dass die Mutter, wenn sie das Bett mit ihr teilte, manchmal ihre Vagina berührt habe. Sie berichtete von weiteren Fällen, in denen ihre Mutter buchstäblich auf ihr lag, manchmal bewegungslos, manchmal während sie ihre Haut streichelte. Frau D. beschrieb, wie schwer ihre Mutter gewesen sei, sodass sie nicht habe atmen können, doch sie habe es nicht gewagt sie zu stören, da sie sich nach dieser Nähe gesehnt und es ihr vor der Ablehnung gegraut habe, mit der ihre Mutter ihr manchmal begegnet sei. Ich war tief getroffen von dem Bild meiner Patientin, die unter dem Gewicht des Körpers ihrer Mutter, der in sie eindrang, erstickte. Es erinnerte mich an meine ursprüngliche somatische Gegenübertragung, in der ich das Gefühl hatte, von ihrem lauten Einatmen erstickt zu werden, und an meinen ersten Eindruck, dass ihr kleines Körpergerüst von dem »überschüssigen Gewicht«, das sie mit sich trug, erdrückt schien.

Die Symbiose, der Körper der Analytikerin und das psychoanalytische Setting

Trotz ihres hohen beruflichen Funktionsniveaus war Frau D. eine sehr besorgte Frau, die die meiste Zeit am Rande des psychischen Todes lebte. Nichtsdestotrotz hatte sie zum Ende ihrer Analyse beachtliche Fortschritte gemacht. Ich habe mich in diesem Kapitel nicht auf ihre Essprobleme, auf ihre psychische Repräsentation ihres Körpers oder auf ihre Sexualität konzentriert. Das waren einige der Probleme, an denen wir im Verlauf der Jahre arbeiteten. Die Analyse der homosexuellen Übertragung war für diese Arbeit zentral. In meiner Erörterung werde ich mich allerdings selektiv darauf konzentrieren, wie wir verstehen können, was dieser Patientin in Bezug auf das verkörperte Setting hatte helfen können.

Bei weniger geschädigten Patient*innen als Frau D. liefert die Übertragungsbeziehung und speziell der Körper der Analytikerin den Impuls für eine Reihe von Phantasien und für die Entstehung der triebhaften Fähigkeiten der Patientin oder des Patienten. Wie Bollas sagt: »Wenn alles gut geht, findet er im Beisein des Analytikers in ein neues Körpererleben« (Bollas,

1994: 578–579). Der Körper der Analytikerin ist hier eine *dynamische* Variable zwischen ihnen (d.h. Teil des analytischen Prozesses), die die Patientin benutzen und mit der sie »spielen« kann, um die Erforschung ihres eigenen Körpers und Geistes voranzubringen. Die Entwicklung von Frau D.s Fähigkeit, so von meinem Körper Gebrauch zu machen, war zunächst massiv untergraben, denn sie setzte die Anerkennung voraus, dass es *zwei* separate Körper gab. Diese Fähigkeit schien allmählich und in mühevoller Kleinarbeit durch die »Krisen« gefördert worden zu sein, die durch ihre Wahrnehmung der Veränderungen des Settings, die sich in meinen körperlichen Veränderungen zeigten, ausgelöst wurden. Diese Veränderungen mobilisierten primitive Phantasien und Ängste, da die Symbiose (ihr Setting) unterbrochen und entdeckt worden war. Daraus wiederum entstanden zwischen uns gelegentlich Enactments, die einige Aspekte ihrer inneren Welt beleuchteten und eine Brücke zwischen dem präsymbolischen Erleben und dessen Repräsentanz im Kontext der Übertragung schufen.

Sich auf ihre heftigen Reaktionen auf meine körperlichen Veränderungen und auf ihre Beziehung zum eigenen Körper zu konzentrieren, ist ein Aspekt der Arbeit, die es ihr, denke ich, im Laufe der Zeit ermöglichte, die Grenzen ihres eigenen Körperselbst zu ziehen. Dass diese sehr wirr waren, zeigte sich in ihren sexuellen Beziehungen. Die Wahrnehmung des Körpers ist, wie Lombardi sagt, »das entscheidende Element der Differenzierung und ein erstes Prinzip der Realität, das das Bewusstsein für das Körperselbst und den Körper der anderen Person animieren kann« (2005: 107–108).

Diese Arbeitsweise verlangt, dass die Analytikerin das, was in ihren Körper projiziert wird, zunächst in ihrem Geist repräsentiert, wo es vielleicht eine Zeit lang containt werden muss, bevor es der Patientin präsentiert werden kann (Ferro, 2015). Wenn ich auf diese schwierige Analyse zurückblicke, scheinen mir meine Anerkennung und mein psychisches *und* körperliches Containment ihres Bedürfnisses nach Symbiose und dessen spätere Durcharbeitung in der Übertragung und somatischen Gegenübertragung tatsächlich von entscheidender Bedeutung gewesen zu sein. Wie ich jedoch hoffentlich auch gezeigt habe, erlebte ich Frau D.s beharrliche Aushöhlung jeglicher Differenz zwischen uns bisweilen als intrusiv und beherrschend. Sie brachte mich dazu, so zu reagieren, dass Aspekte ihrer verinnerlichten Beziehungen wiederbelebt wurden, zum Beispiel als ich mich vor ihr zur Abwehr in einen schläfrigen Zustand zurückzog und sie einem Mr.-Hyde-artigen Objekt überließ. Dieses Enactment könnte man als meine Reaktion auf die implizite Verführung – wie sie ihr eigenes Haar rhythmisch um ihre Finger zwirbelte[50] – verstehen, die ich unbewusst als erstickend und aggressiv erlebt haben könnte und die mich später dazu brachte, Distanz zwischen uns zu schaffen. Frau D. schien meinen Haarschnitt als Beweis für mein Getrenntsein erlebt zu haben, was in ihr wiederum den Wunsch geweckt haben könnte, mich wieder in ihren eigenen Körper hineinzuziehen, indem sie wie Rapunzel ihr Haar einsetzte, um die symbiotische Verbindung wiederherzustellen.

Die in dieser Sitzung einsetzenden Erinnerungen an die Übergriffe durch die Mutter drückten womöglich aus, dass Frau D. mich in der Übertragung irgendwie als intrusiv und beleidigend erlebte. Verschiedene Analytiker*innen werden dies unterschiedlich auffassen, und es würde den Rahmen dieses Buches sprengen, auf die Fülle an alternativen Deutungen einzugehen. Es möge der Hinweis genügen, dass ich es als das Ergebnis zweier Prozesse verstand. Erstens empfand sie es als ein Eindringen in die Symbiose, d.h. als eine aggressive, gegen sie gerichtete Handlung, durch mein verändertes Aussehen mit unserem Getrenntsein konfrontiert zu werden. Zweitens wurde ich dann zu einem Mr.-Hyde-artigen Objekt und ließ sie in der Sitzung zurück, während ich unbewusst auf ihren Wunsch reagierte, die Symbiose wiederherzustellen. Es ist durchaus möglich, dass diese in der Übertragung gemachten Erfahrungen ihrerseits Erinnerungen oder Deckerinnerungen an Eindringen und Missbrauch mobilisierten.[51]

Erst als ich Frau D. *in ihrem eigenen Setting*, in einem Raum, in dem die Differenzierung fehlte, begegnen konnte und wir der Entstehung entsetzlicher Ängste ausgesetzt waren, sobald sich ihr die Realität des Getrenntseins anhand von Veränderungen an meinem Körper darbot, begannen wir uns der Gestaltung eines Raums anzunähern, in dem Symbolisierung möglich war.

50 Was sie mit ihrem eigenen Haar machte, könnte als Ausdruck einer verkörperten Phantasie einer erotisch aufgeladenen Verstrickung mit dem mütterlichen Objekt gesehen werden. Hier können wir nur spekulieren, ob wir uns im Bereich dessen befinden, was Bronstein als einen »verkörperten Zustand von ›Protogedanken‹, die die Spuren eines archaischen Moments in der Beziehung zum Objekt, insbesondere zum mütterlichen Körper, in sich tragen« (2013: 18), beschreibt. Diesen kontrastiert Bronstein mit einer in den Körper gerichteten projektiven Identifizierung »deutlicherer und besser organisierter Phantasien, die nicht toleriert und integriert werden können« (ibid: 18).

51 Ob Frau D. von ihrer Mutter misshandelt worden war oder nicht, blieb für mich im Verlauf der Analyse eine offene Frage. Aufgrund des Materials, das später ans Licht kam, gewann ich allerdings den Eindruck, dass an dem, was sie berichtete, wohl etwas Wahres dran war.

Um Frau D. in ihrem eigenen Setting zu begegnen, musste ich ein Verständnis der Phantasien entwickeln, die die Veränderungen an meinem Körper in ihr weckten, und meine somatischen Reaktionen benutzen, um einem Verständnis ihrer nonverbalen Mitteilungen näherzukommen. Damit möchte ich nicht sagen, dass dies der primäre oder einzige Schwerpunkt war, der es ihr ermöglichte, Fortschritte zu machen; allerdings schien er ihr eine hilfreiche Möglichkeit zu bieten, ihr Verlangen nach Verschmelzung mit dem Objekt und den psychischen Terror zu verstehen, den die Trennung ankündigte.

Am hilfreichsten bei der Arbeit mit meiner Patientin war für mich Blegers Beobachtung, dass die Symbiose, weil sie im Setting selbst angesiedelt ist, zu einem Rückzugsort für den psychotischen Teil der Persönlichkeit wird, der verlangt, dass sich nichts ändert. Daran, wie Frau D. sich auf die verkörperten Aspekte des Settings bezog, sobald diese sich veränderten, wurde dies nur allzu deutlich. Zum Beispiel machten die meisten Patient*innen Kommentare anlässlich meines Haarschnitts: Es war klar, dass sie ihn benutzten, um Phantasien über mich zu entwickeln, d. h. sie konnten mit meiner Körperlichkeit »spielen« (Wyre, 1997), und wir konnten in der Übertragung darüber nachdenken. Frau D.s Reaktion – sowie die eines anderen, sehr verstörten Patienten – war eindeutig anders: Ich spürte, dass Frau D. ihn als einen tiefen Einschnitt in die symbiotische Phantasie erlebte, auf die meine Deutungen bis dato keinerlei Eindruck gemacht hatten. Aus ihrer Sicht hatte ich mir nicht die Haare schneiden lassen: Ich hatte die Nabelschnur durchgeschnitten, die uns verband.

Vor allem bei seiner Arbeit mit psychotischen Patient*innen bemerkte Bleger deren

> überhöhte Sensibilität für den geringsten Verstoß gegen das Gewohnte, den Rahmen; wie ein Patient z. B. wegen weniger Minuten, die die Sitzung später beginnt oder früher aufhört, verwirrt oder gewalttätig werden kann.
>
> (Bleger, 1993: 273)

Wenn der Körper ihrer Analytikerin, an den sie sich als einen Teil des Settings »gewöhnt« hatte, für sie anders aussah oder sich anders anfühlte, wurde Frau D. unruhig, so als wäre sie dessen beraubt, was sie zum Überleben brauchte. In diesem Zusammenhang ist Blegers Bemerkung, dass das Setting selbst zu einer Art »Sucht« werden kann, sehr treffend: Als sich mein Körper veränderte, spürte ich deutlich, mit welcher Dringlichkeit Frau D. ihn in seinen alten Zustand versetzen musste, in dem er so aussah wie in ihrer Vorstellung.

Die Analyse der Übertragungs-Gegenübertragungsmatrix offenbarte schließlich die Verführungen und Tücken der erotisierten Dimension der Beziehung zu einem Objekt, das als verführerisch, aber auch als kolonisierend und abweisend empfunden wurde. Während zunächst die ersehnte Verschmelzung mit mir die Übertragung beherrschte, wich dies schließlich ihrem Eindruck, dass ich diejenige war, die sie verführte und in die Falle lockte.[52] Dies erwies sich wiederum als zentral für das Verständnis ihrer Schwierigkeiten mit sexueller Intimität, in denen eine starke homosexuelle Orientierung zutage trat, die sie sich für lange Zeit bewusst weigerte zu akzeptieren.

In der Übertragung war es möglich, Frau D.s Verlangen zu erkennen, eine Beziehung mit mir einzugehen, ohne dass irgendetwas zwischen uns kommen würde. Chasseguet-Smirgel (1992) fängt dieses Verlangen sehr treffend ein, indem sie von einem im Vergleich zu Kleins (1936) Beschreibung archaischeren Wunsch spricht, sich das Innere der Mutter anzueignen und zu zerstören, d. h. ein Wunsch, in den weichen Bauch der Mutter zurückzukehren. Darin offenbart sich, wie sie sagt, ein primäres Verlangen »nach einem Universum ohne Hindernisse, ohne Gewalt und Unterschiede, nach einem vollkommen glatten und weichen Universum« (Chasseguet-Smirgel, 1992: 68). Bei Frau D. hinterließ der Zugang zu diesem weichen »Universum ohne Hindernisse« Entwicklungshindernisse, weil keine Differenzierung möglich war, auf der das Fundament für die Entwicklung eines separaten Selbstempfindens gelegt werden konnte.

So wie Chasseguet-Smirgel einen primitiveren Wunsch nach Fusion mit dem Körper der Mutter skizziert, betont auch Blegers »glischro-karische« Position die symbiotische Bindung zum Objekt. Die charakteristische Angst, meint er, sei hier eher verwirrend als verfolgend (Churcher und Bleger, 2012). Genauso erlebte ich das in der Übertragung und Gegenübertragung mit Frau D., wenn sie auf Veränderungen meines körperlichen Zustands oder Aussehens reagierte: Sie wurde nicht paranoid; vielmehr wurde sie in erster Linie verwirrt. Es war, als müsste sie sich verzweifelt

52 Man könnte die symbiotische Bindung als eine Abwehrposition gegen die Konfrontation mit den psychischen Auswirkungen des Missbrauchs verstehen, die dann durchlebt werden müssten, wenn die Symbiose aufgegeben würde. Ich gewann jedoch den Eindruck, dass die symbiotische Bindung bei Frau D. für die Entwicklung notwendig war, anstatt primär der Abwehr zu dienen. Sie musste zunächst in der Übertragung durchgearbeitet werden, bevor wir damit beginnen konnten, die Folgeschäden des Missbrauchs zu erforschen und zu ergründen, inwieweit diese auch für das Verständnis ihres Bedürfnisses, meinen Körper zu kontrollieren, von Bedeutung waren.

an die zu erwartenden Eigenschaften meiner körperlichen Erscheinung und der sinnlichen Erfahrung mit mir klammern. Sobald sie mit Veränderungen konfrontiert war, tauchte ein klaffendes Loch zwischen uns auf.

Wie ich in vorangegangenen Kapiteln mehrfach dargelegt habe, sind die Grundlagen für ein eigenständiges Selbst von der mehr oder weniger erfolgreichen Integration körperlichen Erlebens in psychische Repräsentanzen geprägt. Diese Entwicklungsleistung wurde in Frau D.s Fall dadurch vereitelt, dass die Mutter sich ihren Körper scheinbar zu eigen machte, sodass eine gemeinsame Phantasie eines Körpers im Besitz der Mutter entstand (Pines, 1997). Frau D. schien zunächst nicht damit zurechtzukommen, dass ein Unterschied dazwischen besteht, mit dem Objekt identisch zu sein und »wie es« zu sein. Dies deutete auf ein Defizit auf der Ebene der »primären Homosexualität« – wie französische Psychoanalytiker*innen sagen – hin, d.h. auf der Ebene des Übergangs von der primären Identifizierung zu einer relationalen Modalität, die das primitive Einheitsgefühl – das Gefühl, mit dem Objekt identisch zu sein – zerstört (Denis, 2010). Die Folgen eines Entwicklungsdefizits in diesem Bereich – das zumindest teilweise auf die emotionale und sexuelle Intrusivität ihrer wirklichen Mutter zurückzuführen sein könnte – zeigten sich in der Beharrlichkeit, mit der Frau D. versuchte, einen undifferenzierten Beziehungsmodus aufrechtzuerhalten oder wiederherzustellen. Ich denke, dass sich dieser Modus teils darin offenbarte, wie sie mit Veränderungen an meinem Körper umging.

In Blegers (1993) Betrachtung der frühen Entwicklung ist *Differenzierung* ein grundlegendes Konzept, das auch mit der Technik zusammenhängt. Der Zweck differenzierender Deutungen besteht darin, eine Trennung der agglutinierten psychotischen und der neurotischen Persönlichkeitsanteile der Patientin oder des Patienten in Gang zu setzen. Bei meiner Arbeit mit Frau D. wurde dies teils dadurch erreicht, dass genau darauf geachtet wurde, wie sie meinen Körper erlebte. Zudem führte ich langsam etwas Differenzierung (d.h. ein »Äußeres«) ein, indem ich ihre affektiven Zustände und unbewussten Wünsche, Ängste und Phantasien, die ich manchmal zunächst sinnlich containen musste, allmählich artikulierte.

Der Fokus auf die Sinnlichkeit stimmt mit Bleger, der den Körper als den Schauplatz der Symbiose angesehen hat, überein. Obwohl sich Bleger nicht auf den Körper *der Analytikerin* als einen Teil des Settings bezieht, weist er hilfreich nach, wie wichtig das Setting für das eigene Körperschema der Patientin oder des Patienten ist, und stellt eine Verbindung zum Begriff der Nichtdifferenzierung her:

> Zusammenfassend kann man sagen, daß der Rahmen eines Patienten seine früheste Verschmelzung mit dem Körper der Mutter ist und daß der Rahmen des Psychoanalytikers der Wiederherstellung der Ursprungssymbiose dienen muß, damit sie verändert werden kann (Bleger, 1993: 279)

Wenn, wie Bleger meint, »*der Rahmen eines Patienten seine früheste Verschmelzung mit dem Körper der Mutter ist*«, dann können wir nicht nur davon ausgehen, dass Aspekte des eigenen Settings der Patientin verkörpert sein und manifest werden können, beispielsweise durch die Haltung (z.B. Frau D.s niedergedrückte Haltung), sondern auch davon, dass die verkörperten Bestandteile des analytischen Settings womöglich starke Impulse für die unbewussten Phantasien der Patientin sind und Aufbewahrungsorte für ihr eigenes idiosynkratisches Setting werden können.

In der frühen Phase der Analyse war dies aufgrund von Veränderungen an meinem Körper nicht der Reflexion zugänglich, selbst als das Setting für Frau D. »hervorstach« (oder, wie Bleger so schön formuliert, wenn das Setting »weint«). Und doch boten diese Momente Gelegenheiten, die innere Welt der Patientin zu verstehen. Die Arbeit der Analyse bestand genau darin, Frau D. allmählich dabei zu helfen, die Fähigkeit zu entwickeln, über das Setting ihrer »Phantomwelt« nachzudenken.

Die Spannung in unserer Arbeit liegt gerade darin, dass ein empfindliches Gleichgewicht gefunden werden muss. Wir müssen das Setting der Patientin hervortreten lassen, damit wir die primitive Symbiose der Patientin direkt erleben, und gleichzeitig das analytische Setting aufrechterhalten, da dies die einzige Möglichkeit ist, das Setting in einen Prozess zu verwandeln, der analysiert werden kann. Obwohl Bleger meint, dass die Arbeit der Analyse von Grund auf antisymbiotisch sei, lasse sich dieses Resultat zudem nur erreichen, wenn sich die Symbiose durch das Setting etablieren könne, um der Patientin dabei zu helfen, integriertere Funktionsniveaus zu erreichen – eine Ansicht, mit der ich übereinstimme.

Fazit

Obwohl ich mich auf die klinische Arbeit mit nur einer bestimmten Patientin konzentriert habe, sehe ich sie in gewissen zentralen Gesichtspunkten trotzdem als repräsentativ für Patient*innen an, denen es schwerfällt, zwischen Selbst und Objekt zu unterscheiden. Ich habe den Schluss nahegelegt, dass die verkörperten Aspekte des Settings bei Individuen, die eine symbiotische Verschmelzung mit dem Objekt herstellen müssen, um ihr psychisches Gleichgewicht beizubehalten, genaue Aufmerksamkeit erfordern. Diese Individuen besitzen ein hohes Maß an Sensibilität für den Körper der Analytikerin und behandeln ihn als einen konkreten Teil des Rahmens, der konstant bleiben muss. Jede Veränderung des Körpers der Analytikerin wird als äußerst destabilisierend erlebt und führt zu konfusionalen Ängsten.

Im Gegensatz zu anderen Bestandteilen des Settings, die wir stabil zu halten suchen, verändert sich der Körper jedoch ständig auf mehr oder weniger subtile Art und Weise, auch wenn er, grob betrachtet, gleich bleibt. Infolgedessen wird das eigene Setting der Patientin oder des Patienten (ihr oder sein Meta-Ich) wahrscheinlich häufiger von diesen gefühlten Veränderungen herausgefordert. Aufgrund der Reaktivität und instabilen Beschaffenheit des Körpers können »Brüche« in der symbiotischen Verbindung der Patientin zur Analytikerin das Setting energischer und häufiger in den Vordergrund rücken als andere Veränderungen des Settings. Diese wiederum wirken sich auf vielen Ebenen auf die Analytikerin aus, nicht zuletzt auf ihre somatische Gegenübertragung.

Es kann hilfreich sein, den Körper der Analytikerin – vielleicht ungeachtet der Pathologie der Patientin oder des Patienten – als einen stets gegenwärtigen Bestandteil des Settings aufzufassen, der zu dessen gefühlter Beständigkeit und folglich zu dessen containender Funktion beiträgt, sodass jegliche Veränderungen sowohl bei der Patientin oder dem Patienten als auch bei der Analytikerin Phantasien und Ängste wecken können. Den Körper der Analytikerin als einen Teil des Settings zu verstehen, hätte einen klinischen Vorteil: So wie wir stets darauf achten, dass beispielsweise die Änderung der Sitzungszeit das Unbewusste der Patientin oder des Patienten beeinflussen kann, werden wir daran erinnert, dass wir ebenso sehr berücksichtigen müssen, wie Veränderungen am Körper der Analytikerin sich auf alle Patient*innen in verschiedenem Maße auswirken können. Manche sind sehr stark beeinträchtigt, während andere relativ unbeirrt erscheinen und/oder ihn leichter kreativ einsetzen können. Dies ist keine Feststellung einer Tatsache, sondern eine offene Frage – eine, die weitergehende Überlegungen zu unseren allgemeinen Theorien des Settings verdient.

Kapitel 8

Zurück zu Rapunzel

Die unbewusste Bedeutung der Haare entwirren

Haare überqueren die Grenzen zwischen Innerem und Äußerem, Verborgenem und Geteiltem. Vielleicht weil Haare in uns ihren Anfang haben, ihre Wurzeln unsichtbar sind und sie dann nach außen wachsen, fühlt sich ein Teil in uns durch ihre Reise entblößt, als transportierten sie geheime Wahrheiten von innen hinaus und verbreiteten sie von unseren Köpfen aus. Wir können Haare manipulieren, damit sie anders aussehen als in ihrem normalen, sogenannten »gegebenen« Zustand, und somit ihre Ursprünge »verdecken«. Die Wahrheit über unsere Haare, die wir in uns tragen – eine Geschichte unter anderen, die durch das Erscheinungsbild unseres Körpers zutage tritt –, ist uns allen jedoch mehr oder weniger bewusst.

Haare sind öffentlich, politisch, aber immer auch äußerst persönlich. Für alle von uns ist die Kopfbehaarung eines unserer wichtigsten körperlichen Merkmale, so sehr, dass sich sowohl Männer als auch Frauen in allen Kulturen und über alle historischen Zeitalter hinweg sehr um ihre Verzierung und/oder Modifizierung gesorgt haben. Ob gelockt, zurückgegelt oder geglättet, in kleine, feste Dutts gebunden oder wie ein Windsack in der Brise wehend, Menschen schneiden, stylen und färben ihre Haare seit außerordentlich langer Zeit (Corson, 2012).

In diesem Kapitel möchte ich mich mit den psychischen Wurzeln der Haare, d. h. mit ihrer emotionalen Bedeutung in unserem Unbewussten beschäftigen. Doch bevor ich eine spezifisch psychoanalytische Sichtweise einnehme, werde ich mit einem kurzen Blick auf biologische und soziokulturelle Perspektiven zu Haaren beginnen.

Haargeschichten

Die äußerliche Gesundheit und Schönheit der Haare, oder ihre entgegengesetzte Sprödigkeit und Zerbrechlichkeit, werden als ein gewisses Spiegelbild unserer inneren Verfassung empfunden – eine periskopische Umkehrung, die wir nicht kontrollieren können. In der Tat haben wir alle eine Ahnung, dass Haare wichtige Informationen über uns enthalten, dass sie gewissermaßen eine Geschichte erzählen. Mit Informationen meine ich hier biologische, soziale und psychologische Informationen.

Beginnen wir mit den *biologischen Informationen*,[53] die in Haaren enthalten sind. Das ist deshalb wichtig, weil sie eine biologische Grundlage für die gefühlte emotionale Bedeutung der Haare liefern können, insofern Haare die (somatische und psychische) Verfassung des Selbst preisgeben. Auch wenn das Haar selbst kein lebender Organismus ist, sondern lediglich durch die Follikel eines jeden Teils der Anatomie gedrückt wird, an dem Haare zu finden sind, enthält es dennoch DNA, unseren genetischen Code. Der allgemeine Zustand unserer körperlichen Gesundheit spiegelt sich in den Haaren wider: Glänzende Haare sind ein Zeichen für Wohlbefinden und Fruchtbarkeit. Zum Beispiel haben Forschungsstudien wiederholt festgestellt, dass Männer sich von langen Haaren angezogen fühlen, weil sie bei Frauen ein Zeichen für Gesundheit und Fruchtbarkeit sind. Männer scheinen dazu veranlagt zu sein, körperliche Details bei Frauen zu registrieren, die auf eine gute Partnerin zur Weitergabe von Genen hindeuten, gesund genug, um ihren Nachwuchs auszutragen und aufzuziehen, und Haare sind ein solches Merkmal.

Außerdem speichert der Haarschaft unseren Cortisolspiegel im Verlauf der Zeit, so ähnlich wie die Ringe eines Baums dessen Alter anzeigen. Aus diesem Grund wird er heutzutage in Forschungsstudien eingesetzt, denn

53 Der phylogenetische Ursprung der Haare beruht weiterhin auf Vermutungen. Einer Ansicht zufolge entstanden Haare zuerst als Wärmedämmer auf der Körperoberfläche, um die Körpertemperatur primitiver warmblütiger Säugetiere zu erhalten. Eine andere Sicht besagt, dass Haare sich zuerst als winzige Projektionsruten in den Gelenken zwischen Schuppen entwickelten und als Tastinstrumente dienten. Die »Protohaare« konnten dabei helfen, Sinnesdaten an der Oberfläche zu überwachen, wenn sich ein Tier vor einem Feind versteckte oder Schutz vor der Witterung suchte. Wenn diese Rolle wichtiger geworden wäre, hätte sie längere Schäfte und womöglich die Entwicklung vibrissenähnlicher Strukturen vorgezogen. Diese sensorischen Protohaare hätten sich dann nachrangig vielleicht zu einer wärmedämmenden Behaarung weiterentwickelt, als Säugetiere warmblütig wurden.

Haare erfassen unseren Cortisolspiegel über einen langen Zeitraum hinweg und dienen somit als biologisches Kennzeichen für chronischen Stress.[54] In diesem biologischen Sinne erzählen Haare also vermeintlich die Geschichte unseres psychischen Leids, gemessen an unserem Stressniveau und unserer allgemeinen körperlichen Gesundheit.

Spätestens seit Cäsar darauf bestand, die Köpfe der neu eroberten Gallier zu rasieren, und ihr abgetrenntes blondes Haar benutzte, um Siegesperücken anzufertigen, lässt sich auch die *soziale Bedeutung* der Haare als ein Zeichen von Status oder politischer Zugehörigkeit über Zeitalter und Kulturen hinweg nachverfolgen. Schon im fünfzehnten Jahrhundert fungierten Haare in den meisten westafrikanischen Gesellschaften als Träger von Informationen über Ehestand, Alter, Wohlstand und Rang (Byrd und Tharps, 2011). In China haben Haare vielleicht mehr als in jeder anderen Kultur seit langer Zeit eine starke politische und soziale Bedeutung. In der Antike hielten chinesische Menschen ihr Haar als ein Symbol für Selbstrespekt in Ehren und schätzten es so sehr wie den Körper selbst. Von 770 bis 476 v. Chr. forderte eine Strafe, die sich *kun* nannte, von Sündern, dass sie ihren Kopf und Bart rasierten. Im Vergleich zu anderen körperlichen Strafen galt diese als vernichtender, weil sie die Seele beleidigte. Um sich der Heimat zu nähern, brauchen wir bloß an die Haare der Hippies zurückdenken: Es waren lange, ungekämmte, weit nach unten reichende Haare, zelebriert in dem titelgebenden Musiktheaterstück *Hair*. Die eigenen Haare wachsen zu lassen, war ein politischer Akt – ein revolutionärer Angriff auf ein als korrupt empfundenes Regime.

Individuen und Gesellschaften haben sich schon immer durch Haare ausgedrückt. Antike und gegenwärtige Kulturen haben Haare mit totemistischer Macht ausgestattet. Um ansteckender Magie nicht zum Opfer zu fallen, begruben antike Krieger ihre abgeschnittenen Haare zusammen mit ihrem Speichel und ihren abgeschnittenen Nägeln (Simon, 2000). In den Händen von Fremden wurde das eigene Haar zum schwachen und ungeschützten Selbst. In der Welt der Mythen nimmt Glatzköpfigkeit das Geheimnisvolle einer tragischen Niederlage an: Samson, dessen Stärke unerreicht war, wurde geschoren, während er auf dem Bauch lag, den Kopf auf Delilahs Knien. Als er keine Haare mehr hatte, konnte er nur noch die Kraft

54 Cortisol, ein Hormon, das bei Stress in höheren Mengen ausgestoßen wird, wird traditionell im Blut, Urin oder Speichel gemessen. Diese Messungen können Stress jedoch nur zu einem bestimmten Zeitabschnitt, aber nicht über längere Zeiträume hinweg abbilden, wie es bei Haaren der Fall ist.

aufbringen, sich das Leben zu nehmen, als die Philister sich versammelten, um ihn zu verspotten.

Die anthropologische Literatur zeugt für zahlreiche Rituale und Initiationsriten, in denen Haare das Herzstück darstellen. Ihre symbolische Beziehung zum Tabu, zu Macht und Schönheit sind deutlich anerkannt. Ihre phallische Bedeutung und die damit verbundene Kastrationsangst, die das Schneiden der Haare hervorruft, werden sowohl in der anthropologischen als auch der psychoanalytischen Literatur aufgeführt (Barahal, 1940; Leach, 1958).

Die Beziehung der Haare zur Trauer ist besonders in verschiedenen kulturellen Ritualen gut dokumentiert. Zum Beispiel war es für viktorianische Trauernde üblich, Medaillons oder Ringe zu tragen, die eine Locke des Haars der verstorbenen Person enthielten. In mehreren hinduistischen Kulturen geht das Rasieren der Kopfhaut sowohl mit Trauerprozessen als auch mit Trennung einher (Krishnan et al., 1985). Natürlich sagen solche öffentlichen Rituale in der Regel etwas über den sozialen Status eines Individuums innerhalb einer breiteren Gruppe aus, wohingegen private Rituale, in denen Haare verwendet werden, etwas über die psychologische Verfassung der Handelnden verraten und für Psychoanalytiker*innen somit von größerem Interesse sind.

Da Haare nicht verfaulen, bieten sie eine Pforte zwischen den Lebenden und den Toten. Haare sind einer der besser erhaltenen Teile des Körpers und in manchen Situationen sogar besser erhalten als Knochen – ein Grund, weshalb Haare in der Forensik (Saferstein, 2014) und beim Studium frühzeitlicher Menschen und der menschlichen Evolution so wichtig sind. Über viele Kulturen hinweg lassen sich Haare als ein Symbol für die »Verbindung« zu den Toten ausmachen. In Neukaledonien zum Beispiel lassen kanakische Trauerpriester ihre Haare drei Jahre lang wachsen, um riesige, auf Holz- und Federmasken angebrachte Haarkuppeln zu schaffen, denn sie glauben, dass die Haare sie wie ein Kabel mit ihren Vorfahren verbinden. John Donne fängt dieses Gefühl in seinem Gedicht *Die Reliquie* gut ein, in dem er sich vorstellt, wie fünf Jahre nach seinem Tod in sein Grab eingebrochen wird. Unversehrt findet sich darin ein »Armband hellen Haars um mein Gebein« – ein Symbol für das Überleben des noch immer schimmernden Haars seiner Geliebten und die Vereinigung ihrer Seelen trotz der Zerstörung des Fleisches.

Obwohl Haare im alltäglichen Leben für uns alle offensichtlich eine wichtige Rolle spielen, waren Psychoanalytiker*innen im Vergleich zu den

Beiträgen, die Soziolog*innen und Anthropolog*innen geleistet haben, zu diesem Thema bisher äußerst schweigsam. Eine Literatursuche bei PEP-Web lässt einen Mangel an Aufsätzen zu diesem Thema erkennen: insgesamt sechs und allesamt ziemlich veraltet (der aktuellste erschien 1983).

Dies erscheint mir als ein interessantes Versäumnis. Schließlich verbringen wir als Analytiker*innen einen Großteil unserer Zeit hinter der Couch, von wo aus wir eine privilegierte Sicht auf den Hinterkopf unserer Patientin oder unseres Patienten und die Haare haben, die sie oder ihn bedecken oder bedecken sollten, wenn sie nicht vorhanden sind. Haare geben nicht nur biologische und soziale Informationen über uns preis – wie wir gerade gesehen haben –, sondern bieten zudem einen privilegierten Eintrittspunkt in unsere innere Welt der Objektbeziehungen. Wie wir unsere Haare stylen oder wie wir zu unseren »gegebenen« Haaren stehen und sie modifizieren (z. B. von lockig zu glatt oder glatt zu lockig), sind psychologisch bestimmte Entscheidungen, nicht einfach nur oder gar primär Modestatements oder Ausdruck von Eitelkeit. Das mag erklären, warum der Besuch beim Friseur oder der Friseurin für Leute, die von Angst oder gespannter Erwartung an eine Verwandlung ihres Selbst und nicht bloß dessen Verkörperung erfüllt sind, oft ein emotionales Erlebnis ist.

Psychoanalytische Formulierungen zur symbolischen Bedeutung der Haare haben in der Regel herausgestellt, dass Haare als ein phallisches Symbol (Berg, 1936; Barahal, 1940) es uns erlauben, unseren Exhibitionismus und unsere Kastrationsangst auf akzeptable Weise vom Penis zu den Haaren zu verlagern (Berg, 1936). Andresen (1980) benutzt die Geschichte von Rapunzel als Ausgangspunkt und ermittelt drei symbolische Bedeutungen der Haare: Kastration, Verlust der Mutter und Wiedergutmachung. Das Motiv der Kastration spielt auch bei Sperlings (1954) Auffassung vom Haareschneiden eine zentrale Rolle. Sie macht eigens darauf aufmerksam, dass sich im Abschneiden oder im Verlust der Haare das Aufgeben des femininen Teils des Selbst ausdrücken kann.

Dass Haare schwerpunktmäßig als phallisches Symbol angesehen werden, passt gut damit zusammen, dass sie kulturell oft mit Symbolen für Stärke, Virilität und sexuelle Potenz in Verbindung gebracht worden sind. So ist das Abschneiden der Haare als eine symbolische Zerstörung des Phallus (Kastration) mit der daraus resultierenden sexuellen Impotenz (Stärkeverlust) gedeutet worden (Barahal, 1940). Das Haar von Frauen ist oft mit Sexualität verknüpft worden, die Männer als Bedrohung empfinden: Medusas schlangenartige Locken trieben Feinde in Richtung ihrer Augen;

Loreley, die mythische Sirene des Rheins, entwirrte ihr goldenes Haargeflecht, während sie auf ahnungslose Seefahrer wartete; und im Mittelalter rasierten Europäer die Köpfe mutmaßlicher Hexen, weil sie glaubten, dass die bösen Dämone in ihren Haaren nisteten. Vielleicht wirft dies etwas Licht auf jüdisch-christliche und später muslimische und jüdische Maßstäbe der »Sittsamkeit«, die von Frauen verlangen, ihr Haar zu bedecken oder es abzurasieren und dann eine Perücke zu tragen.

Die meisten psychoanalytischen Beschreibungen stellen Haare im Rahmen eines klassischeren Freud'schen Bildes vom ödipalen Kampf dar und schenken frühen Objektbeziehungen wenig Aufmerksamkeit. Es gibt jedoch zwei Ausnahmen. Buxbaums (1960) Auffassung vom Haareziehen ist fest in einem objektbeziehungstheoretischen Verständnis von Haaren verwurzelt. Sie hebt hervor, dass sich Haare einsetzen lassen, um das Bedürfnis nach Tast- und Hautempfindungen zu befriedigen, und meint, dass sie als eine Art Übergangsobjekt genutzt werden können. Ebenfalls in einer Studie zum Haareziehen kommt Galski (1983) gleichermaßen zu dem Schluss, dass es mit ungelösten symbiotischen Beziehungen – in der Regel zur Mutter – verknüpft sei. Die Haare symbolisieren hierbei das bedürfnisbefriedigende Objekt, das als verloren empfunden wird (wenn die Haare herausgezogen werden) und – was wichtig ist – zurückgewonnen wird, wenn sie gegessen werden oder wiederhergestellt sind. Die Wiedereinverleibung des bedürfnisbefriedigenden Objekts liefert die dringend benötigte Vergewisserung, dass Sicherheit wiederhergestellt werden konnte, wodurch das zwanghafte Bedürfnis geschürt wird, die Haare herauszuziehen und den Kreislauf obsessiv wieder zu schüren.

Die psychischen Wurzeln der Haare

Ich möchte nun auf den wenigen, gerade zusammengefassten Beiträgen aufbauen. Allerdings interessiere ich mich nicht in erster Linie für die psychologische Bedeutung des Haareschneidens oder der Trichotillomanie, sondern vielmehr dafür, wie die psychischen Wurzeln der *relationalen* Bedeutung der Haare zu verstehen sind, die sich in alltäglichen Idiomen wie »washing someone out of one's hair«[55] oder »keep out of my hair« ausfindig machen lässt. Beide stellen Haare als den Ort der Verbindung mit der

55 Wie in dem Lied aus dem Musiktheaterstück *South Pacific*, »I'm Gonna Wash That Man Right Outta My Hair«.

anderen Person und der Trennung von ihr dar. Im Gegensatz zu anderen Körperteilen, von Nägeln und Haut abgesehen, können Haare abgeschnitten werden und nachwachsen, was sie zu einem überaus anpassungsfähigen Medium zum Ausdruck von Vereinigungs- und Trennungskonflikten macht.

Ich möchte nahelegen, dass unsere Beziehung zu Haaren im weitesten Sinne aufs Engste mit der frühesten Beziehung zum Körper der Mutter und damit, wie die Trennung von diesem erlebt wurde, verbunden ist. Mit anderen Worten, aus meiner Sicht liegen die Entwicklungsursprünge der Bedeutung der Haare im präödipalen Unbewussten.

Der Kopf und die Haare sind der körperliche Ort für viele der frühesten Berührungsinteraktionen zwischen Mutter und Baby. Wie wir wissen, sind Tast- und Hautempfindungen im Kontext der Beziehung zur primären Bezugsperson – in der Regel der Mutter – von wesentlicher Bedeutung für die Bindungsentwicklung. Die Haare der Mutter anzufassen und sich an ihnen zu reiben, ist Teil dieser Tast- und Hautempfindungen. Ebenso ist auch das Streichen über den Kopf und die Haare des Babys durch die Mutter sehr wichtig. Alltägliche Beobachtungen von Babys zeigen, wie das Baby sich an den Körper der Mutter klammert und oft an ihren Haaren zerrt oder sich an ihnen festhält und sie manchmal sogar isst. Beim Stillen können wir ähnliche Beobachtungen machen, da das Baby an der Brust saugt, während es eine Haarsträhne der Mutter festhält oder sanft an ihr zieht. Hier besteht eindeutig eine komplexe Beziehung zwischen Hand und Haar, bei der die Erogenität der Hand für die Lust, die mit Haaren assoziiert wird, höchstwahrscheinlich essenziell ist – ein Thema, das jedoch den Rahmen dieses Kapitels sprengt.

Imre Hermann (1936), ein nicht oft zitierter, jedoch sehr interessanter früher ungarischer Psychoanalytiker, hat mein Verständnis der Bedeutung der Haare geprägt. Er hob die Rolle hervor, die das Verlangen, sich an den Körper der Mutter zu klammern,[56] und die weitreichenden Folgen der frühen Auflösung dieser ursprünglichen dyadischen Vereinigung in der psychischen Struktur des Menschen spielen. Hermann zufolge ist die Trennung vom Körper der Mutter immer mit einem gewissen Trauma verbunden.

56 Hermann legt nahe, dass das Verlangen, sich anzuklammern, ein triebhafter Bestandteil der Libido ist. Für ihn wurzelt diese früheste Beziehung in einem Paar von Trieben, die er jeweils als »Anklammerungstrieb« und »Auf-Suche-Gehen«, dessen dialektisches Gegenstück, bezeichnet. In Hermanns Theorie bezieht sich der Anklammerungstrieb auf den Säugling, der spontan die Hand zur Mutter ausstreckt, um sich an ihr festzuhalten.

Wenn alles relativ gut geht, wird diese Trennung zur Grundlage, von der aus das Individuum ein autonomes Selbstempfinden entwickelt, das auf den Mutterkörper als seinen Ursprung zurückverweist. Das erlaubt es ihm, diesen sozusagen als Inspiration zu benutzen, um sich zu entwickeln, anstatt eine erneute Verschmelzung mit ihm herzustellen oder über ihn zu triumphieren (siehe Lemma, 2010; und Kapitel 1 und 4, dieses Buch). Ist diese Trennung auf irgendeine Art und Weise traumatisch verlaufen, so reagiert das Individuum Hermann zufolge womöglich, indem es sich entweder verzweifelt an das Objekt (oder dessen lebendigen oder leblosen Ersatz) klammert oder sich gewaltsam von ihm trennen muss.[57] Innerhalb dieses Bindungsrahmens ist zum Beispiel das Schneiden der Haare also nicht einfach nur oder gar in erster Linie als eine Form der verlagerten Kastration anzusehen, sondern signalisiert womöglich die Loslösung von der Mutter als dem Objekt, an das sich geklammert wird.

Andere Theoretikerinnen haben ebenfalls zu unserem Verständnis von Abwehrmechanismen beigetragen, bei denen sich an das Objekt geklammert wird und die für die vorliegende Diskussion relevant sind. Bick zum Beispiel beschreibt die »adhäsive Identität«,[58] um einen Zustand zu benennen, in dem sich der Säugling an die Oberfläche des Objekts anheftet. Er haftet an ihm, um ein Gefühl der Sicherheit zu bewahren und seine Ängste vor katastrophalen Brüchen in der Kohärenz des Körperselbst zu bewältigen, das sich von der Möglichkeit bedroht fühlt, in den uferlosen Raum überzuschwappen. Begrifflich erinnert dies an Balints (1988) Beschreibung des für oknophile Zustände charakteristischen Klammerns an Objekte.

Das Leben hindurch bleiben Haare zutiefst evokativ. Sie sind eine Quelle von Lust und Schmerz, da sie uns, wie ich meine, instinktiv erneut mit dem mütterlichen Körper und unserer Trennung von ihm verbinden. Unsere idiosynkratische Beziehung zu Haaren and ihrer Bedeutung in unserer inneren Welt ist aus der frühesten Beziehung zum Körper der Mutter und ihren Haaren heraus geformt, an die sich das Baby klammert, an denen es sich reibt, von denen es gänzlich bedeckt ist oder die es vielleicht seiner Hand entgleiten spürt.

---

57 Hermann bestimmte zwei Formen der Identifizierung, die aus der dualen Mutter-Kind-Vereinigung hervorgehen: Die »überfließende« Identifizierung entspringt dem Wunsch, die duale Vereinigung wiederherzustellen, und die »introjektive Identifizierung« bezieht sich auf die Auflösung der dualen Vereinigung. Diesen beiden Formen entsprechen die Persönlichkeitstypen des »Verschmelzens« und des »Sich-Losreißens«.

58 Donald Meltzer (1974) bezeichnete dies später als »adhäsive Identifizierung«.

Somit lässt unsere Beziehung zu Haaren stets eine affektiv getönte, verinnerlichte Objektbeziehung erkennen, die unbewusst das Drehbuch für unsere Erfahrungen von Trennung und Individuierung schreibt. Die *Art und Weise*, in der die Trennung vom Körper der Mutter erlebt wird, hinterlässt in uns allen ihre emotionalen Überreste. Wenn diese Trennung irgendwie traumatisch war, erkennen wir das möglicherweise anhand der Beziehung des Individuums zu seinen Haaren. In welchem Ausmaß das Individuum auf der Suche nach einer (Wieder-)Vereinigung mit dem mütterlichen Körper als einem permanenten Zustand bleibt, unfähig eine Trennung zu vollziehen, zeigt sich womöglich daran, dass die Haare benutzt werden, um die ersehnte Vereinigung nachzubilden, so wie sie in anderen Fällen dazu dienen können, eine als notwendig empfundene Trennung von ihm auszuagieren. Dies sollte insofern nicht wörtlich genommen werden, als ich keine direkte Beziehung zwischen dem Wachsen oder Schneiden von Haaren als symbolischem Ausdruck des Bedürfnisses, mit dem Objekt zu verschmelzen oder sich von ihm loszureißen, nahelege. Jedoch behaupte ich, dass die eigene Beziehung der Patientin oder des Patienten zu ihren oder seinen Haaren und der Gebrauch, der in der analytischen Beziehung von ihnen gemacht wird, hilfreiche Einstiegspunkte liefern kann, um sich sehr frühen Konflikten und Defiziten bezüglich der Differenzierung vom Objekt anzunähern.

Zweifellos sind solche Konflikte nicht *nur* anhand unserer Beziehung zu Haaren zu erkennen. Wie ich in Kapitel 2 gezeigt habe, fungieren dermatologische Leiden oder Körpermodifizierungen im Allgemeinen ebenfalls als Vehikel, um ganz ähnliche Dynamiken zum Ausdruck zu bringen. Ich möchte hier lediglich darauf aufmerksam machen, dass der Einsatz der Haare im Kontext der analytischen Dyade wichtige Informationen über verinnerlichte Objektbeziehungen liefern kann und somit unsere Aufmerksamkeit als Psychoanalytiker*innen verdient. Dies hoffe ich nun anhand von Frau E.s Fallgeschichte zu veranschaulichen.

Frau E.s Fallgeschichte

Frau E. kam infolge des Todes ihrer Mutter vier Mal pro Woche zur Analyse. Sie war damals in den Dreißigern und selbst Mutter einer vier Monate alten Tochter. Sie war noch nicht lange verheiratet. Ich gewann den Eindruck, dass der Ehemann eher nebensächlich schien. So ähnlich hatte sie auch zu ihrem Vater gestanden, von dem sie sagte, er sei von der Familie emotional »entfernt« gewesen. Sie hatte einen jüngeren Bruder, zu dem sie keine sehr enge Beziehung pflegte. Als sie aufwuchs, hatte in erster Linie ihre Mutter für sie im Mittelpunkt gestanden. Sie sagte, dass sie sich ihr immer sehr eng verbunden gefühlt habe und dass sie ihre wichtigste Vertraute gewesen sei, die jede Freundschaftsbeziehung in der weiterführenden Schule in den Schatten gestellt habe. Doch sie bemerkte auch, dass ihre Mutter, was ihre Stimmungslagen betreffe, »unberechenbar« gewesen sei und ihr gegenüber bisweilen sehr »abweisend« sein könne.

Frau E. erklärte, dass sie Hilfe suche, weil sie den Eindruck habe, dass der Tod ihrer Mutter sie ihr gegenüber mit vielen ambivalenten Gefühlen konfrontiert habe, die sie nicht habe anerkennen können, als ihre Mutter am Leben gewesen sei. Selbst eine Mutter zu werden, habe sie ebenfalls gefordert: Sie sei übermäßig besorgt, dass ihrem Baby etwas passieren könnte oder es einfach aufhören würde zu atmen. Aus diesem Grund falle es ihr sehr schwer, nachts einzuschlafen, denn sie müsse immer wieder nachsehen, ob das Baby noch lebe. Infolgedessen ermüdete sie sehr. Der Schlafmangel wiederum schürte paranoide Ängste im Hinblick auf ihre eigenen mütterlichen Qualitäten und darauf, wie andere sie in dieser Rolle sahen.

Als ich sie aufforderte, mir ein wenig über ihre Ängste zu erzählen und zu schildern, was sie tat, wenn sie nach ihrem Baby sah, sagte mir Frau E., dass sie ihre Tochter aus ihrem Kinderbett hebe, den »weichen Schopf ihrer feinen Haare« streichele und ihr Gesicht gegen ihren Kopf drücke, um zu prüfen, ob sie noch atmete. Sobald sie das Atmen vernehmen könne, halte sie sie fest an ihre Brust und streichele ihren Kopf.

Frau E. war eine attraktive Frau mit einem beeindruckenden Schopf aus sehr langem, dunklem, welligem Haar. Als sie zum allerersten Mal auf der Couch lag, fiel mir sofort auf, wie sie ihr langes Haar herrichtete. Während einige Patientinnen mit langem Haar ihre Haare zwirbeln und unter ihrem Kopf oder hinter dem Kissen verstauen oder einfach hinter ihrem Kopf fallen lassen, sodass sie größtenteils unter ihrem Rücken abgetaucht sind, hob Frau E. ihre Haare ziemlich gezielt über ihren Nacken und platzierte sie auf dem Kissen, sodass sie wie ein Hochzeitsschleier über der Couch verstreut waren. Ein Teil ihrer Haare fiel somit stets über das Ende der Couch, das meinem Platz am nächsten lag, hinab wie ein Wasserfall. Immer wenn sie auf der Couch lag, wurde dies zu einem festen Ritual.

Davon abgsehen, wie sie ihre Haare platzierte und mir zur Schau stellte – mir war klar, dass sie mir anhand dieser nonverbalen Geste sehr eindringlich etwas mitteilte –, hatte Frau E. zudem die Gewohnheit, häufig das Kissen anzuschauen, wenn sie sich am Ende der Sitzung wieder aufrecht auf der Couch hinsetzte. Obwohl einige ihrer Haare sich stets darauf befanden, sammelte sie sie nicht ein einziges Mal vom Kissen auf oder äußerte sich dazu, im Gegensatz zu anderen Patient*innen zum Beispiel, die einen Kommentar zu der Unordnung machen, die sie hinterlassen. Stattdessen schaute sie nur und stand dann auf. Ich hatte den Eindruck, dass sie einen Teil von sich *für mich* zurückließ, als eine Art Liebesbeweis. Mit anderen Worten, zusammen mit ihren schönen Haaren, die sie für mich zum Ansehen zur Schau stellte, verkörperten ihre Haarsträhnen meiner Ansicht nach eine starke, homosexuell aufgeladene erotische Übertragung, die von einer Sehnsucht nach einer exklusiven Vereinigung mit mir zeugte, in der wir durch ihre Haare miteinander verbunden waren.

Frau E.s Angst in Bezug auf ihr Baby war in den frühen Monaten der Therapie ihr Hauptfokus. In den ersten sechs Monaten ließ dies zwar nach, doch sie blieb sehr mit Gedanken an den Tod und insbesondere die Auswirkungen des Todes ihrer Mutter beschäftigt.

Sie beschrieb ihre Mutter als eine sehr heftige Frau mit unberechenbarem Temperament: Sie könne die »liebevollste Mutter« sein, sagte sie, aber dies könne ebenso einfach einer Mutter weichen, die sie ohne Rücksicht fortstoße und mit dem Gefühl zurücklasse, irgendwie im Weg zu sein. »Just keep out of my hair!« war einer der Ausdrücke der Mutter, mit denen sie Frau E. anschrie, wenn sie sich in dieser letzteren Stimmung befand. Während Frau E. von diesen Kindheitserinnerungen erzählte, stiegen ihr Tränen in die Augen, bevor sie für lange Zeit verstummte, außerstande, mit mir zu kommunizieren. Ich fühlte mich durch ihre Mauer des Schweigens ausgeschlossen. Seltsamerweise bemerkte ich in solchen Momenten, dass mein Blick auf ihre Haare fiel, die in ihrer recht gebieterischen Zurschaustellung verführerisch aussahen. Es schien mir, als lud sie mich mittels ihrer Haare zu sich ein und stieß mich gleichzeitig mit ihrem Schweigen fort. Vielleicht konnte sie so etwas von der unberechenbaren emotionalen Atmosphäre wiederherstellen, die sie als Kind mit ihrer Mutter erlebt hatte, nur dass ich diesmal diejenige war, die zum aufnehmenden Gegenüber dieser Art des Objekts wurde.

Frau E.s Verhältnis zu ihren eigenen Haaren und dessen Bedeutung entwickelten sich in der Analyse zu einer sehr gewichtigen Thematik und boten hilfreiche Gelegenheiten, sich den wesentlichen Dynamiken rund um Trennung zu nähern. Ich möchte nun ein wenig Material aus drei aufeinanderfolgenden Sitzungen innerhalb einer Woche mitteilen, als es möglich wurde, mit ihr darüber nachzudenken, welche Bedeutung Haare für sie hatten und wie sie sie in unserer Beziehung einsetzte.

Nach neun Monaten Analyse brachte Frau E. einen sehr interessanten Traum mit, der ihr, so sagte sie, sehr peinlich sei:

Sie liegt im Gras auf einem Feld neben einer Freundin aus der Kindheit. Sie sprechen nicht miteinander, doch sie fühlt sich dieser Freundin sehr nahe, die sanft ihr Haar streichelt, indem sie ihre Finger zwischen den Strähnen hindurchlaufen lässt. Dann kommt ein Sturm auf, und die Freundin steht plötzlich auf und verschwindet. Frau E. fühlt sich desorientiert und bemerkt, dass Blitze einschlagen, doch um sie herum gibt es nur Bäume zum Unterstellen, und sie erinnert sich, dass das gefährlich wäre. Dann wacht sie auf, voller Angst.

In ihren Assoziationen fiel Frau E. ein, dass die Freundin, die sie seit über zwanzig Jahren nicht mehr gesehen habe, »sehr anhänglich« und ihre Freundschaft holprig gewesen sei, da sie sehr viel von Frau E.s Aufmerksamkeit und »Hingabe« verlangt habe. Sie erinnerte sich an einen Vorfall, bei dem die Freundin sehr wütend geworden sei, als Frau E. eine gemeinsame Übernachtung bei sich zu Hause abgelehnt habe. Dann machte sie Assoziationen zu dem Sturm und erinnerte sich, dass sie als Kind große Angst vor Gewittern gehabt habe und, wenn sie zu Hause wäre, zur Mutter geeilt sei und sich an sie kuscheln wollte. Sie erinnerte sich, dass ihre Mutter sehr lange Haare gehabt hätte, so wie ihre, aber glatt, und wie beruhigend sie es gefunden hätte, sie auf ihrer Haut zu spüren. Sie sagte, dass sich ihre Mutter immer Parfüm ins Haar gesprüht habe, und Frau E. habe es genossen, »meine Nase direkt in ihre Haare zu stecken«. Es habe sich nach einem »sicheren Ort« angefühlt, bemerkte sie.

Ich griff den Traum als Ausdruck ihrer Sehnsucht auf, mir sehr nahe zu sein, direkt in mein Haar zu gelangen, gewissermaßen von ihm umschlungen zu sein, dass diese Sehnsucht jedoch sehr schnell dem Gefühl weiche, zu anhänglich zu sein, sodass ich wie die Freundin aus dem Traum plötzlich einfach verschwinden oder ihr sagen könne, sie solle »mir vom Leib bleiben«.[59]

Frau E. begann zu weinen und sagte, sie habe bemerkt, dass es ihr oft schwerfalle, mit dem Ende unserer Sitzungen klarzukommen. Oft fühle sie sich verloren, wenn sie hinausgehe, könne es mir aber nicht sagen, weil sie sicher sei, dass ich es nicht wissen wolle. Sie mache sich Sorgen, dass ich

59 Im englischen Original: »keep out of my hair«. [Anm. d. Ü.]

andere Patient*innen habe, die mich mehr »verdienen« als sie, und dass sie Glück habe, das Leben zu haben, das sie habe.

Ich sagte, es sei schwierig, darauf zu vertrauen, dass ich, wenn ich ihr sehr nahe und aufmerksam sei, nicht unvorhersehbar umschalte und zu jemandem werde, die sie fortstoße und in deren Gedanken für sie kein Platz sei.

Sie sagte, dass sie immer das Gefühl habe, leicht vergessen zu werden, dass sie keinen Eindruck auf andere mache.

Ich sagte, ich frage mich, ob die langen Haare, die sie so sorgsam in meiner Sicht platziere, während sie auf der Couch liege, und die Strähnen ihres eigenen Haares, die sie auf dem Kissen zurücklasse, Versuche seien, einen Eindruck auf mich zu machen und einen Teil von ihr für mich zurückzulassen.

Frau E. schwieg und sagte dann, dass sie sich schäme. Sie sei sich nicht sicher, warum sie sich so fühle.

Ich sagte, dass es vielleicht an der Bemerkung liege, die ich darüber gemacht habe, wie sie ihre Haare in unserer Beziehung einsetze, um sich eine Verbindung zu mir zu sichern.

Sie hielt erneut inne. Als sie wieder zu sprechen begann, klang sie nachdenklich und sagte, dass sie, wenn sie ihre Tochter in den Armen halte, um zu sehen, ob sie noch lebe, bemerke, dass sie sie oft an ihr Genick hinaufschiebe, sodass die Tochter von ihren Haaren bedeckt sei – ein wenig so, wie sie es bei ihrer eigenen Mutter getan habe, als sie bei Gewittern Zuflucht suchte. Sie sagte, dies gebe ihr das Gefühl, mit ihr eins zu sein, und sie könne sich dann sicher sein, dass es ihrer Tochter letztlich doch gut gehe.

Das Bild der von Frau E.s Haarmasse bedeckten Tochter rief in meinen Gedanken das verstörende Bild eines erstickenden Babys hervor – genau das, wovor sich Frau E. so fürchtete. Doch ich spürte auch, dass ich, wenn ich das ausspräche, vielleicht etwas zu schnell einsteigen und Frau E. mit ihrer eigenen Ambivalenz gegenüber ihrer Tochter und mir in der Übertragung überfordern würde. Ich beschloss daher, es indirekter anzugehen.

Ich bemerkte also einfach, dass ihre Tochter unter ihrer Haardecke zugedeckt scheine.

Frau E. hielt inne und sagte dann, die Nähe, die sie bei ihrer Mutter gespürt habe, sei in mancher Hinsicht vielleicht einschränkend gewesen. Manchmal habe sie das Gefühl, dass ihre Mutter so viel von ihr verlangte, zum Beispiel als sie im Sterben lag und nicht zu bemerken schien, dass Frau E. als schwangere Frau ihre eigenen Bedürfnisse hätte.

Ich sagte, sie scheine sich zu fragen, ob man sich näher sein könne, als einem guttue.

Eine lange Zeit lang schwieg Frau E. Schließlich sagte sie, es graue ihr vor der Einsicht, die ihr gerade erst gekommen sei, dass ihre Tochter unter ihren Haaren vielleicht nicht atmen könne. Dann machte sie die einsichtige Beobachtung, dass ihre »liebevolle Sorge« womöglich etwas »Hässlicheres« verdecke.

Ich spürte ihre greifbare Angst – und ihren Mut –, während sie sich dem Gedanken näherte, dass ihre Sehnsucht nach Nähe, nach einer idealen Vereinigung, ihre Tochter ersticken konnte.

Ich sprach mit ihr über ihre Angst, dass auch ich unter dem Druck ihrer Forderung nach einer engen Übereinstimmung zwischen uns, in der für Trennung kein Platz sei, ersticken würde, wie furchterregend sich das anfühle und dass sie sich bewusst sei, dass zu viel Nähe ebenfalls Risiken in sich berge.

Frau E. begann die nächste Sitzung, indem sie sagte, sie habe nicht schlafen können und sei einen Großteil der Nacht aufgeblieben, um sich um ihre Tochter zu kümmern, deren Temperatur erhöht gewesen sei. Sie habe sich »schreckliche Sorgen« um sie gemacht.

Ich erinnerte sie daran, dass ihre Einsicht, ihre Sorge um ihre Tochter könne erstickend sein, sie in der vorigen Sitzung sehr beunruhigt habe.

Frau E. sagte, sie habe sich nach der Sitzung sehr verängstigt gefühlt, und ihre Angst sei im Laufe der Nacht eskaliert. Ihr Mann, der in ihren Berichten bezeichnenderweise kaum vorkam, als ob niemand Drittes existierte, habe bei ihrer Tochter die Temperatur gemessen und gesagt, sie liege bloß bei 37,5 Grad – keine wirklich hohe Temperatur, habe er bemerkt –, doch sie habe das nicht hören können, so überzeugt sei sie gewesen, dass ihre Tochter ernsthaft erkrankt sei.

Ich sagte, ihre Tochter habe sich in ihren Gedanken mit ihrem eigenen Babyselbst vermischt, das sich ernsthaft krank fühle und sich unsicher sei, ob ich mich um sie kümmern werde, dass ich ihre steigende Temperatur vielleicht nicht ernst nehmen werde, nachdem ich sie erinnert habe, wie nahe sie mir sein wolle.

Frau E. nickte und erzählte mir dann, dass sie in der Stunde, in der sie schlafen konnte, während sie am Bett ihrer Tochter kampierte, einen äußerst lebhaften Traum gehabt habe:

Sie ist sehr klein, nicht mehr ganz, aber fast noch ein Baby, sagte sie, und sie schaut aus einem Fenster an der Spitze eines Wolkenkratzers. Ihr ist ganz schwindlig, weil es nichts gibt, woran sie sich festhalten könnte. Plötzlich tauche ich aus dem Nichts auf, und sie fällt in meine Arme und hält sich an meinen Haaren fest, die sehr lang sind und den Boden berühren.

Daraufhin sagte Frau E., sie fühle sich auf der Couch oft wie ein Baby. Als sie sich aufsetzte, sagte sie, ihr sei schwindlig, wie in dem Traum.

Ich sagte, sie gerate in dem Traum zunächst in Panik, erkenne dann aber, dass sie sich an meinen Haaren festhalten könne, um nicht hinunterzufallen.

Sie antwortete, sie habe als Kind die Geschichte von Rapunzel und die Idee sehr gemocht, dass langes Haar benutzt werden könne, um zwei Menschen zusammenzubringen, die sich lieben. Ihr Mann habe ihr vom Beginn ihrer Beziehung an gesagt, dass ihre Haare ihr bestes Merkmal seien und er gerne mit ihnen spiele. Sie sagte, sie kümmere sich sehr um ihre Haare und habe es als Kind immer gehasst, sie sich schneiden zu lassen. Selbst als Erwachsene sei sie stets besorgt, wenn sie zum Friseur gehe, und müsse sicherstellen, dass nur sehr wenig abgeschnitten werde.

Ich bemerkte, dass ihre Haare und die der anderen Person ihr das Gefühl geben, mit der anderen Person verbunden bleiben zu können und von ihr beschützt zu werden. Doch ich fügte auch hinzu, dass die Zauberin Rapunzel in der Geschichte wegschließe und sie ihrer Freiheit beraube, eine eigenständige Frau zu sein und ihren eigenen Geliebten zu haben.

Frau E. sagte, sie habe die Zauberin vergessen und denke in Wirklichkeit nur an den Prinzen aus der Geschichte. Dann fügte sie hinzu, sie habe das Gefühl, dass es »dumm« von ihr sei, Haaren eine solche Bedeutung beizumessen: »Die Leute denken, dass ich eingebildet bin, weil ich so sehr mit meinen Haaren beschäftigt bin, aber mit Eitelkeit hat das gar nichts zu tun.«

Ich sagte, sie sei besorgt, dass ich die emotionale Bedeutung, die ihre Haare für sie haben, nicht verstehen werde, und doch sei klar, dass sie von Anfang an ein sehr wichtiger Teil unserer Beziehung gewesen seien.

Frau E. sagte, sie habe sich von meinen Haaren im Geiste eine Notiz gemacht, als sie zum ersten Mal zu mir gekommen sei. Sie sehe sich immer die Haare der Leute an, fügte sie hinzu. Sie habe gedacht, dass ich »starke« Haare habe, weil sie üppig aussehen. Die Haare ihrer Mutter seien ebenfalls üppig gewesen, fügte sie hinzu.

Mir fiel auf, dass Frau E. es vermied, darauf einzugehen, dass die Zauberin Rapunzel ganz für sich behielt, und somit die homosexuelle Dimension ihrer Beziehung umging, die in der Übertragung sehr lebendig war. Allerdings schien es mir wichtig, Frau E. die Möglichkeit zu geben, sich in ihrem eigenen Tempo darauf zuzubewegen. Ich machte dazu also keinerlei Deutungen.

Die letzte Sitzung der Woche begann Frau E., indem sie sagte, dass die Unterhaltung über Haare bei ihr viele Gedanken angeregt habe, von denen ihr manche eher peinlich seien.

Sie sagte, sie habe sich dabei ertappt, heute Morgen besonderen Wert aufs Haarewaschen gelegt zu haben, bevor sie zu mir gekommen sei, da sie das Gefühl hätte, gut aussehen zu müssen. Ein langes Schweigen folgte, das sie schließlich brach. Sie sagte, während sie hierher gefahren sei, habe sie phantasiert, wie ich von meinem Platz hinter der Couch aus ihre Haare streichele. Sie habe das sehr genossen und hätte das Tagträumen gerne fortgesetzt. Doch sie habe sich gezwungen, damit aufzuhören, weil sie die Implikation, dass ich ihr gefalle, nicht möge und ich vielleicht denken werde, sie sei eine Lesbe.

Nach einer langen Pause sagte Frau E., sie wisse, dass sie es mir erzählen müsse, weil sie nun begreife, dass ihre Beziehung zu ihrer Mutter sehr kompliziert sei. »Und«, fügte sie hinzu, »meine Beziehungen zu Frauen allgemein sind es auch. Ich weiß, dass ich nicht lesbisch bin, ich fühle mich sexuell nicht zu Frauen hingezogen, aber ich weiß, dass ich viel von ihnen brauche.«

Ich sagte, dass ihr die sexuelle Dimension unserer Beziehung vielleicht aufgrund meiner gestrigen Bemerkungen zur Beziehung zwischen Rapunzel und der Zauberin bewusster geworden sei, was sie als beunruhigend empfinde, weil sie Angst habe, ich werde darin die Bestätigung sehen, dass sie eine Lesbe sein müsse.

Frau E. sagte, sie mache sich Sorgen, dass ich es tatsächlich so sehen werde. Doch nun, da ich gesagt habe, was ich gesagt habe, sei sie sich ein wenig sicherer, dass ich »unvoreingenommen« sei. Als sie an der Universität Psychoanalyse studiert habe, sei sie auf Freuds Begriff der ursprünglichen Bisexualität gestoßen, und er habe für sie Sinn ergeben, weil sie sich sehr zu einer Freundin hingezogen gefühlt habe, obwohl sie nie eine sexuelle Beziehung mit ihr habe eingehen wollen. Dennoch habe sie sich nach mehr Intimität mit ihr gesehnt. Sie erinnerte sich, dass sie sich einmal, als sie beide zum College-Ball gehen sollten, gegenseitig mit ihren Frisuren geholfen haben. Sie habe das als einen sehr »zärtlichen« Moment in Erinnerung.

Mit dem Fortgang der Analyse konzentrierte sich meine Arbeit mit Frau E. auf die regressive Anziehungskraft einer zärtlichen und erotisierten Sehnsucht nach Vereinigung mit mir, die sie jedoch auch einem schwindelerregenden Fall aussetzte, da sie damit rechnete, von mir abgeschnitten zu werden. Zum Teil wurde dies dadurch durchgearbeitet, dass sie ihre Haare in unserer Beziehung als eine Art Leiter darbot, um mich zu dieser Art der Verschmelzung mit ihr einzuladen.

Es überrascht kaum, dass »Haarleiter«-Geschichten eine lange Geschichte haben. Aller Wahrscheinlichkeit nach liegt das daran, dass die früheste Beziehung zwischen Mutter und Baby in Haaren ihren unbewussten Nachhall findet. Als solche sind sie ein evokatives Symbol für Vereinigung. Diese Geschichten und ihre zahlreichen Variationen spielen mit dem Motiv der Haare als einer Verbindung und als einem Symbol für etwas Kostbares – das oft sexueller Natur ist –, das jemand anderem angeboten oder sich von ihr oder ihm zu eigen gemacht wird.

Die meisten von uns werden mit der Rapunzel-Version der Brüder Grimm vertraut sein, doch tatsächlich stammt eine der frühesten Aufzeichnungen einer »Haarleiter«-Geschichte aus dem Persien des zehnten Jahrhunderts. Firdausī (932–1025) ist das literarische Pseudonym (sein wirklicher Name ist unbekannt) eines Dichters, der eine *Schāhnāme*, eine Geschichte von Königen, geschrieben hat. In der Sequenz über die Jungfrau im Turm in Firdausīs *Schāhnāme* bietet Rūdābeh ihrer wahren Liebe Zāl an, ihr Haar herunterzulassen, damit er es als Leiter benutzen kann, um auf das Dach des Frauenhauses hinaufzuklettern. Interessanterweise weigert Zāl sich. Er weist darauf hin, dass dies ihrem Kopf wehtun würde, und wirft stattdessen ein Seil hinauf.

Zāls Reaktion steht in krassem Gegensatz dazu, dass die Zauberin in der Geschichte der Grimm-Brüder Rapunzels Haare benutzt, um ihren eigenen egoistischen Bedürfnissen nachzukommen. Wir könnten natürlich mutmaßen, dass Zāls Reaktion darin besteht, beschwichtigend sein eigenes phallisches Seil hinaufzuwerfen, als ihm Rūdābehs starkes phallisches Haar präsentiert wird. Doch wir können diese Version auch so lesen, dass Zāl sich aufgrund seiner Liebe zu Rūdābeh anstrengen wird, um zu ihr zu gelangen, und nicht von ihr verlangt, dass sie *für ihn* leidet. Die Zauberin aus der Erzählung der Grimm-Brüder, die Rapunzel großzieht, schließt sie in einem Turm ein, sodass sie sie ganz für sich behalten kann, und benutzt sie buchstäblich als eine Verlängerung ihrer selbst. Das Mädchen – und somit die Haare – sind Eigentum der Zauberin. In einer schrecklichen Wendung schneidet die Zauberin Rapunzels Haare, als sie herausfindet, dass der Prinz ebenfalls von dieser Leiter Gebrauch gemacht hat, um zu ihr zu gelangen.

Rapunzel und ihre Haare werden also nur wertgeschätzt, solange sie das exklusive Eigentum der Zauberin bleiben – kein Mann darf dem in die Quere kommen, was sich als die homosexuelle Dimension dieser Beziehung verstehen ließe. Das ist nicht die Interpretation, die Andresen (1980) in dem einzigen psychoanalytischen Aufsatz über Haare vornimmt, der auf diese Erzählung Bezug nimmt:

> Der Akt des Haareschneidens hat in der Geschichte drei wichtige Funktionen. Er verursacht den Verlust eines schönen Teils vom Körper des Mädchens; er trennt die Verbindung des Mädchens zu ihrer Mutter; und er ermöglicht es der Mutter, etwas für sich zu haben, was früher dem Mädchen gehörte. Dies sind die drei symbolischen Bedeutungen des Haareschneidens. In anderer Sprache kennen wir sie als Kastration, Verlust der Mutter und Wiedergutmachung.
> (Andresen, 1980: 71)

Andresens Interpretation der Geschichte bietet eine interessante Perspektive. Wenn die Erzählung allerdings von Verlust handelt, so muss der Verlust, um den getrauert werden muss, sicherlich auch der der biologischen Mutter sein, deren Baby im Rahmen des Handels um Rapunzels Geburt, den die Zauberin mit den biologischen Eltern eingeht, von der Zauberin weggenommen wird. Die Zauberin ist eine alleinstehende Adoptivmutter, die ihre exklusiven Rechte an Rapunzel geltend macht: Es gibt, könnte man sagen, keinen Adoptivvater, weder in Wirklichkeit noch in ihrer Vorstellung. Die Beziehung, die sie zu Rapunzel und mittels ihrer Haare insbesondere zu ihrem Körper etabliert, lässt sich als Reflexion einer homosexuell aufgeladenen Dimension[60] sowie ihres eigenen Narzissmus verstehen.

Was Rapunzel angeht, neigen wir natürlich dazu, die homosexuelle Dimension als der hilflosen Rapunzel von der Zauberin auferlegt anzusehen. In meiner klinischen Erfahrung mit Patientinnen wie Frau E. ist mir jedoch aufgefallen, dass die Analyse der Bedeutung von Haaren uns stets dahin führt, dass Haare unbewusst als eng mit dem Körper der Mutter verbunden erlebt werden und mit homosexuellen Sehnsüchten und Ängsten befrachtet sind, die auch im Kind ihren Ursprung haben.

---

60 Die US-amerikanische Dichterin Anne Sexton (2003) konzentriert sich in einer provokanten Interpretation der Rapunzel-Erzählung auf die auch ihrer Ansicht nach explizit homosexuelle Beziehung zwischen der alten Frau und Rapunzel.

Als die Arbeit mit Frau E. Fortschritte machte und wie man bereits an den drei aufeinanderfolgenden, hier beschriebenen Sitzungen erkennen kann, war Frau E. in der Lage, darüber nachzudenken, wie ihre Beziehungen vor allem zu Frauen von einer Sehnsucht nach Exklusivität und der »schwindelerregenden« Angst beherrscht wurden, dass sie ihnen nicht genügen würde. Sie begann zu verstehen, dass ihre Haare, die sie sich schneiden zu lassen so fürchtete, das Symbol eines »perfekten« Einsseins mit dem Objekt waren: Sie stellte sie für mich auf der Couch in all ihrer Pracht zur Schau, in der Erwartung, dass ich sie bewunderte und in sie eingehüllt sein wollte.

Dieser Blickwinkel half ihr in Bezug auf ihre Tochter. Mit ihr bemühte sie sich um eine ähnlich verschmolzene Beziehung, und doch signalisierte ihre Angst vor dem potenziellen Tod der Tochter, dass sie auf einer gewissen Ebene erkannte, dass sie sie so tatsächlich erstickte. Als sie sich von dieser verschmolzenen Beziehung zu ihrer Tochter löste, konnte sie sich in einer Weise als Partnerin ihres Mannes positionieren, die deren Beziehung insgesamt, einschließlich sexuell, bereicherte.

Abschließende Gedanken – Haare und Würde

Wie wir gesehen haben, sind Haare ein sehr anpassungsfähiges, reichhaltiges Medium zum Ausdruck unbewusster Konflikte und Defizite. Sie offenbaren sehr viel über uns *und* können benutzt werden, um das zu verbergen, ganz buchstäblich – und metaphorisch – zuzudecken, was wir womöglich zu verleugnen wünschen.

Ich möchte, indem ich zum Schluss komme, einige Beobachtungen darüber teilen, wie wir verstehen können, warum Haare in vielen Kulturen als ein Symbol für Würde angesehen werden. Dies hat mich schon immer fasziniert: warum die Haare zusätzlich zu anderen Teilen des Körpers? Ich möchte den Schluss nahelegen, dass ein Teil der Antwort in einigen der psychischen Wurzeln der Haare, wie sie in diesem Kapitel beschrieben wurden, zu finden ist.

In philosophischen Diskursen nähern sich Definitionen von *Würde* tendenziell psychologischen Begrifflichkeiten wie dem Selbstachtungs- und Selbstwertgefühl eines Individuums oder einer Gruppe an, dem Gefühl körperlicher und psychischer Integrität und Ermächtigung. Bei dem Renaissance-Denker Pico della Mirandola erlebt Würde eine unverwechselbar moderne Wendung. Für ihn gründete die menschliche Würde in der Fähigkeit eines Menschen sich, wie Rosen sagt, »gemäß einer Reihe von Möglichkeiten, die anderen Kreaturen nicht zugänglich sind, selbst zu gestalten« (2012: 15). Ganz ähnlich sah Kant eine Verwandtschaft zwischen der menschlichen Würde und dem menschlichen Handeln: der Fähigkeit von Menschen, ihre eigenen Handlungen zu bestimmen.

Die Fähigkeit, unsere eigenen Handlungen zu bestimmen, erfordert aus psychologischer Sicht ein fest etabliertes, differenziertes Selbstempfinden. Aus unserer psychoanalytischen Sicht ist diese Fähigkeit in frühen Entwicklungserfahrungen verwurzelt, die es dem Baby erleichtern, seinen Geist *und* Körper als von dem seiner Objekte getrennt zu erleben. In der späteren Entwicklung – während der Adoleszenz – findet die Differenzierung von den Elternfiguren in der Form statt, dass der Körper als getrennt definiert und somit entsprechend gestaltet wird. Es ist vielleicht keine Überraschung, dass viele adoleszente Kämpfe sich in der Regel darum drehen, wie die Haare getragen werden.

Die menschliche Würde kann besonders schwierig zu schützen sein, wenn Menschen auf irgendeine Art und Weise verletzbar sind. Ein bewegendes Beispiel für Würde als stellvertretende menschliche Handlungsfähigkeit[61] und die Rolle, die Haare in dieser Hinsicht spielen, ist in Michael Hanekes Film *Liebe* (2012) zu beobachten. In diesem Film wird der Ehemann einer älteren, sehr behinderten, bettlägerigen Frau, die vor ihrer Krankheit und während der Verschlechterung ihres Zustands mit Stolz erfüllt erscheint, sich um ihr Aussehen kümmert und Unabhängigkeit schätzt, zu ihrem ganztägigen Pfleger. Selbst als seine Frau nicht mehr in der Lage ist, zu sprechen, und kaum noch ihre Glieder bewegen kann, fällt auf, dass ihr Haar nichtsdestotrotz makellos bleibt: eine bemerkenswerte Kulisse für den ansonsten schmerzvollen Verfall ihres Körpers und Geistes. Später erfahren wir, dass der Ehemann dafür sorgt, dass ihre Friseurin sich regelmäßig um ihre Haare kümmert – eine Geste, die vermutlich ihre Würde bewahren soll.

Im krassen Gegensatz dazu wird das Schneiden oder Abrasieren von Haaren angewendet, um Menschen zu foltern und zu erniedrigen, also um ihr Würdegefühl zu untergraben. Wir brauchen bloß an die jüdischen Menschen in Konzentrationslagern zu denken, deren Haare abrasiert wurden, bevor sie in die Gaskammern geschickt wurden. Auch bei Gräueltaten jün-

61 Wenn wir selbst nicht in der Lage sind, unseren Wünschen und Bedürfnissen entsprechend eigenständig zu handeln.

geren Datums findet sich das Schneiden oder Rasieren von Haaren als eine Form der Erniedrigung und Folter über viele Kulturen hinweg.

Haare sind also einer der Orte der menschlichen Würde, die entweder respektiert oder sadistisch entstellt werden können. Dies war die Erfahrung eines Folteropfers, mit dem ich einige Jahre lang arbeitete. Diese Patientin – Frau F. – beschrieb die Erniedrigung, die sie erlitt, als Soldaten sie wiederholt vergewaltigten. Was mich jedoch besonders ergriff, war Frau F.s *ausdrückliche* Erinnerung an die noch größere »Unwürde«, *wie sie es nannte*, als ihre Folterer ihr langes Haar abschnitten und es verbrannten. Als wir dem in der Therapie nachgingen, waren ihre Assoziationen sehr aufschlussreich: Sie beschrieb, dass ihre Haare stets ihr »Stolz« gewesen seien, denn sie wären lang und üppig, so wie auch die Haare ihrer Mutter »kräftig« gewesen seien. »Als sie sie mir abschnitten«, sagte sie, »fühlte sich das an, als schnitten sie das Gute in mir ab. Ich verlor mein Gefühl dafür, *wer* ich war. Es war der schlimmste Moment. Ich verlor meine ganze Würde.«

Was meinte Frau F. mit ihrer Bemerkung, dass sie gerade dann, als ihre Haare abgeschnitten wurden, ihre ganze Würde verlor, in höherem Maße als durch die Vergewaltigungen? Sie hatte offensichtlich eine sehr enge und gute Beziehung zu ihrer Mutter gehabt, und ihr Haar war in ihrer Vorstellung eng mit einem Abbild des »starken« Haars ihrer Mutter verbunden. Ihr »gutes« Haar war nicht nur ein Symbol für die starke Identifizierung mit ihrer Mutter, sondern auch ein Hinweis dafür, dass sie das Haar selbst als eng mit ihrer psychologischen Integrität verbunden erlebte: Als es abgeschnitten wurde, verlor sie das Gefühl dafür, wer sie war, und somit ihre Würde. Ein Gefühl von Würde und die Integrität ihrer Identität waren für sie mittels der Haare also eng miteinander verbunden.

Wie ich ganz zu Beginn erwähnt habe, sind Haare für die Welt ein sichtbares Signal unserer psychischen Verfassung. So könnten wir sagen, dass Frau F. vielleicht das Gefühl hatte, die Tatsache und Auswirkung der Vergewaltigungen verbergen zu können; hingegen konnte sie es nicht vermeiden, dass alle sie ohne Haare sahen, sodass sie sich in den Augen anderer bloßgestellt fühlte.

In Frau F.s Vorstellung – und in verschiedenem Maße in unser aller Vorstellungen – waren Haare ein integraler Bestandteil ihres Bewusstseins von sich selbst als getrennt, als individuiert, denn Haare sind, wie ich zuvor nahegelegt habe, auf so viszerale Weise mit unseren frühesten Erfahrungen von Vereinigung, von Geborgenheit oder dessen Kehrseite verbunden, d. h.

mit dem Gefühl, weggestoßen, zurückgelassen zu werden, ohne dass man sich an jemandem festhalten kann. Frau F.s Erfahrung war für sie nicht nur deshalb so desorientierend, weil sie sich in dem Moment, in dem ihre Haare auf so brutale Weise abgeschnitten wurden, nicht mehr als ein eigenständiges Wesen erlebte, das über den eigenen Körper, das eigene Selbst, verfügt – tatsächlich war sie auf eine hilflose Abhängigkeit reduziert, die sadistisch eingesetzt wurde –, sondern vielleicht auch weil sie das Gefühl hatte, das (Haar-)Stück verloren zu haben, das sie mit einer Erfahrung von Vereinigung mit einer anderen Person verband, bei der sie sicher war. Es gab in ihrer Vorstellung niemanden, die ihr, durch ihre langen Haare verkörpert, Sicherheit gab und an der sie sich festhalten konnte, während sie dieser entsetzlichen Erfahrung ausgesetzt war.

Wenn alles gut ist, fungieren Haare als eine wichtige Grenze zwischen dem Selbst und Anderen sowie als ein Ort der Begegnung mit Anderen. Entscheidend ist, dass sie die am meisten entblößte Körpergrenze sind. Womöglich verleiht ihnen dies eine größere emotionale Bedeutung als anderen Körperteilen, die die meiste Zeit über von Kleidung bedeckt sind. Somit werden sie als die Stelle erlebt, die am wenigsten vor Übergriffen durch andere geschützt ist. Deswegen verdient die Beziehung unserer Patient*innen zu ihren Haaren und in der Tat zu denen der Analytikerin (siehe Kapitel 7) unsere Aufmerksamkeit und Analyse.

Kapitel 9

Von der Couch auf die Toilette

Die psychischen Verwendungen der Toilette der Analytikerin

Kinderanalytiker*innen und -psychotherapeut*innen sind – mehr als ihre Erwachsenenpendants – sehr vertraut mit den unzähligen psychischen Bedeutungen und Funktionen menschlicher Exkremente und der Toilette. In einer Erörterung der Unterschiede zwischen der Arbeit mit Kindern und der mit erwachsenen Patient*innen bemerken Ferro und Basile treffend: »Ein Kind evakuiert keine projektiven Identifizierungen oder komplexen Beta-Elemente: Es scheißt tatsächlich!« (Ferro und Basile, 2006: 494) In der Literatur kann man vereinzelt Aufsätze zur analytischen Arbeit mit Erwachsenen finden, in denen der Gebrauch der Toilette durch die Patientin oder den Patienten erwähnt wird, doch in der Regel ist das nicht der Hauptschwerpunkt dieser Aufsätze (zum Beispiel Asseyer, 2002; Proner, 2005; Clark Nunes, 2006; Steiner, 2006b).

Neben dem Behandlungszimmer selbst ist die Toilette ein wichtiger Teil des analytischen Settings. Klinisch ist es hilfreich, neugierig zu bleiben, wie sich Patient*innen auf die Toilette des Behandlungszimmers beziehen und sie benutzen, aus welchen Gründen sie *nicht* benutzt werden kann und wann sie benutzt wird, *wie* sie benutzt wird und so weiter. Tatsächlich handelt es sich für die Patientin oder den Patienten oft nicht um die »Toilette des Behandlungszimmers«; vielmehr wird sie recht ausdrücklich und auf sehr persönliche Art und Weise als die »Toilette der Analytikerin« empfunden.

Es kann sich als sehr schwierig herausstellen, den Gebrauch der Toilette durch die Patientin oder den Patienten in den analytischen Dialog einzubringen, wenn sie oder er nicht direkt Bezug darauf nimmt. Das ist vor allem dann so, wenn der Gebrauch der Toilette abgespalten wird. Es ist weitaus einfacher, zu analysieren, was die Patientin oder der Patient macht, wenn sie oder er mitten in der Sitzung von der Couch aufsteht, um auf die

Toilette zu gehen. Schwieriger ist es, einen unaufdringlichen und nicht erregenden Weg zu finden, beispielsweise die Verschmutzung, die sie oder er auf der Toilette hinterlassen hat, zu thematisieren, wenn sie oder er sie nach dem Ende der Sitzung benutzt hat.[62] In diesem letzteren Szenario muss, wenn man dies anschließend zur Sprache bringt, stets sorgfältig beachtet werden, dass man die Patientin oder den Patienten potenziell beschämen oder schikanieren kann.

Die Schwierigkeiten, auf die wir stoßen, wenn wir versuchen, den Gebrauch der Toilette in den analytischen Dialog einzubringen, spiegeln höchstwahrscheinlich auch den Umstand wider, dass Toiletten, Exkremente, Urin und Flatulenzen trotz unserer eigenen Analysen keine Themen sind, zu denen wir alle ein gleichermaßen ungezwungenes Verhältnis haben. Wir befinden uns hier im Bereich des Körpers und seiner relativen Unannehmlichkeiten, Sekretionen, Löcher, Gerüche: sowohl für die Analytikerin als auch für die Patientin oder den Patienten ein ungeschütztes Terrain. Die Toilette ist der physische Ort, an dem wir Dinge herauslassen, die wir vor anderen nicht herauslassen würden.

Wenn wir an Toiletten denken, können wir es nicht vermeiden, dem Geruch Beachtung zu schenken. Gerüche sind aufs Engste mit den individuellen Empfindlichkeiten in Bezug auf Toiletten verbunden, denn unser unverwechselbarer Körpergeruch und der unserer menschlichen Abfälle zeichnet die Grenzen dessen nach, wer wir sind (Pfeffer, 2004). Ferner sind wir den Gerüchen anderer schutzlos ausgesetzt, weil wir nicht atmen können, ohne die Luft um uns herum zu riechen (Süskind, 1985). Der Geruchssinn folgt nicht unserem Willen, sodass es uns unvorbereitet trifft, wenn der Geruch anderer in unseren persönlichen Bereich eindringt. Die Geruchshülle stellt ein privates Reservat dar, dessen Integrität für Beleidigungen und Verletzungen anfällig ist.

Flatulenzen im Behandlungszimmer sind eine Form unwillkommener und fehlplatzierter Ausscheidungen, die oft als entblößend und peinlich empfunden werden. Für manche Patient*innen sind sie allerdings auch ein Moment des Triumphs – ein körperlicher Angriff auf die Analytikerin. Für andere können sie tatsächlich als eine Form von Schutz fungieren. Sidoli (1996) zum Beispiel beschreibt rührend ihre Arbeit mit einem Jungen, der

62 Ich beziehe mich hier auf die Arbeit in einem privaten Rahmen, in dem nur eine Toilette vorhanden ist, sodass die Analytikerin weiß, in welchem Zustand sie hinterlassen wurde, bevor die Patientin oder der Patient sie benutzt hat. In einer öffentlichen Gesundheitseinrichtung ist es nicht möglich, dies zu kontrollieren.

Flatulenzen zur Schaffung eines »olfaktorischen Abwehrcontainers« einsetzte, um sich wie ein Stinktier vor Desintegrations- und Verfolgungsängsten zu schützen und eine »schützende Wolke der Vertrautheit« zu erzeugen, wenn er bedroht wurde.

Bei vielen Arten von klinischen Erscheinungsbildern – von Phobien, Obsessionen, Zwängen und Wahnvorstellungen bis hin zu Tics, Impulskontrollproblemen und Paraphilie – spielt Exkretion eine Rolle. Heftige Ängste rund um öffentliches Urinieren, *Paruresis* genannt, sind weitverbreitet und häufig eine Behinderung, die die Bewegungsmöglichkeiten der betreffenden Personen einschränkt und Scham und Schmerz verursacht. Probleme mit der Blase können auch psychologische Dimensionen und Ursachen haben und tauchen in manchen Fällen als Konversionssymptome auf. Zum Beispiel ist es bestens bekannt, dass Harnverhaltung stark mit der Erfahrung sexuellen und körperlichen Missbrauchs und mit anderen Blasenentleerungsstörungen verbunden ist, und auch Inkontinenz kommt unter Missbrauchsüberlebenden in erhöhtem Maße vor (z.B. Link et al., 2007). Kurzum, Not, Trauma und Leid finden ihren körperlichen Ausdruck häufig in exkretorischen und urinalen Störungen. Die Toilette ist für die Patientin oder den Patienten somit kein neutraler Ort.

In diesem Kapitel möchte ich zwischen zwei qualitativ unterschiedlichen Arten, die Toilette im spezifischen Kontext der analytischen Beziehung zu benutzen, unterscheiden. Bei dem ersten handelt es sich um einen perversen Gebrauch der Toilette, um sexualisierte, feindselige, intrusive Dynamiken im Verhältnis zur Analytikerin auszuagieren. Die Patientin oder der Patient wechselt hier zwischen der Rolle der Voyeurin oder des Voyeurs, die oder der von der Analytikerin auf der Toilette phantasiert, und der Rolle der Person auf der Toilette, die von der Analytikerin angeschaut wird.

Der zweite Gebrauch bezieht sich auf Ängste vor phantasiertem Schaden, der dem Objekt zugefügt wird, wenn die Patientin oder der Patient als inakzeptabel empfundene, chaotische Teile des Selbst offenbart. Die Patientin oder der Patient ist hier zunächst womöglich nicht einmal in der Lage, die Toilette der Analytikerin zu benutzen. Sie oder er legt ein phobisches Vermeiden der Toilette an den Tag, das auf der Angst beruht, einen chaotischen, schmutzigen Teil von sich selbst preiszugeben, der die ersehnte, gute, »saubere« Beziehung zur Analytikerin kontaminieren könnte. Solche Patient*innen sind, so könnten wir sagen, noch nicht in der Lage, die Analytikerin als die Toilettenbrust zu benutzen. Wenn sie die wirkliche

Toilette schließlich benutzen, ist dies möglicherweise ein erster Schritt hin zum Ausdruck der abgewehrten gefährlichen Gefühle, bevor diese sicherer in die analytische Beziehung integriert werden können.

Diese beiden Verwendungen werden nun anhand von klinischem Material veranschaulicht, das jeweils einer fünf Mal pro Woche stattfindenden Analyse und einer drei Mal wöchentlich stattfindenden psychoanalytischen Psychotherapie entstammt. Beide wurden im Liegen durchgeführt.

Toiletten und Geheimnisse – Herr G.s Fallgeschichte

Unter Kindern ist der Erwerb der Fähigkeit, die Blase und den Stuhl zu kontrollieren, eine wesentliche Entwicklungsleistung. Es ist weithin anerkannt, dass das Ringen um Kontrolle und die geäußerte oder gehemmte Aggression, die es hervorruft, eine wichtige Dynamik in der analen Phase ist. Das junge Kind besitzt die Kontrolle über seinen Schließmuskel: Der Stuhlgang wird somit nicht selten zum Schlachtfeld für Auseinandersetzungen zwischen Elternteil und Kind.

Da sowohl das Urinieren als auch der Stuhlgang das Kind mit der bestärkenden Erfahrung in Berührung bringt, dass es »einhalten« kann, fungieren beide auch als Grundmuster der Geheimhaltung: Den Stuhl einzuhalten, verleiht nicht nur deshalb Kontrolle, weil das Kind nicht loslässt, sondern auch weil es vor anderen verbergen kann, wann es loslassen könnte. Dabei macht es die somatische Erfahrung, dass es das, was sich »innerhalb« des Selbst befindet, vor dem Objekt verbirgt. Die Erfahrung zu machen, den Schließmuskel zu kontrollieren, ist also eine der frühesten somatischen Manifestationen des Geheimhaltens. Tatsächlich hat Kulish darauf aufmerksam gemacht, dass das Wort *Geheimnisï – secret* – mit Sekreten verwandt ist.[63] Sie legt den Schluss nahe, dass »Toilettenfunktionen zur Grundlage der frühesten Kommunikationen rund um Geheimnisse werden« (2002: 153).

Geheimnisse und Lügen sind für die Entwicklung notwendig. In der normalen Entwicklung kündigt die Erkenntnis des Kindes, dass es sich entscheiden kann, einen Gedanken, eine Phantasie oder ein Gefühl *nicht* preiszugeben, die Geburt des Bewusstseins eines inneren Lebens an, das sich von der äußeren Welt unterscheidet – ein Bewusstsein, dass es mög-

63 Im englischen Original weist auch der Titel dieses Abschnitts – Toilets and secret(ion)s – auf diese Verwandtschaft hin. [Anm. d. Ü.]

lich ist, den privaten Raum vom öffentlichen, geteilten Raum zu trennen. Die erste Lüge des Kindes stellt durchaus einen bedeutsamen Schritt in Richtung Getrenntsein und Autonomie dar. Am anderen Ende des Spektrums können Geheimnisse destruktiver benutzt werden, um die andere Person zu erregen, sie zu kontrollieren oder über sie zu triumphieren (Lemma, 2006). Wenn das Kind seinen Körper und dessen Sekrete so erlebt, dass das Bedürfnis nach zunehmender Autonomie und Privatsphäre nicht respektiert, sondern vom Objekt stattdessen mit intrusivem Interesse beantwortet wird, entsteht möglicherweise eine erotisch aufgeladene Beziehung zu Fäkalien und Urin sowie zu dem physischen Raum, den die Toilette einnimmt.

Aus analytischer Sicht ist es in Bezug auf die Toilette der Analytikerin vor allem von Bedeutung, dass die Patientin oder der Patient sich vorstellt – oder sogar weiß –, dass die Analytikerin diesen physischen Raum ebenfalls benutzt. Es ist ein Raum, in dem der Körper der Analytikerin als entblößt und ganz buchstäblich nackt imaginiert werden kann. Mit anderen Worten, diese bestimmte Toilette ist anders als jede andere Toilette, da die Patientin oder der Patient das Gefühl haben kann, dass sie die Geheimnisse der Analytikerin beherbergt. In der Vorstellung mancher Patient*innen kann die »auch von der Analytikerin benutzte Toilette« dann zur »mit der Analytikerin *geteilten* Toilette« werden, was sexuelle und manchmal ausdrücklich voyeuristische Phantasien schürt. Ich werde dies nun anhand von Herrn G.s Analyse veranschaulichen.

Herr G. kam in seinen späten Zwanzigern zu einer fünf Mal wöchentlich stattfindenden Analyse. Er war ein junger Mann, der sich mit Intimität schwertat. Ihn beunruhigte seine Sexualität und ganz allgemein seine Unfähigkeit, als Erwachsener zu funktionieren: Er konnte keine sexuell intime Beziehung führen oder einer regulären Beschäftigung nachgehen, und er hatte sehr wenige Freundinnen und Freunde. Er konnte nur deshalb eine Analyse machen, weil er einen stark reduzierten Preis zahlte.

In seiner frühen Adoleszenz erlitt er einen Zusammenbruch, der eine Einlieferung erforderlich machte, was seine Schulbildung und Beziehungen zu anderen Jugendlichen zum Erliegen gebracht hatte. Er hatte das Gefühl, dass ihn dies ihnen gegenüber als anders »gekennzeichnet« habe, und er trug ein Gefühl von Scham in sich, das bewusst mit der Erfahrung verknüpft war, in eine psychiatrische Klinik und ins Krankenhaus eingeliefert worden zu sein. Er war äußerst empfindlich dagegen, dass andere auf ihn herabschauten oder ihn missbilligten.

Herr G.s Darmtätigkeiten spielten in der Analyse von Beginn an eine wichtige Rolle. Er erzählte von seinem Kampf mit einem Reizdarmsyndrom (RDS) und dem Wechsel zwischen Durchfall und Verstopfung. Er erinnerte sich daran, dass er als Kind sehr unter Verstopfungen gelitten habe und seine Mutter sehr besorgt darüber gewesen sei. Im Alter von drei Jahren konnte er die Toilette alleine benutzen. Seine Mutter habe ihm erzählt, dass sie, als er etwa in diesem Alter gewesen wäre, mehrmals gesehen hätte, wie er im Badezimmer auf den Toilettenboden defäkierte und seinen Stuhl untersuchte. Sie habe gesagt, dass sie trotz der Sauerei, die er angerichtet hätte, deswegen nie wütend auf ihn gewesen wäre. Sein Vater, habe sie ihm erzählt, hätte sich über dieses Verhalten viel mehr geärgert und würde deswegen auch böse auf ihn.

Herr G. sagte, er könne sich an nichts davon erinnern. Allerdings erzählte er mir, dass seine Mutter es oft in einer Weise thematisiere, die ihm unangenehm sei, so wie er es auch als unangenehm gefunden habe, dass sie ohne Ankündigung ins Badezimmer zu kommen pflegte, als er ein Teenager war. In der Analyse sprachen wir detailliert darüber, wie er die Intrusivität seiner Mutter erlebt hatte, besonders im Hinblick auf seinen Körper.

Herr G. litt unter einer Reihe von somatischen Beschwerden und Ängsten bezüglich seines Körpers und dessen Funktionen. Jedoch bemerkte ich, dass er mit einer Genauigkeit über seine körperlichen Funktionen sprach, die exzessiv war, so als müsste er mich mit Bildern und Gerüchen seines körperlichen Abfalls füllen, was er als aufregend erlebte. Ich erfuhr in der Analyse also schon frühzeitig und auf sehr direkte Art und Weise, wie intrusiv er sein konnte.

Während Herr G. die Geschichte seiner Mutter über sein Interesse an seinem Stuhl (oder, besser gesagt, zumindest das, was er in seiner Vorstellung aus ihrer Geschichte gemacht hatte) nacherzählte, fiel mir die Lust auf, die er zu verspüren schien, obwohl er bewusst behauptete, ihre Intrusivität als unangenehm empfunden zu haben. Er hielt sich mit den Details seines Stuhls und mit seinen Spekulationen darüber auf, wonach sein kleines Jungenselbst wohl gesucht haben könnte. Seine rückblickenden Spekulationen, was er in seinem Stuhl zu finden gefürchtet und/oder gehofft haben könnte, klangen hohl, auch wenn sie korrekt gewesen sein könnten. Zwischen uns jedoch hatten sie etwas Masturbatorisches an sich. Ich hatte das Gefühl, irgendwie zu einem Enactment der sexuell aufgeladenen Beziehung eingeladen zu werden, die er mit seiner Mutter durchlebt hatte. Nun war ich diejenige, die von ihm auf die Toilette eingeladen wurde, wo ich mir seinen Stuhl ansah, während er ihn begutachtete, und ihm dann dabei zusah, wie er darüber masturbierte.

Während ich ihm über viele Monate hinweg zuhörte, schien es mir wichtig, nicht nur von seiner perverseren Einladung, die Voyeurin zu sein, Notiz zu nehmen, sondern auch vor Augen zu haben, dass Herr G. ganz grundlegend das Gefühl hatte, es gäbe keinen privaten Raum, in dem er sich vor seinem Objekt verstecken und auf einer grundlegenden körperlichen Ebene ein Gefühl von Privatheit entwickeln konnte. Mit anderen Worten, ich war damit beschäftigt, mich sowohl auf den perversen Charakter seiner Phantasien *und* auf seine Beziehung zu mir als auch darauf zu konzentrieren, dass Herrn G. jegliches Gespür dafür fehlte, dass selbst seine Phantasien vor seinem Objekt geheim gehalten werden konnten: Die Toilette/sein Inneres war ein öffentlicher Ort, an dem er stets beobachtet wurde, und nun wollte er in einer perversen Identifizierung mit einem intrusiven Objekt von mir beobachtet werden und mich ansehen.

Ich möchte nun einen Ausschnitt aus einer Sitzung teilen, die im zweiten Jahr der Analyse von Herrn G. stattfand, als sein Gebrauch meiner wirklichen Toilette explizit zum Fokus unserer Arbeit wurde. Als Herr G. zu meiner Sitzung kam und ich ihm die Tür zum Behandlungszimmer öffnete, verkündete er, wie er es öfter tat, dass er »meine« Toilette benutzen müsse. Wie auch bei den anderen Malen war klar: Er wollte mich wissen lassen, dass er auf *meine* Toilette ging, und wollte, denke ich, dass ich ihn mir dabei vorstellte.

Während ich auf ihn wartete, war ich mir zweier Gefühle bewusst: Irritation und ein Wunsch, mich von ihm zu distanzieren. Die Irritation hing, denke ich, mit dem etwas obsessiven Charakter dieser Aktivität und der dadurch kaum verborgenen Feindseligkeit zusammen: Es hatte sich zu einem Ritual entwickelt. Mein Wunsch, mich von ihm zu distanzieren, stand in direkterer Verbindung mit dem perversen Charakter dieses Rituals, bei dem ich das Gefühl hatte, dazu aufgefordert zu werden, die Voyeurin zu sein.

Als Herr G. auf der Couch lag, begann er, indem er mir erzählte, dass er endlich seinen Urlaub gebucht habe, dank seiner Eltern, die eingewilligt hätten, ihn zu bezahlen. Er werde sich ihnen für eine Woche im Ausland anschließen. Er sei lange nicht mehr gereist und fühle sich deswegen ein wenig beklommen. Er möge all die Sicherheitsprozeduren an Flughäfen nicht, vor allem die Leibesvisitationen.

Ich spürte ein gewisses Maß an wirklichem Unbehagen, als er die antizipierten Leibesvisitationen beschrieb, als hätte dieser Gedanke tatsächlich die Angst mobilisiert, auf irgendeine Weise entblößt zu sein – er war davon zu diesem Zeitpunkt nicht erregt. Allerdings lachte er anschließend schnell und sagte, dass manche Leute vielleicht »ihren Spaß daran haben«, denn immerhin könne man so »befummelt werden« und »fummeln«. Er sagte, er habe von den Ganzkörperscannern gelesen, über die gesprochen werde (und die zum damaligen Zeitpunkt noch kaum in Benutzung waren), und er frage sich, wie es sich anfühlen könnte, zu wissen, dass jemand an so einem öffentlichen Ort wie einem Flughafen deinen nackten Körper sehen könne. Er lachte erneut und sagte, das könne die langweilige Routinearbeit der Sicherheitsbeauftragten reizvoller machen, da es eine Art öffentlich sanktionierte »Peepshow« sei. Dieser Strom von Assoziationen führte schließlich zu seinem eigenen Pornographiekonsum (der ausgeprägt war) und zu »schmutzigen alten Männern«, von denen er sich abgrenzen wolle, da er keine »erbärmliche Figur abgeben« wolle. Er fühle sich wegen seines Gebrauchs von Pornos und Prostituierten sehr verlegen, denn er habe das Gefühl, es könnte dazu führen, dass Leute ihn als unangemessen ansehen.

Während er sprach, spürte ich, dass er mittlerweile sehr aufgeregt war und den Anflug von Angst, den ich gleich zu Beginn der Sitzung bemerkt hatte, somit erfolgreich getilgt hatte. Die Sexualisierung der Angst war für ihn ein primärer Abwehrmodus, wie es bei Perversionen allgemein der Fall ist (Freud, 1919, 1927).

Ich sagte schließlich, dass er momentan zwar aufgeregt sei, zu Beginn der Sitzung aber Angst bei dem Gedanken geäußert habe, in der Öffentlichkeit entblößt zu sein, wo Leute den »schmutzigen alten Mann« sehen könnten, der zu sein er sich fürchte; dass dies jedoch schnell dem Gefühl gewichen sei, »Spaß daran zu haben«, nackt gesehen zu werden und selbst ein Zuschauer bei dieser Peepshow zu sein.

Herr G. sagte, dass ich »keinen Spaß verstehe«, dass er sich einen Spaß aus seinen Spekulationen gemacht habe. Ich interpretiere in alles zu viel hinein, fügte er recht triumphierend hinzu.

Ich sagte, er genieße es, mich als jemanden zu entblößen, die nicht einmal Spaß verstehe. Nun sei ich diejenige, die eine »erbärmliche Figur abgibt«.

Schließlich sagte Herr G., dass er zwei Nächte zuvor einen feuchten Traum gehabt habe. Er könne sich nicht erinnern, wovon der Traum handelte, aber als er morgens aufgewacht sei und gemerkt habe, dass sein Bettlaken nass sei, habe er an die Zeit zwischen acht und dreizehn Jahren gedacht, als er enuretisch gewesen sei. Sein Vater sei deswegen »sehr streng« mit ihm gewesen und habe die Regel eingeführt, dass er sein eigenes Betttuch wechseln müsse, wenn er einnässe. Seine Mutter hingegen »rettete« ihn davor und half ihm nicht nur beim Wechseln der Laken, sondern tröstete ihn auch, hielt ihn in den Armen und versicherte ihm, dass er eines Tages nicht mehr einnässen würde. Er könne sich nicht erinnern, wie er sich wegen des Bettnässens wirklich gefühlt habe, machte jedoch deutlich, dass er sich durch seinen Vater sehr gedemütigt gefühlt, ihn in jenen Momenten gehasst und die scheinbar tolerantere und unterstützendere Reaktion seiner Mutter sehr bevorzugt habe.

Anschließend sagte er, dass er auch seiner Mutter von dem feuchten Traum erzählt habe. Sie habe ihm versichert, dass das »normal« sei, jedoch habe sie gemeint, es sei ein Zeichen, dass er sexuell frustriert sei. Er sagte, er fühle sich durch seine Unfähigkeit, eine sexuelle Beziehung einzugehen, gedemütigt, und dass er wisse, dass Frauen ihn nicht attraktiv finden. Als er sprach, war klar, dass dies ein wunder Punkt war – und in der Sitzung war dies der erste Berührungspunkt mit seinem sehr realen Schmerz, abgesehen von der flüchtigen Angst ganz zu Beginn.

Während ich Herrn G. zuhörte, fiel mir vor allem auf, dass er seine Mutter darum bat, mit ihm sozusagen in seine nassen Laken zu steigen, und sie ihm den Gefallen angeblich erwies. Ich achtete inzwischen auf die Fallen, in die man mit einem Patienten wie Herrn G. so leicht tappen konnte, weil ich durch meine Interventionen schnell zu einer Version seiner sexuell erregten Mutter werden konnte, die unter dem Deckmantel angeblichen Verständnisses in seinen Körper und Geist eindrang. Ich entschied mich also, in jenem Augenblick nichts zu sagen und zu sehen, wohin ihn seine Assoziationen führten.

Herr G. verstummte vorläufig, was für ihn in dieser Phase der Analyse ungewöhnlich war. Als er wieder zu sprechen begann, sagte er, er habe etwas »Nässe« auf dem Boden bemerkt, als er vor der Sitzung auf die Toilette gegangen sei. Er habe sich gefragt, ob es Urin oder Wasser sei. Er denke, dass ich es gewesen sei und es sich wahrscheinlich um Urin handele, weil es auf der Toilette auch »schlecht roch«. Daher habe er den Schluss gezogen, dass ich sie benutzt haben müsse, und zwar nicht nur, um mir die Hände zu waschen. Herr G. klang selbstgefällig, als er sprach, so als wüsste er mit absoluter Gewissheit, was ich auf der Toilette anstellte. Zudem hatte er bequemerweise aus seinen Gedanken verbannt, dass in meiner Toilette/Vorstellung außer ihm auch noch andere Patient*innen existierten.

Ich sagte, er sei sich sehr sicher, dass er genau wisse, was auf der Toilette vor sich gehe, und sich deswegen ziemlich mächtig fühle.

Herr G. sagte, er frage sich oft, was auf Toiletten vor sich gehe. Es scheine ihm, dass sich sein eigenes Leben aufgrund des RDS so viel um Toiletten drehe. Er sagte, dass es ihn sehr beruhigt habe, als ich ihm nach unserer allerersten Sitzung gezeigt habe, wo die Toilette sei. Er hätte sich Sorgen gemacht, ob ich eine hätte, weil er sie vielleicht dringend benutzen müsse, wenn er Durchfall habe. Er sei einmal bei einem Therapeuten gewesen, der keine Toilette gehabt hätte. Er fügte hinzu, dass ihn dies entrüstet habe: Wie könne ein Therapeut einem Patienten anbieten, zu ihm zu kommen, ohne eine Toilette bereitzustellen! Er könnte sehen, dass dieser Therapeut nur eine hätte anbieten können, indem er die Patient*innen durch sein Haus hätte gehen lassen, und er sei der Meinung, dass dieser Therapeut das auch hätte tun sollen.

Ich sagte, er scheine angesichts der Möglichkeit, dass jemand die Tür vor ihm verschließe und ihn nicht in seinen Privatbereich lasse, wenn er ihn betreten wolle, empört zu sein. Das sei so unverschämt, dass er bei mir in seiner Vorstellung einen Toilettenbereich erschaffe, in dem er mich immer sehen könne.

Herr G. antwortete, er habe diesen anderen Therapeuten nie auch nur einmal pro Woche sehen können. Die Angst, inmitten einer Sitzung nicht zur Toilette eilen zu können, falls er sie brauche, habe ihn überwältigt. Hier müsse er sich darüber immerhin keine Sorgen machen, und es mache die gesamte Analyseerfahrung erst möglich.

Ich sagte, dass die Toilette für ihn ein wichtiger Bereich sei, weil er entweder tatsächlich oder in Gedanken zu ihr eilen könne, wenn er Angst habe und dafür sorgen müsse, dass er sich besser fühle, indem er sich dafür begeistere, was er über mich herausfinden könne.

Herr G. sagte: »Na ja, es ist beruhigend zu wissen, dass alle scheißen, auch Sie – ganz egal wie unzufrieden ich mit mir bin!«

Ich sagte, dass es ihm mit seiner Unzufriedenheit mit sich selbst vielleicht helfe, seinen Spaß an seiner Phantasie von mir auf der Toilette zu haben und zu denken, wir seien beide gleich: aus Scheiße gemacht.

Herr G. lachte, nervös, dachte ich. Er zögerte und sagte dann mit recht gebrochener Stimme, als wollte er seine Worte vertuschen, er habe sexuelle Phantasien von Leuten, die auf ihn defäkieren. Nachdem er das gesagt hatte, begann er unbequem auf der Couch zu zucken. Ich hatte den Eindruck, dass er das Gefühl hatte, sich durch die Preisgabe seiner Phantasie zum allerersten Mal entblößt zu haben, und mein Urteil fürchtete. Er war verängstigt, nicht erregt wie zuvor, als er an mich auf der Toilette dachte, und ich teilte ihm diese Beobachtung mit.

Herr G. sagte, er habe lange darum gebangt, mir das zu erzählen, weil er auf einer gewissen Ebene wisse, dass es ekelhaft sei; aber er könne nicht anders. Er wolle nicht, dass ich oder irgendwer sonst ihn als einen »einsamen sexuellen Freak« sehe. Er habe sich schon viele Male gefragt, ob er eine Prostituierte finden könnte, die das für ihn tun würde, aber er sei immer zu schüchtern gewesen, um zu fragen, selbst als er häufig Prostituierte aufgesucht habe.

Ich werde nicht weiter auf diese Sitzung eingehen. Es soll der Hinweis genügen, dass in nachfolgenden Sitzungen seine Phantasien, wie ich auf ihn defäkiere, zum Vorschein kamen und dass diese besonders dann geweckt wurden, wenn er meine Toilette benutzte. So lag in der Analyse schließlich ein Schwerpunkt darauf, seinen Gebrauch meiner Toilette zu verfolgen und analysieren, der dazu diente, die omnipotente Phantasie zu schüren, dass es zwischen uns keine Grenzen gab und er auf die Inhalte meines Körpers zugreifen konnte, wann immer er wollte. Wichtig ist, dass dies die Grundlage dafür war, Herrn G. dabei zu helfen, ein Bewusstsein für sein Bedürfnis nach Privatsphäre zu entwickeln und für die Notwendigkeit, die anderer Leute zu respektieren.

Mit der Zeit und anhand seines konkreten und phantasierten Gebrauchs der Toilette konnten wir uns seinen Phantasien nähern, in denen ich, ohne zu fragen, die Toilette betrat und er sie betrat, ohne mich zu fragen. Um Pausen herum war dies ausgeprägter, so als könnte er die Trennung von mir nur bewältigen, indem er sich vorstellte, in einer ewigen sexuellen Orgie auf meiner Toilette mit mir verbunden zu sein.

Ich habe mich hier natürlich auf bewusste sexuelle Phantasien bezogen, die allerdings von unbewussten Phantasien im Zusammenhang mit seiner omnipotenten Übernahme des Objekts und Inbesitznahme der Innereien des Mutterkörpers getragen wurden. Herr G. hatte es geschafft, die passive Erfahrung des Eindringens seiner Mutter in eine sexuell erregende zu verwandeln, bei der er die Kontrolle ausübte. Durch die Übertragung begannen wir schließlich zu verstehen, dass er seiner Mutter ihr Eindringen in seinen Körper und Geist zwar übel nahm, sich jedoch auch danach sehnte, in ihr zu sein und das Gefühl zu haben, sie sei in ihm. Wie erdrückend es auf einer gewissen Ebene auch war, das Innere des mütterlichen Körpers wurde als ein besserer Aufenthaltsort empfunden, denn *drinnen* wurde ihm die demütigende Erfahrung erspart, ein einsamer, sexueller Freak zu sein. Zudem musste er im Inneren des Objekts vor allem keinerlei Trennungen durchleben.

Der libidinöse Wert von Fäkalien als auch von Urin wurde von Freud (1905) klar skizziert und war im Gehalt von Herrn G.s Phantasien erstaunlich offenkundig. Wir könnten sagen, dass Herr G. ein anal-sadistisches Universum bewohnte, »in dem alle Teilchen gleich und auswechselbar sind« (Chasseguet-Smirgel, 1994: 181) und das das genitale Universum der Unterschiede beseitigt – die Essenz der Perversion.

In einem sehr interessanten Aufsatz setzt sich Clark Nunes (2006) mit Patient*innen auseinander, die Herrn G., oberflächlich betrachtet, zu ähneln scheinen, insofern sie ebenfalls eine erotisierte Beziehung zu ihren Exkreten haben. Sie beschreibt einen Vorfall in der Analyse, als ihr Patient benutztes Toilettenpapier sieht und schlussfolgert, dass es von der Analytikerin benutzt worden sein müsse, woraufhin sich die Analytikerin bedrängt fühlt. Sie argumentiert überzeugend, dass solche Individuen eine bestimmte Art der Persönlichkeitsbildung aufweisen, die auf der Leugnung der Abhängigkeit vom Objekt basiere und mit einer ausgeprägten Aggression einhergehe, die dem Hass auf Abhängigkeit entspringe. Auch wenn Clark Nunes (2006) die vermutliche Wirkung späterer externer Einflüsse auf die Entwicklung ihres Patienten nicht ignoriert, betont sie dennoch seine »sehr frühe Abneigung gegen das Objekt«. Es ist jedoch unklar, ob dies ihrer Ansicht nach irgendeine konstitutionelle Grundlage hat.

Meine Erfahrung mit Herrn G. führt mich jedoch zu einem alternativen Weg. Dieser nähert sich auf der Ebene der Symptome dennoch Clark Nunes' Beobachtungen zu der analen und urethralen Erotik an, die die typischere Repression nach der polymorphen Perversität der frühen Kindheit nicht durchläuft (Freud, 1905). In Herrn G.s Fall blieben seine Fäkalien und sein Urin nicht zur Abwehr gegen die Abhängigkeit vom Objekt, sondern zur Abwehr gegen den Verlust des Objekts hocherotisiert. Meiner Auffassung nach lag dies an der frühen Kolonisierung seines Körpers und dessen Produkte durch das mütterliche Objekt, das ihn anscheinend als eine narzisstische Erweiterung seiner selbst benutzte (Glasser, 1990) und dessen Verlust für Herrn G. eine innere Katastrophe einläutete. Seine Art, dies abzuwehren, bestand darin, direkt ins Innere des Objekts zu gelangen, in dessen Fäkalien und Urin, und dessen Geruch zu riechen, um geradewegs in den Kern des Objekts einzudringen, wie er es anhand seiner Phantasien von meiner Toilette und meinem Gebrauch von ihr auch mit mir versuchte. In der Übertragung war es möglich, festzustellen, dass das Fehlen einer körperlichen und psychischen Grenze zwischen ihm und seinem primären Objekt zu einer erregten, erotisierten Beziehung zur Toilette beigetragen hatte, in der er abwechselnd davon phantasierte, dass ich ihn anschaute und dass er die Position des Voyeurs einnahm.

Die Toilette der Analytikerin als Toilettenbrust – Frau H.s Fallgeschichte

Ich möchte mich nun von Patient*innen wie Herrn G., die ihre perversen Phantasien und Dynamiken durch ihren Gebrauch der Toilette der Analytikerin ausagieren, ab- und einem ganz anderen Gebrauch der Toilette zuwenden. Ich denke hier daran, dass die Toilette der Analytikerin benutzt werden kann, um Beziehungsdynamiken auszuagieren, die noch nicht direkt ins Behandlungszimmer und somit in die analytische Beziehung eingebracht werden können. In diesen Fällen wird die Toilette ganz konkret zum Ort der »Toiletten-Brust« (Meltzer, 1995), damit eine idealisiertere Beziehung zur Analytikerin aufrechterhalten wird. Dies hoffe ich nun anhand meiner Arbeit mit Frau H. zu veranschaulichen, deren anfängliches Vermeiden und späterer tatsächlicher Gebrauch der Toilette ihren ausgeprägten Kampf mit dem Ausdruck ihrer Feindseligkeit gegenüber dem Objekt und der damit einhergehenden Angst vor dessen Vergeltung symbolisierte.

Für Meltzer war die Toilettenbrust die primitivste Repräsentation der Mutter. Genauer gesagt bezog er sich auf eine Teilobjektbeziehung, die durch die »Qualität des Wertgeschätzt- und Gebrauchtwerdens, aber nicht des Geliebtwerdens« (1995: 62–63) definiert war. Für manche Patient*innen hat die Toilette der Analytikerin als ein konkreter physischer Raum die Funktion einer Toilettenbrust. Dabei lädt die Patientin oder der Patient ihre oder seine abgespaltene Aggression *buchstäblich* ab, um eine gute Beziehung zur Analytikerin als der nahrungsspendenden Brust zu bewahren. Dies kennzeichnet einen paranoid-schizoiden Gebrauch der Toilette per se und verdreht das, was Meltzer als die Toilettenbrust beschrieb, denn er bezeichnete damit den Umstand, dass für manche Patient*innen »der Analytiker tatsächlich nur eine Toilette ist« (1995: 63) und alles Gute von anderen Menschen im Leben der Patientin oder des Patienten zu kommen scheint.

Ich möchte hier den Schluss nahelegen, dass es für manche Patient*innen einen noch früheren psychischen Schritt gibt, der die buchstäbliche Evakuierung der beschissenen oder schmutzigen oder auslaufenden Gefühle der Patientin oder des Patienten zur Folge hat und der Toilette als Toilette vorbehalten ist. Aufgrund ihrer Eigenschaft als Teil des analytischen Settings, der zugleich jedoch hinreichend vom Behandlungszimmer getrennt ist, liefert die Toilette in diesem Zusammenhang eine sichere Grenze, die die »gute« Beziehung zur nahrungsspendenden Analytikerin schützt. Zwar beziehe ich mich hier auf eine konkrete Toilette; dennoch ist Meltzers Verständnis der Funktion des zugrunde liegenden primären Spaltungsprozesses nach wie vor sehr treffend:

> Der Grund für die Rigidität des Aufspaltens ist deutlich zu erkennen, wenn die Spaltung zusammenzubrechen beginnt und heftige Ängste des Kindes, daß es die nahrungsspendende Brust beschmutzt, verunreinigt und vergiftet, deutlich werden. (Meltzer, 1995: 63)

Frau H. – eine Frau in ihren späten Dreißigern – war eine von zwei Schwestern. Ihre Mutter wurde als eine fürsorgliche, aber emotional bedürftige Frau beschrieben, an die sie, wie sich in der Übertragung bald herausstellte, ängstlich gebunden gewesen war. Sie beschrieb eine Kindheit, die der Zufriedenstellung der Mutter gewidmet war und in der sie faktisch zu ihrer Vertrauten wurde, da die Mutter eine schwierige Ehe führte und Frau H. sie als vom Vater abgewandt erlebt hatte. Ihre Schwester wurde als »eigenwillig« und aufsässiger gegenüber der Mutter und dem Vater beschrieben. Frau H. hatte eine enge Beziehung zu ihr, hatte jedoch das Gefühl, dass ihre Schwester es ihr überließ, sich um beide Elternteile zu kümmern.

Im Gegensatz dazu war Frau H. die Mustertochter geworden: Sie war akademisch äußerst erfolgreich, hatte die Art von Mann geheiratet, mit der ihre Mutter einverstanden war, und bald ihre eigene Familie gegründet, der sie sehr ergeben war. Zwangsläufig wurde all dies auf Kosten ihrer eigenen Entwicklung als eigenständige Person mit ihren eigenen Bedürfnissen und Wünschen erzielt. Zudem berichtete sie detailliert von Schwierigkeiten mit sexueller Intimität: Sie sagte, sie liebe ihren Mann, finde es aber schwierig, ihm nahe zu sein. Sie hatte Freundinnen und Freunde, fühle sich von ihnen aber manchmal ausgenutzt, und doch achtete sie darauf, sie nicht zu kritisieren.

Als sie eine drei Mal wöchentlich stattfindende psychoanalytische Psychotherapie bei mir anfing, war Frau H. depressiv. Sie hatte als Spätstudentin einen akademischen Studienkurs begonnen, den sie mittendrin unterbrochen hatte, weil sie sich nicht hatte konzentrieren können. Es schien so, als könnte sie sich keinerlei Art von Genuss sehr lange erlauben, und das zeigte sich auch in ihrem Verhältnis zum Essen. In ihrer Adoleszenz war sie bulimisch gewesen. Sie wurde damals von Essanfällen heimgesucht, konnte ihr Essen aber nie in sich behalten. Kaum hatte sie es hinuntergeschluckt, erbrach sie es schuldbewusst. Als ich sie traf, gab sie sich keinen Essanfällen hin und erbrach sich auch nicht, jedoch achtete sie genau darauf, wie viel sie aß, und vermied alles, was als milder Exzess aufgefasst werden könnte.

In der Übertragung schien sie mir eifrig bemüht, mich zufriedenzustellen: Sie stimmte dem, was ich sagte, stets zu und bedankte sich bei mir regelmäßig für die Hilfe, die ich ihr anbot, selbst wenn mir klar war, dass sie sich überhaupt nicht besser fühlte, oder ich erkannte, dass das, was ich gesagt hatte, in Wahrheit nicht ganz stimmte. Ich hatte das Gefühl, dass sie sich immer ganz in die Nähe des Ortes lenken musste, von dem sie glaubte, dass ich sie dort haben wollte. Versuche, die negative Übertragung aufzunehmen, liefen ins Leere: Sie gestand ein, dass sie unbewusst *womöglich* wütend sei, in Wirklichkeit sei sie sich mir gegenüber aber keiner solcher Gefühle bewusst. Aggressionen, die sich gegen andere richteten, wurden ähnlich abgetan oder heruntergespielt: Wut wurde bestenfalls stets in »leichte Irritation« übersetzt. Sie machte sich große Sorgen, dass sie jemals mehr als Irritation zeigte und dass die andere Person ihr ihre Freundschaft oder Liebe entziehen würde. Erst anhand meiner eigenen Gegenübertragung, in der ihr gefälliges Auftreten mich oft irritierte und erstickte, konnte ich ein Gespür für den Zorn entwickeln, den sie unbedingt abspalten musste.

Erst nach dem ersten Jahr der Therapie fiel mir auf, dass Frau H. nicht ein einziges Mal die Toilette benutzt hatte. Dadurch stach sie im Verhältnis zu all meinen anderen Patient*innen hervor, die irgendwann zumindest einmal auf die Toilette gegangen waren und von denen manche – wie Herr G. – sie sich intrusiv zu eigen gemacht hatten.

Eines Tages, gegen Ende des zweiten Jahres unserer Arbeit, war Frau H. ganz durcheinander, als sie verspätet erschien. Sie hasste es, zu spät zu sein – etwas, worüber wir zuvor einige Male gesprochen hatten –, weil sie Angst hatte, dass ich sie deswegen als respektlos und undankbar ansehen würde. Ich hatte bei solchen Gelegenheiten viele Male angesprochen, dass sie jedes Mal große Angst bekäme, wenn die Möglichkeit jeglicher gegen mich gerichteten Aggression ihre Fratze zeigte oder ich wegen ihr vielleicht wirklich irritiert wäre. Diese beiden Möglichkeiten mussten dringend abgewehrt werden. Ich spürte, wie unerlässlich es für sie war, unsere Beziehung vor jeglichem Konflikt zu schützen.

Dieses Mal hatte ihre Verspätung jedoch zur Folge, dass sie vor der Sitzung nicht *wieder* in das Café in der Nähe meines Behandlungszimmers hatte gehen können, um die Toilette zu benutzen. Mich verblüffte diese Enthüllung, da ich von dieser Routine nichts gewusst hatte.

Schließlich sagte ich, dass ich neugierig sei, was es ihr die letzten zwei Jahre denn unmöglich gemacht habe, meine Toilette zu benutzen.

Frau H.s Antwort war ebenso erstaunlich wie ihre Enthüllung, denn sie sagte, sie habe nicht gewusst, dass ich eine Toilette habe, die sie benutzen könne. Sie habe gedacht, es gebe keine Toilette.

Als ich das hörte, begann ich mich zu fragen, ob ich es ihr tatsächlich gesagt hatte. Normalerweise mache ich das mit all meinen Patient*innen, nachdem wir uns geeinigt haben, zusammenzuarbeiten. Ich zeige ihnen dann routinemäßig, wo sie warten können und wo sich die Toilette befindet. Es war natürlich möglich, dass ich das mit ihr nicht gemacht hatte, jedoch dachte ich, dass das unwahrscheinlich sei, da es sich mit allen neuen Patient*innen um eine fest etablierte Routine handelte. Es schien wahrscheinlicher, dass ich es gesagt und sie es aus ganz bestimmten psychischen Gründen nicht aufgenommen hatte.

Ich sagte schließlich, dass ich denke, es erwähnt zu haben, dass sie mich aber andernfalls auch hätte fragen können, und doch habe sie offensichtlich das Gefühl gehabt, dass ihr selbst das nicht möglich gewesen sei.

Frau H. bemerkte, dass es, wenn ich es so formuliere, in der Tat seltsam sei. Sie denke nun, es sei bemerkenswert, dass sie nie gefragt habe, denn es sei ziemlich unangenehm gewesen, die ganze Zeit das Café benutzen zu müssen, da sie dann immer das Gefühl habe, etwas zu trinken bestellen zu müssen, um ihren Gebrauch der dortigen Toilette zu »legitimieren«. Allerdings müsse sie deswegen wieder auf die Toilette gehen, sobald die Sitzung vorbei sei. Sie geniere sich dann zu sehr, wieder in das Café zu gehen, also fahre sie schließlich oft nach Hause; sie müsse es dann dringend zurückschaffen, um ihre eigene Toilette benutzen zu können.

Ich sagte, dass eine Menge emotionaler und körperlicher Energie aufgewendet worden sei, um eine Toilettenroutine einzuhalten, die den Gebrauch meiner Toilette nicht erforderlich mache, als sei diese Option nicht zulässig.

Erst an dieser Stelle erzählte mir Frau H., dass sie seit der Kindheit sehr kleinlich gewesen sei, wenn es darum gehe, welche Toiletten sie benutze. Sie könne sich auf der Toilette nie hinsetzen, solange sie nicht bei sich zu Hause sei. Sie hasse Toiletten an öffentlichen Orten, weil sie denke, dass sie schmutzig seien. Sie sei eine sehr reinliche Person, fügte sie hinzu, und obwohl sie »nicht zwanghaft« sei, habe sie es gerne, wenn bei ihr zu Hause alles sauber sei.

Ich sagte, dass sie diese trotz ihres Hasses gegen öffentliche Toiletten meiner Toilette vorgezogen habe.

Frau H. gestand ein, dass dies in der Tat ein Paradox sei und dass der Gedanke, meine Toilette zu benutzen, ihr sehr Angst mache. Toiletten seien »private« Orte, fügte sie hinzu. Sie benutze nie gerne die Toiletten anderer Leute. Sie habe Angst, sich Keime einzufangen und krank zu werden. Sie sei sich nicht sicher, warum sie es so schwierig gefunden habe zu begreifen, dass ich sogar eine Toilette habe, und sie dann zu benutzen, denn sie stelle sie sich sauber vor. Aber, fügte sie hinzu, sie werde sie heute benutzen, da es dringend sei. Dann fuhr sie fort, indem sie von einem Vorfall mit einer Freundin erzählte, der sie eindeutig verärgert hatte, aber sie konnte es sich nicht erlauben, Kritik an der Freundin zu äußern. Die Sitzung endete mit dieser Bemerkung.

Nach der langwierigen Phase des phobischen Vermeidens meiner Toilette benutzte Frau H. sie an jenem Tag tatsächlich zum ersten Mal nach fast zwei Jahren. Nachdem sie das Behandlungszimmer verlassen hatte und bevor mein nächster Patient kam, wollte ich die Toilette selbst benutzen. Ich war sehr erstaunt, als ich sah, dass die Klobrille voller Urin, der Boden um die Toilette herum nass und der Hahn am Waschbecken nicht richtig zugedreht worden war. Ich war also auf sehr konkrete Art und Weise mit einer ganz anderen Frau H. konfrontiert. Das hier war nicht die sehr höfliche, dankbare, gefasste und »saubere« Frau H., sondern ein schmutzigerer, zorniger Teil von Frau H., der nun buchstäblich ausgelaufen war und mir zur Begutachtung und vor allem zum Saubermachen hinterlassen wurde. Ich bemerkte, dass ich mich ein wenig ausgenutzt fühlte.

Ihre nächste Sitzung war zwei Tage später, und sie nahm keinen bewussten Bezug auf ihren Gebrauch der Toilette. Ich versuchte, ihren Assoziationen genau zuzuhören, um zu sehen, ob sie uns vielleicht zurück zur Toilette und zu dem, was sie dort für mich zum Begutachten und Saubermachen hinterlassen hatte, führten, doch ich konnte keinen Zugangspunkt zu dem Inhalt finden, der es mir ermöglicht hätte, eine Verbindung herzustellen. Auch bemerkte ich, dass ich diesen Punkt anscheinend finden musste, als wäre es *für mich* unerlässlich geworden, die Deutung vornehmen zu müssen, vielleicht um mich von unerträglichen Gefühlen zu befreien. Daher entschied ich mich, still zu bleiben und über meine Gegenübertragung zu reflektieren: ein Gefühl, mit Nachdruck einer verschmutzten Toilette ausgesetzt zu sein, die ich sauber machen musste und von der sie sich vollkommen distanzierte und mit der ich sie konfrontieren musste, als wären ihre deponierten Inhalte tatsächlich gefährlich und müssten ihr von mir zurückgeben werden. Sie hatte zwei Jahre damit verbracht, mich vor ihrer Aggression zu schützen, und meine Toilette phobisch vermieden, denn sie hatte das Gefühl, dass sie dort »ihre Keime« ausgesetzt hätte, mit denen ich mich dann »angesteckt« und so unsere »gute« Beziehung beschädigt hätte. Nun hatte sie mir ein klares Maß ihrer Aggression verpasst, spaltete diese jedoch sehr konkret ab und ließ sie in der Toilette. Meinem Verständnis nach zeigte dies die Aktivierung von Ängsten vor Schaden am »guten« Objekt und vor dessen Vergeltung an, die nur durch ausgeprägte Abspaltung bewältigt werden konnten.

Nach einiger Überlegung kam ich zu dem Schluss, dass es nach hinten losgehen könnte, wenn ich all dies zu früh in die Übertragung einbrächte, denn ihre Abwehr war fest etabliert, und ich lief Gefahr, sie zu beschämen. Ich war der Ansicht, dass es wichtig sein könnte, sie die *Toilette-als-Brust* stattdessen benutzen zu lassen, um ihre Feindseligkeiten zu deponieren und in der Toilette als dem ersten Container Selbstvertrauen aufzubauen, bevor sie mich als eine Toilettenbrust benutzen konnte. Im Verhältnis zu ihrem vorherigen phobischen Vermeiden der Toilette stellte dies schon eine Entwicklung dar. Daher entschied ich, nichts dazu zu sagen.

In den folgenden Monaten benutzte Frau H. die Toilette einige weitere Male. Jedes Mal hinterließ sie sie in dem gleichen Zustand und bisweilen in einem schlimmeren. Ich gewann den Eindruck, dass die Toilette im Laufe der Zeit – da Frau H. von meiner Seite aus keinerlei Vergeltung erfuhr – als ein zunehmend sicherer Container für die Dinge fungierte, über die sie noch nicht mit mir gemeinsam nachdenken konnte. Ich dachte, dass meine Rolle darin bestünde, dafür zu sorgen, dass dieser konkrete Container als solcher fungieren könnte, indem ich ihn nicht voreilig deutete. Und so ging das etwa acht Monate lang.

Dann, als wir uns dem letzten Teil des dritten Jahres ihrer Therapie näherten, hatte ich in der ersten Sitzung der Woche den Eindruck, dass das von ihr mitgebrachte Material zu einer Deutung einlud, die es uns erlauben könnte, einer Integration der Toilette und ihrer Inhalte in unsere Beziehung näher zu kommen.

Frau H. begann diese Sitzung, indem sie von einem eher schwierigen Wochenende mit ihrem Mann berichtete. Sie hatten sich entschieden, ein Wochenende lang ohne die Kinder alleine Urlaub zu machen. Ihr hatte es vor diesem Wochenende gegraut, da sie inzwischen begriff, dass die Kinder einen – wie sie es nannte – »akzeptablen Schleier« für die Distanz boten, die zwischen ihrem Mann und ihr immer weiter gewachsen war. Wie sie befürchtet hatte, stieg die Anspannung, kaum hatten sie das Hotel erreicht: Ihr Mann wollte mit ihr schlafen, aber sie hatte dazu wenig Lust. Er wurde wütend und begann, die Ehe in Frage zu stellen und zu bezweifeln, ob sie auf dieser Basis weitergehen konnte. Sie beschrieb die Panik, die in ihr aufkam, während ihr Mann sprach. Dann »beugte« sie sich seinem Wunsch, und sie schliefen miteinander, aber später hatte ihr der Mann gesagt, dass er genug von ihren »Vermeidungstaktiken« hätte und sich nicht sicher wäre, ob die Therapie ihr hätte helfen können, sich zu ändern. Das hätte sie erzürnt, sagte sie, denn sie habe das Gefühl, dass die Therapie ihr sehr geholfen habe.

Ich sagte, dass sie eine Reihe von Gefühlen in sich trage, denen sie in unserer Beziehung viele Jahre lang ausgewichen sei: Jegliche Wut oder Unzufriedenheit müsse hinter einem »akzeptablen Schleier« verborgen werden. Sie würde eher mit ihrem Mann schlafen, auch wenn ihr nicht danach sei, oder mir sagen, wie hilfreich die Therapie sei, um zwischen uns alles nett zu halten, als sich zu ihren wirklichen Gefühlen zu bekennen.

Frau H, sagte, dass ihr die Therapie in dieser Hinsicht geholfen habe: Sie sei nun in der Lage zu hören, was ihr Mann sage, und sie habe sich vor ihm geärgert, wie sie es zuvor nicht getan hätte. Er sei ein wenig schockiert gewesen, sagte sie, weil sie generell so zurückhaltend sei. Während sie sprach, spürte ich, dass sie zerbrechlich war und beinahe zu sehr darauf pochte, wie hilfreich die Therapie sei.

Ich sagte, dass sie mir gegenüber ebenfalls sehr zurückhaltend gewesen sei, tatsächlich aber angefangen habe, auch mir zu zeigen, was sie wirklich fühle, sobald sie »entfernt« auf meiner Toilette sei, wo sie Spuren eines schmutzigeren, aufdringlichen Teils von sich hinterlasse.

Frau H. schien verblüfft und sagte, ihr sei nicht klar, was ich meine.

Ich sagte, dass sie sich dessen vielleicht nicht bewusst sei und es ihr schwerfallen könne, mich dies sagen zu hören, aber wenn sie meine Toilette benutze, hinterlasse sie immer Urinspritzer auf der Brille und dem Boden und lasse manchmal auch den Wasserhahn laufen, was nicht dem Bild von sich entspreche, das sie mir unbedingt habe einschärfen wollen, um unsere Beziehung sauber und »nett« zu halten.

Frau H. schwieg, und ihr Körper auf der Couch wurde steif. Sie sagte, dass sie sich zutiefst schäme und nicht wisse, ob sie mir jemals wieder ins Gesicht sehen könne.

Ich sagte, dass sie dadurch, dass der »akzeptable Schleier« entfernt worden sei, zwangsläufig das Gefühl habe, ihre weniger akzeptablen Gefühle, die sie aus unserer Beziehung herauszuhalten sich so sehr bemüht habe, seien meinem prüfenden Blick ausgesetzt. Ich räumte ein, wie gefährlich es sich zwischen uns vielleicht nun anfühle.

Zuerst war Frau H. still, dann stand sie auf und verließ das Zimmer, ohne mich anzusehen. Ich hatte sofort das Gefühl, dass es ein Fehler gewesen war, dieses Thema zur Sprache zu bringen, dass es zu früh gewesen war oder dass ich es auf unsensible Weise getan hatte. Ich dachte, sie würde vollends gehen, tatsächlich aber bemerkte ich dann, dass sie ihre Tasche dagelassen hatte und auf die Toilette gegangen war, wo sie fünf Minuten lang blieb. Als sie zurückkam, sagte sie, ich würde wahrscheinlich gerne wissen, was sie gemacht habe, und dass sie es mir sagen, anstatt dass ich es entdecken würde: Sie habe sich übergeben. Dann fügte sie mit erschütterter, aber auch irritierter Stimme hinzu: »Vielleicht habe ich eine Sauerei hinterlassen, aber ich habe mein Bestes getan, alles sauber zu machen.«

Ich sagte, sie habe sich von mir gemaßregelt und bloßgestellt gefühlt, als ich die Toilette und das, was sie dort mache, thematisierte. Ich sagte, sie scheine sowohl verängstigt, aber auch wütend zu sein.

Frau H. antwortete, dass sie nicht wütend sei; sie fühle sich einfach übel. Auch die Nacht über sei ihr übel gewesen; es müsse sich um irgendeinen Magenvirus handeln. Voller Unbehagen sagte sie, dass sie die Nacht über auch Durchfall gehabt habe und es ganz ungewiss gewesen sei, ob sie es heute zur Sitzung schaffen würde.

Ich sagte, dass das zwar gut sein könne, ich jedoch nicht umhin könne zu denken, dass sie die Gefühle, die ich heute bei ihr verursacht habe, indem ich die Toilette und ihre Wut auf mich thematisiert habe, nur schwer habe in sich behalten und mit mir über sie nachdenken können; stattdessen werde sie sie wieder auf der Toilette los.

Nachdem sie gegangen war, ging ich auf die Toilette, wo mir sofort ein starker Geruch entgegenkam. Ich fragte mich, ob sie sich tatsächlich übergeben oder Durchfall hatte und warum sie, wenn letzteres der Fall war, nicht das Gefühl gehabt hatte, dies sagen zu können. Die zwei nächsten Sitzungen sagte Frau H. wegen des vermeintlichen Magenvirus ab. Auch wenn es mir leid tat, dass sie das Gefühl hatte, dies tun zu müssen, ermutigte mich, dass sie es zu können meinte, denn es war ein Weg, mir mitzuteilen, dass die Dinge zwischen uns nicht in Ordnung waren. Sie hatte noch nie zuvor eine Sitzung abgesagt.

Als sie in der darauffolgenden Woche zurückkam, war der Tenor der Sitzungen für einige Wochen distanzierter und kritischer. Sie fing an, die Therapie in Frage zu stellen und daran zu zweifeln, ob wir so weit gekommen waren, wie wir konnten. Sie stritt ab, dass dies etwas damit zu tun habe, dass ich eine Verbindung zwischen der Toilette und uns gezogen hätte. Sie sagte, sie habe das Gefühl, dass ihr die Therapie dabei geholfen habe, ihr Studium abzuschließen, dass sie sich besser mit ihrer Mutter verstehe und klarere Grenzen setzen könne und dass sie sich generell weniger gestresst fühle.

All dies stimmte, aber zumindest mir war klar, dass ihre Gedanken, die Therapie zu beenden, direkt damit zusammenhingen, dass diese nun gefährlich geworden war, da es einen aktiven Konflikt zwischen uns gab und die Toilette keinen sicheren Container mehr bot, weil meine Deutung entlarvt hatte, was sie mit ihr machte. Ich fragte mich zwangsläufig, ob ich mit dieser Thematisierung das Richtige getan und ob ich ein Szenario ausagiert hatte, in dem ich Frau H. aus meiner Psyche/Toilette verstieß und sie kein sicheres Versteck mehr hatte. Alles in allem jedoch dachte ich, dass ich mich, wenn ich nicht so gehandelt hätte, mit einer Abwehr verschworen hätte, die zunächst zwar notwendig war, jedoch auch ein Verständnis dafür erforderte, ob Frau H. ihre Aggression erfolgreicher integrierte und sozusagen mit ins Zimmer brachte.

Frau H. schaffte es, in der Therapie zu bleiben. Die folgenden Monate über wurde die Arbeit sehr schwierig, obgleich lebendiger, denn sie fing an, mich als die Toilettenbrust zu benutzen. Sie übte offener Kritik, und obwohl dies Ängste hervorrief, fühlte es sich leichter zu bewältigen an. Die Toilette benutzte sie weiterhin, jedoch fiel mir auf, dass sie nicht wie zuvor in einem schmutzigen Zustand hinterlassen wurde. Zu dieser Zeit baute sie eine neue Freundschaft zu einer Frau auf, die sie bei einem gesellschaftlichen Ereignis kennengelernt hatte, und diese Freundin war nun ihre neue Vertraute (ihre nahrungsspendende Brust). Das, dachte ich, machte es möglich, ihre Verachtung und Wut in unsere Beziehung einzubringen.

Zu Beginn des vierten Jahres der Therapie brachte sie einen Angsttraum mit:

> *Ein Tsunami kam auf, und sie sah zu, wie eine kleine Frau verzweifelt versuchte, sich an ein Geländer zu klammern, um nicht vom Strom fortgerissen zu werden, doch der Tsunami schwemmte sie fort.*

In ihren Assoziationen bemerkte sie, dass es sie entsetzt habe, wie gnadenlos »die Natur« sein könne. Wir konnten diesen Traum benutzen, um uns nicht nur ihrer Furcht anzunähern, dass ihre »Natur«, die, wie sie nun wusste, einige sehr mächtige und als gefährlich empfundene Gefühle enthielt, mich töten könnte, sondern auch ihrer Angst, dass ich womöglich Vergeltung üben und ihr gegenüber gnadenlos sein würde, weil sie mich nun hasste. Bemerkenswert war, dass das Traumbild das von Wasser ist, das die kleine Frau tötet. Dies brachte mich auf den Gedanken an den frühen Gebrauch von Frau H.s Urin auf der Toilette sowie an ihren Wunsch, mich damit zu überschwemmen, und ihre entsprechende Angst, dass er dies tatsächlich tun würde.

In derselben Sitzung verleitete ein interessanter Gedankengang, ausgelöst durch das Wort »Natur« aus ihrem Traum, Frau H. dazu, mir zu erzählen, dass ihre Mutter alles »zu Natürliche« immer abstoßend gefunden habe. Sie sagte, ihre Mutter habe nie beim Windelwechseln geholfen, als ihre Kinder Babys waren, und Frau H. glaubte, dies liege daran, dass ihre Mutter sich irgendwie vor dem Geruch dreckiger Windeln ekele. Sie erinnerte sich, wie ihre Mutter gesagt habe, sie hätte das Windelwechseln nicht gemocht, als Frau H. und ihre Schwester Babys gewesen seien, und diese »Aufgabe« dem Kindermädchen übertragen.

Frau H. fügte hinzu, dass sie mit jeglichem Geruch, den ihre Kinder verursachen, nie ein Problem habe, jedoch stets besorgt sei, dass sie einen faulen Geruch hinterlasse, wenn sie jemandes Toilette benutze. Sie gestand, dies sei ein Grund, weshalb es ihr immer noch unangenehm sei, meine Toilette zu benutzen, obwohl sie mittlerweile das Gefühl habe, sie benutzen zu können. Sie sagte, sie habe sie einige Monate zuvor benutzt, als sie sich unwohl gefühlt habe, und sie wisse, dass sie einen schlechten Geruch hinterlassen habe. Es habe sie geärgert, dass ich keine Geruchsentferner zur Verfügung stelle; an jenem Tag habe sie das Parfüm vergessen, das sie in der Regel immer in ihrer Handtasche trage, andernfalls hätte sie es benutzt, um den Geruch zu überdecken. Während sie mir dies erzählte, spürte ich, dass sie ziemlich aufgewühlt geworden war.

Ich sagte, sie könne sich wirklich nicht darauf verlassen, dass ich ihre »schlechten« Gerüche aushalten könne, und dass diese überdeckt werden müssen. Dann fragte ich mich laut, was sie davon gehalten habe, dass ich *keine* Geruchsentferner bereitstelle.

Frau H. war zunächst still und sagte dann, dass sie wegen des Fehlens von Geruchsentfernern zum damaligen Zeitpunkt zwar wütend auf mich gewesen sei, später aber gedacht habe, es müsse daran liegen, dass mich derartige Sachen nicht stören, und mich um meine Gelassenheit eher beneidet habe. An Körpergerüchen und den Gerüchen, die die Abfälle ihres Körpers verursachen, sei etwas, das ihr besondere Schwierigkeiten bereite –

sie habe zum Beispiel immer noch nicht das Gefühl, vor ihrer Mutter oder ihrem Mann »Luft herauslassen« zu können.

»Oder hier bei mir«, fügte ich hinzu.

Frau H. stimmte zu und sagte, sie wolle mich vor diesen »faulen« Teilen von sich schützen. Während sie sprach, spürte ich, dass sie viel stärker mit depressiven Ängsten vor dem Schaden verbunden war, den ihre Aggression mir antun könnte. Außerdem spürte ich, wie sehr sie sich danach sehnte, dass ich auf sie als eine ganze Person mit sowohl »faulen« als auch guten Teilen eingehen konnte.

Die Geruchsthematik und die Frage, ob ich die von ihrem Körper ausgehenden Gerüche ertragen konnte, boten eine sehr wichtige Gelegenheit, sich Frau H.s frühen Erfahrungen mit einem Objekt anzunähern, das sie so, wie sie war, nicht akzeptieren konnte. Es schien, als hätte sie das Gefühl, dass ihre Mutter ihre übel riechenden, weniger »netten« Teile nicht ertragen konnte und nur auf ihr »sauberes«, gefälliges Selbst einging, das sie über die Jahre perfektioniert hatte, sodass sie die Mustertochter geworden war.

Bei Patient*innen wie Frau H. wird der Gebrauch der Toilette der Analytikerin zunächst womöglich phobisch vermieden, der letztendliche Gebrauch liefert möglicherweise aber den ersten Prototyp eines sicheren Containers für Gefühle und Teile des Selbst, die als gefährlich oder inakzeptabel empfunden werden. Sobald dies besser in die analytische Beziehung integriert werden kann, entsteht die Möglichkeit, sich allmählich auf einen Zustand zuzubewegen, in dem die Analytikerin sicher als eine Toilettenbrust benutzt wird, bevor eine depressivere Integration des guten und des bösen Objekts konsolidiert werden kann. Meltzer verstand dies folgendermaßen:

> Erst wenn die Toiletten-Brust wiederholt als Objekt außen in der Übertragung erfahren worden ist, kann sie auch im Innern als ein Objekt der psychischen Realität verankert werden. Erst dann kann die massive projektive Identifizierung aufgegeben werden, denn dieser Abwehrmechanismus dient der Flucht vor einer unerträglichen infantilen Identität. Sobald die separate Identität aufgrund der Schmerzlinderung ertragen werden kann, ist der Weg für andere Entwicklungsschritte frei. (Meltzer, 1995: 64)

Frau H.s Erfahrung mit einem Objekt, das sich weigerte, die Gerüche ihres Körpers in sich aufzunehmen, wurde als eine tiefe Abweisung einer der grundlegendsten Aspekte ihres Selbst empfunden. In der normalen Entwicklung stellt die gemeinsame Geruchserfahrung – die andere Person riechen und von ihr gerochen werden – einen der frühesten somatischen Prototypen der Introjektion und Projektion dar. Ein Objekt, das die Körpergerüche des Babys nicht aufnehmen kann, ist eines, das nicht in der Lage ist, als aufnahmefähiger Geruchscontainer zu fungieren. Dies kann das Bedürfnis hervorrufen, Teile des Selbst, die als übel riechend oder schmutzig empfunden werden, abzuspalten, um eine idealisiertere Beziehung zum Objekt aufrechtzuerhalten, dem ausschließlich die sauberen Teile des Selbst präsentiert werden.

Wie ich schließlich mit der Zeit begriff, hatte Frau H. kein inneres Modell von Geruchsintimität. Meine Arbeit mit ihr erinnerte mich daran, wie wichtig es in der Entwicklung bereits für das Baby ist, zu spüren, dass das Objekt bereit ist, den körperlichen Raum zwischen ihnen ohne jegliches Eindringen zu betreten und den Geruch des Babys einzuatmen und somit dessen Körperprojektionen aufzunehmen und sie, wie wir sagen könnten, in Alpha-Elemente zu verwandeln. Frau H. jedoch konnte sich nicht darauf verlassen, dass ihr Objekt ihren Geruch aufnehmen und es sich erlauben würde, von ihm durchdrungen zu werden. Wie sich herausstellte, half uns dies auch, ihre Schwierigkeiten im Hinblick auf sexuelle Intimität mit ihrem Mann zu verstehen, die sich deutlich verbessert hatten, als wir eine sechs Jahre lange psychoanalytische Therapie beendeten.

Die Analyse von Frau H.s anfänglicher »Unkenntnis« der Existenz meiner Toilette, gefolgt von ihrem Gebrauch derselben zur Abspaltung ihres übel riechenden, inakzeptablen Selbst, der in ihrer gewachsenen Zuversicht gipfelte, mich als die Toilettenbrust benutzen zu können, ermöglichte es ihr, sich ihre abgespaltene Aggression letztlich wieder anzueignen.

Wir alle haben einen tiefsitzenden Sinn dafür, dass das, was von unseren Körpern ausgeht, nicht nur unser physisches, sondern auch unser psychisches Innenleben offenbart, weswegen unsere Beziehung zu Toiletten psychoanalytisches Interesse verdient. Im Kontext der analytischen Beziehung repräsentiert die Toilette der Analytikerin schließlich viele Dinge, nicht zuletzt weil sie ein geteilter physischer Raum ist, in dem der Patient »weiß«, dass der Körper der Analytikerin sich auf einer Ebene mit dem seinen befindet: Dort sind sie beide buchstäblich und metaphorisch nackt. Natürlich stellen nicht alle Analytiker*innen als Teil der Ordnung des Behandlungsraums eine Toilette zur Verfügung, und das wirft an sich schon die Frage auf, wie ein Patient die Abwesenheit dieser Vorkehrung wohl erlebt oder inwieweit man sagen könnte, dass allein schon die Bereitstellung einer Toilette ihn befriedigt – ein Thema, das den Rahmen dieses Kapitels sprengt.

Kapitel 10

Unternehmerinnen des Selbst

Einige psychoanalytische Überlegungen zu den psychischen und sozialen Funktionen von Makeover-Sendungen im Reality-TV

Wie ich dieses Buch hindurch dargelegt habe, ist der Körper der primäre Schauplatz der Ausarbeitung und Repräsentation eines aufkommenden Empfindens für das Selbst und die andere Person. Er ist der Schauplatz, über den wir unsere Individualität herausarbeiten und mit anderen in Beziehung treten. Der Körper, der sowohl so idiosynkratisch als auch letztlich der Ausdruck unserer Individualität ist, ist auch und *immer* ein sozialer Körper. Anhand des Gebrauchs, der vom Körper gemacht wird, können wir nicht nur das buchstäbliche Enactment unserer inneren Welt erkennen, sondern auch das emotionale Klima einer bestimmten soziokulturellen Periode, ihre Malaise, wenn man so will, und auch ihre Ethik ermessen. Meiner Ansicht nach sollten wir uns als Psychoanalytiker*innen nicht nur mit dem Körper im, sondern auch jenseits des Behandlungszimmers beschäftigen, denn soziale Prozesse können innere Dynamiken destruktiv verstärken und somit perversen Lösungen für psychische Konflikte sozial sanktionierte Wege bereiten. Indem ich dies sage, spreche ich mich für eine Psychoanalyse aus, die sich nicht bloß mit anderen Disziplinen austauscht, sondern auch politisch relevant ist und sich einbringt – eine Position, die die kürzlich verstorbene Hanna Segal mit Integrität verkörperte.

In diesem letzten Kapitel werde ich mich dem Körper deshalb durch das Prisma, wie er in Makeover-Sendungen im Reality-TV repräsentiert und benutzt (im Sinne von »manipuliert«) wird, nähern, um über den individuellen Körper hinauszugehen und den *sozialen Körper* aus einer psychoanalytischen Perspektive zu betrachten. Bei der Organisierung der Konstruktion des sozialen Körpers spielt das Fernsehen durch die Regulierung von symbolischen Manifestationen des individuellen Körpers eine Rolle. Meine Ideen beruhen auf meinen Erfahrungen mit der Evaluierung von Teilnehmer*innen für solche Sendungen und auf meinen persönlichen Reflexionen als Zuschauerin – als einer von vielen Blicken, die die Teilnehmer*innen in diesen Sendungen betrachten und in sie projizieren. Diese Art der Programmgestaltung – und speziell die aus meiner Sicht fragwürdige Vorstellung von »Demokratisierung durch Zugang zu den Medien«, die solche Sendungen verbreiten – liefert uns wichtige Informationen über den historischen und kulturell gebundenen Moment, in dem wir uns befinden, und zeigt die Beziehung zwischen dem individuellen und dem sozialen Körper auf.

Ich werde mich auf drei Gedankenstränge konzentrieren. Erstens meine ich, dass Makeover-Sendungen im Fernsehen eine ganz bestimmte Art der Beziehung zum Selbst fördern, nämlich die der *Unternehmerin des Selbst*[64] durch Manipulierung der Körperoberfläche. Zweitens ergibt sich aus dem ersten Punkt meine Ansicht, dass solche Sendungen eine pervertierte Vorstellung von Ermächtigung durch Unterordnung unter eine sozial sanktionierte Über-Ich-Struktur verbreiten, die in der inneren Welt des Individuums sehr verführerisch werden kann, weil sie einen Weg bietet, Ängste zu bewältigen, darunter die existenzielle, durch globale und virtuelle Ökonomien verschärfte Angst. Allerdings wird dies zu einem hohen Preis erzielt, nicht nur für das Individuum, sondern auch für die Gesellschaft. Das liegt daran, dass die durch diese Sendungen bekräftigte Kultur des Narzissmus den Sinn für Gemeinschaft aushöhlt, indem sie Probleme individualisiert und im individuellen Körper verortet, anstatt die umfassenderen und oft unbewussten sozialen Prozesse in Angriff zu nehmen, die Schmerz oder Entmündigung verursachen, und somit faktisch die Pflicht des Staates beseitigt, sich um diejenigen zu kümmern, die psychische Gesundheitsversorgung und soziale Fürsorge und keinen Auftritt im Reality-TV brauchen. Zuletzt werde ich den Schluss nahelegen, dass das Reality-TV als Genre *einer psychischen Ökonomie totaler Überwachung* in die Hände spielt, die den Blick als eine Form des »Nach-jemandem-Sehens« zu einer Form überichartigen »Beobachtens« verkommen lässt.

64 Ich bin Weber (2009) dafür dankbar, diesen Ausdruck geprägt zu haben.

Das Selbst neu erfinden

David Elys (1964) Buch ist die Inspiration für den Film *Der Mann, der zweimal lebte*, der die Geschichte von Arthur Hamiltons Neuerfindung nachzeichnet. Arthur Hamilton ist ein Mann mittleren Alters. Sein Leben hat seinen Sinn verloren. Auf der Arbeit fühlt er sich nicht eingebunden, und die Liebe zwischen ihm und seiner Frau ist verebbt. Eines Abends erhält Hamilton einen späten Anruf von Charlie Evans, ein alter Freund, von dem Hamilton glaubte, er habe sich ein Jahr zuvor umgebracht. Fasziniert folgt er Charlies Anweisungen und wird von einer geheimen, schlicht als die »Firma« bekannten Organisation kontaktiert, die reichen Leuten eine zweite Lebenschance anbietet. Die Firma, in der Person von Herrn Ruby, interviewt Hamilton und bedient sich erpresserischer Mittel, um ihn zu überzeugen, sich auf das Angebot einzulassen – ein Vorzeichen, welch bedauernswerte Konsequenzen es haben wird, die Hilfe der Firma anzunehmen.

Die Firma täuscht Hamiltons Tod vor, indem sie einen Unfall mit einer als Hamilton getarnten Leiche inszeniert. Durch umfassende operative Eingriffe (und eine eher zweifelhafte Form von Psychotherapie) wird Hamilton dann in Tony Wilson verwandelt. Als Wilson hat er ein neues Zuhause, eine neue Identität, neue Freundinnen und Freunde und einen treu ergebenen Diener.

In ein schickes Haus im kalifornischen Malibu umgesiedelt, wird Wilson buchstäblich in ein neues, romantischeres Leben eingesetzt, angefangen mit seinem umgewandelten Aussehen. Er fängt eine Beziehung mit einer jungen Frau namens Nora Marcus an und ist eine Zeit lang glücklich, doch schon bald beunruhigt ihn die emotionale Verwirrung seiner neuen Identität und deren Folgen.

Nach dem anfänglichen Nervenkitzel des »zweiten Lebens« kommen Wilson bald Zweifel, die durch die Entdeckung verstärkt werden, dass seine neuen Freundinnen und Freunde nicht echt, sondern Makeover sind wie er: Die Welt, die ihm gegeben wurde, ist vollkommen unecht. Es stellt sich heraus, dass seine Nachbarinnen und Nachbarn gesandt worden sind, um seine Anpassung an das neue Leben im Auge zu behalten. Nora ist in Wirklichkeit eine Agentin der Firma, und ihr Interesse an Wilson sollte lediglich dessen Kooperation sicherstellen.

Wenn man *Der Mann, der zweimal lebte* heute sieht und bedenkt, wie besessen das 21. Jahrhundert von Makeover-Sendungen ist und wie atemberaubend die Inanspruchnahme von Schönheitsprozeduren und chirurgischen Eingriffen zugenommen hat, sollte der Film mit seiner futuristischen Vision von plastischer Chirurgie als der buchstäblichen Schöpferin des Lebens selbst zumindest einige Zweifel anregen.

Die Firma – die so sehr an Rosenfelds (1971) Idee einer inneren »Mafia«[65] erinnert – ist eine treffende und schaurige Verkörperung und Personifizierung der psychotischen Verfassung, die im Verhältnis zur Versuchung der Schönheitschirurgie und der zentralen Phantasie, das Selbst ganz konkret neu zu erfinden, sowohl auf Gruppen- und gesellschaftlicher als auch auf individueller, innerpsychischer Ebene operieren kann.

Die Versuchung des von Wilson gewählten Wegs ist deutlich genug. Als Wilson gelingt es Hamilton, seiner eigenen Depression und Midlife-Crisis vorübergehend zu entkommen, indem er sich manisch in eine narzisstische, omnipotente psychische Verfassung flüchtet und dabei von den tatsächlichen körperlichen Verwandlungen und dem neuen, verbesserten Leben, zu dem ihm dies scheinbar Zugang verschafft, unterstützt wird. Aber im Austausch für ein neues, maßgeschneidertes Selbst muss er das wahre Selbst vernichten, *fortlaufend vernichten*, sodass er sich letztendlich verwirrt und entfremdet fühlt, gefangen in einer versklavten Beziehung zur überichartigen Firma, die ihn nicht freilassen wird. Sobald er seine neue Zwangslage in Frage stellt und dadurch die Propaganda des narzisstischen Selbst herausfordert, wird er von der Firma gewaltsam bedroht.

Entgegen der »Firma«-Richtlinien besucht Wilson in seiner neuen Rolle seine vormalige Frau und erfährt, dass seine Ehe gescheitert war, weil er sich von Karrierezielen und dem Streben nach materiellem Besitz hatte ablenken lassen – ebenjene Dinge, deren wichtige Bedeutung fürs Leben ihm andere weismachten. Er kehrt zur Firma zurück und verkündet seinen Wunsch, mit noch einer neuen Identität neu anzufangen. Die Firma bietet an, ihm entgegenzukommen, fragt jedoch, ob er zuerst die Namen einiger früherer Bekannter zur Verfügung stellen würde, die womöglich gerne »wiedergeboren« werden möchten.

Während er auf seine Neuzuordnung wartet, begegnet Wilson wieder Charlie Evans, jener Freund, der ihn ursprünglich für die Firma angewor-

65 Dieser Begriff ist für Rosenfelds (1971) Gedanken zum destruktiven Narzissmus zentral, die auf eine bandenartige Struktur in der Psyche (eine destruktive Komponente der Persönlichkeit) aufmerksam machen, deren *raison d'être* darin besteht, das Selbst als Sklavin der Überlegenheit und Macht des destruktiven Narzissmus zu erhalten.

ben hatte. Evans wurde ebenfalls »wiedergeboren« und hatte wie Wilson keinen Erfolg mit seiner neuen Identität. Zusammen mutmaßen sie, warum es ihnen nicht gelang, sich anzupassen, und führen es darauf zurück, dass sie es anderen, einschließlich der Firma, erlaubt haben, ihre Entscheidungen über ihr Leben für sie zu treffen. Allerdings kommt diese Erkenntnis zu spät, denn Hamilton erfährt, dass gescheiterte Wiedergeborene in Wahrheit keine neuen Identitäten erhalten, sondern stattdessen Kadaver werden, die dazu verwendet werden, die Tode der nächsten Kunden vorzutäuschen. Nur indem er weitere Männer anwirbt, so wie Charlie ihn angeworben hat, kann Wilson dem Schicksal entgehen, die Leiche zur Vortäuschung des Todes und der Neuerfindung eines weiteren Mannes zu werden.

Ich verweile an dieser Stelle bei dieser Wendung der Geschichte, weil sie die Barbarei des Über-Ichs einfängt. Es gibt kein Entkommen vor dieser Art der inneren psychischen Organisation: nur Unterwerfung oder Tod. Die Idee, sich zur Ermächtigung des Selbst einer vermeintlich höheren Macht oder Autorität zu unterwerfen, steht meiner Ansicht nach im Mittelpunkt von Makeover-Sendungen im Reality-TV. Diese inhärente Widersprüchlichkeit offenbart den Trugschluss, dass man persönliche Freiheit steigern kann, indem man sie abgibt.

Allein schon die Popularität von Makeover-Programmen im frühen 21. Jahrhundert liefert wichtige Informationen über unseren jetzigen Zeitgeist, in erster Linie die Hoffnung, dass wir, indem wir den realen physischen Körper, den das Reality-TV lesbar gemacht hat, kontrollieren, den verletzlichen sozialen Körper womöglich besser regulieren und schützen.

Sozialtheoretikerinnen wie Mary Douglas (1985) behaupten seit Langem, dass der individuelle Körper ein Mikrokosmos des größeren sozialen Körpers ist, sodass sich sowohl materielle als auch metaphorische Körper gegenseitig beeinflussen. Das Fernsehen spielt eine Rolle bei der Organisierung der Konstruktion des sozialen Körpers, da es symbolische Manifestationen des individuellen Körpers reguliert. Genauer gesagt hat der implizite Diskurs des Makeovers mit dem zu tun, was wir als ein Klima der Panik ansehen könnten, das die Eliminierung der den sozialen Körper potenziell kontaminierenden Verunreinigungen erfordert.

Die Makeover-Kultur stimmt perfekt mit anderen kulturellen Entwicklungen überein, wie sie insbesondere von zahlreichen Soziologinnen und Soziologen (z. B. Giddens, 1991) identifiziert worden sind, die behaupten, dass die Intensivierung der Unsicherheit im Leben ein höheres Maß an Selbstregulierung erzwingt. Furedi (2004) hat behauptet, dass Selbstverbesserungsgurus in Zeiten der Unsicherheit zu Ikonen werden. Wenn man bedenkt, dass das Makeover ausladend verspricht, ein »besseres Du« herbeizuführen und gesündere Beziehungen zu fördern, ist dies vielleicht keine Überraschung. Anstatt den Blick, den das Auge der Kamera verkörpert, zu kritisieren, glorifizieren ihn solche Sendungen und legen damit nahe, dass es beim Schauspiel der Kultur weder erstrebenswert noch erlaubt ist, sich vom Blick zu entfernen: Das Ziel ist, anerkennend angeschaut zu werden.

Unternehmer*innen des Selbst – der Körper als Projekt

In vorangegangenen Kapiteln habe ich darauf hingewiesen, dass der Körper in unserer fortgeschrittenen technologischen Kultur »nach Belieben« weitgehenden Modifizierungen unterzogen werden kann. Weber (2009) legt nahe, dass neoliberale Ideologien, die ihrer Ansicht nach Makeover-Sendungen unterfüttern, das Subjekt demnach als eine *Unternehmerin des Selbst* positionieren, die sich um ihren Körper kümmern muss, um auf dem größeren globalen Marktplatz wettbewerbsfähig zu sein. Der Begriff des *Unternehmers des Selbst* ist in meinen Augen ein sehr treffender. Weber benutzt ihn ohne Bezug zur Psychoanalyse, doch ich möchte nahelegen, dass er einen hilfreichen Weg bietet, eine bestimmte Art von *0* zu konzeptionalisieren, in der das Selbst sowohl Produzentin als auch Konsumentin des Selbst ist – mit anderen Worten, es bezeichnet eine omnipotente psychische Verfassung, in der der Körper vergegenständlicht wird, nach Belieben manipuliert und praktisch neu erfunden werden kann. Es handelt sich deshalb um eine omnipotente psychische Verfassung, weil jede Anerkennung sowohl unserer unausweichlichen Abhängigkeit von anderen – von unseren Eltern wird uns ein Körper »gegeben« – als auch unserer Endlichkeit geleugnet wird, indem die Ursprünge und Begrenzungen des Körpers umgangen werden.

Werfen wir nun einen genaueren Blick auf Makeover-Sendungen im Reality-TV und darauf, wie sie solch einen psychischen Zustand fördern. Bei *Extreme Makeover* wird eine Reihe von Eingriffen empfohlen, um das Aussehen der Teilnehmerin oder des Teilnehmers zu verbessern: zum Beispiel kosmetische Zahnbehandlungen, Nasenoperationen, Brustvergrößerungen und Fettabsaugen. Oft nennen die Teilnehmer*innen einzelne Teile von Prominenten (z. B. Angelina Jolies Lippen), die sie gerne selbst hätten.

Die Sendung »verpasst der Realität ein Makeover«, indem sie ein Teilobjektuniversum erschafft: Wir betreten die Sphäre der Stücke von Leuten (z. B. jemandes Lippen), die man sich nun zu eigen machen kann. Indem sie dies fördert, verspricht die Makeover-Sendung den Anschein eigenständiger Verfügung über die eigene körperliche Repräsentanz. Wichtig ist, dass sie dies innerhalb der normalisierenden Rahmenordnung des populären Fernsehens tut. Diese kaschiert die Realität des menschlichen Leids, das, wie ich beim Evaluieren potenzieller Teilnehmer*innen für solche Sendungen erfahren habe, allzu oft hinter dem bewussten Wunsch steckt, bei diesen Sendungen mitzumachen (Lemma, 2010).

Diese Sendungen setzen sich über die Tatsache hinweg, dass nicht alle das psychologische, geschweige denn finanzielle Kapital haben, sich in ihrem Körper wie zu Hause zu fühlen. Und hier liegt die Verführung der Makeover-Sendungen: Sie verbreiten die Phantasie, dass wir trotz Unterschieden »in Wahrheit alle gleich sind«. Auf der Ebene der inneren Welt ist es dieses Versprechen von *Gleichsein und Selbigkeit*, das die Makeover-Sendung so unwiderstehlich macht, denn es umgeht jede Konfrontation mit einem Erleben von Differenz und das Gefühl von Unzulänglichkeit, mit dem wir alle in uns selbst umzugehen lernen müssen. Bei der chirurgischen Verwandlung ist das Versprechen, einem Ideal zu gleichen, allerdings ewig (Fraser, 2007). Solche Sendungen fördern eine Einstellung zu Unterschieden, die den normalen Schmerz umgeht, den die Wahrnehmung von Unterschieden zwischen dem Selbst und der anderen Person hervorrufen kann und der eine Tatsache des Lebens ist. Stattdessen verleiten sie zu einem Gefühl der Ungerechtigkeit bezüglich des wahrgenommenen Unterschieds. Der damit einhergehende Groll und die Demütigung mobilisieren dann ein dringendes Bedürfnis nach Entlastung, das die betreffende Person für die Versuchung körperlicher Verwandlung anfällig macht.

Die durch das Makeover enthüllten Danach-Körper, wie Weber (2009) sie treffend nennt, werfen zwangsläufig die Frage auf, was der »gegebene« Körper für diese Individuen überhaupt erst repräsentierte. Wie wir gesehen haben, offenbart die Bedeutung des Körpers in der Psyche zwangsläufig idiosynkratische Bedeutungen, die auf unbewussten Identifizierungen beruhen. Als Psychoanalytiker*innen wissen wir, was für eine mühsame Aufgabe es ist, solche Identifizierungen zu entwirren, geschweige denn sie zu ändern, wenn sie die Quelle psychischen Leids sind, das als auf oder im Körper verortet erlebt und durch dessen Modifizierung zum Ausdruck gebracht wird. In der Transformationsschale der Makeover-Sendung gibt es jedoch das Versprechen sowohl von Ursache und Wirkung, von Vorher und Nachher. Damit wird die Illusion geschürt, dass ein »Danach-Körper« seine Verbindungen zum gegebenen Körper und dessen Bedeutungen durchtrennen kann, und stattdessen eine Form der Selbstheilung angeregt, die sehr verlockend sein kann.

Vor allem in den USA, aber zunehmend auch im Vereinigten Königreich überschwemmt das Reality-TV die Zuschauer*innen mit Geboten zur Selbsteinschätzung, Selbstkritik und Selbstverbesserung. Viele der Teilnehmer*innen, die bei Makeover-Sendungen dabei sind, scheinen das Gefühl zu haben, dass es ihnen nicht gelungen ist, sich den vergeschlechtlichten Indikatoren des Personseins anzunähern, wodurch sie sich machtlos fühlen. Nach dem Makeover, schön und in der Lage den Blick des Publikums zufrieden zu stellen, bekunden solche Teilnehmer*innen, dass soziale Urteile ihnen nicht mehr wichtig sind. Zum Beispiel werden Teilnehmer*innen sagen, dass es sie nicht mehr kümmere, was andere von ihnen denken, da sie nun »glücklich« damit seien, wer sie seien. Paradoxerweise scheint solch neu entdeckte Zufriedenheit mit dem eigenen Selbst durch Kapitulation vor sozial normativen Aussehensstandards erlangt worden zu sein: Auf eher fragwürdige Art und Weise vollzieht Ermächtigung sich hier durch Unterordnung.

Bei diesen vermittelten Transformationen fungiert der Körper als das Tor zu einem besseren Selbst. Wichtig ist, dass es dabei nicht nur um den physischen, durch Schönheitsoperationen, Gewichtsverlust oder Styling veränderten Körper geht, sondern auch um den symbolischen Körper, der in Sendungen im Reality-TV dargestellt wird, die sich zum Beispiel mit dem Makeover von Innenräumen/Häusern beschäftigen: Ein aufgeräumteres Zuhause liefert zusätzlich den Schlüssel, der das Selbst aufschließen und Zugang zu größeren Reichtümern ermöglichen wird. Ungeachtet der verschiedenen manifesten Inhalte dieser Sendungen (Häuser, Gärten, Körper) wird Selbstsein umständlich mit als normativ markierten sozialen Lagen und Praktiken verknüpft, die immer wieder durch Bilder gekennzeichnet werden, die sozialen Aufstieg, Heterosexualität, Ausrichtung auf Konsum, konventionelle Attraktivität, ethnische Anonymität und Selbstvertrauen suggerieren (Wood und Skeggs, 2011). Einer der beunruhigenderen Aspekte solcher Sendungen liegt vielleicht darin, wie sie mit Fragen von Klasse, Rasse und Ethnizität umgehen, die entweder selten explizit erwähnt oder, wenn doch, als ästhetische Details behandelt werden, die im Dienste eines begehrenswerten Körpers justiert werden können.

In der heteronormativen Makeover-Ökonomie sind die Teilnehmer*innen demnach »unwirkliche Menschen« (Butler, 2009) – solche, die so weit außerhalb eines normativen Rahmens liegen, dass sie nicht als gültige Subjekte anerkannt werden können, bis sie dem Transformationsprozess unterzogen werden, als gebe es vor der Intervention des Programms kein akzeptables Selbst. Die Makeover-Sendung fördert also von Grund auf eine essenzialisierte, unauthentische Vorstellung vom Selbst, die stabil, kohärent und letztlich normativ ist.

Aus unserer psychoanalytischen Perspektive könnten wir sagen, dass die Makeover-Sendung in einem paranoid-schizoiden Universum existiert. Die Makeover-Logik beharrt darauf, dass Gefühle der Trauer oder Depression oder gar der Ungerechtigkeit durch Manipulierung der Körperoberfläche und Konformität gegenüber einer »höheren Macht« überwunden, ja sogar eliminiert werden können. Diese »höhere Macht« wird meiner Ansicht nach von den Stylegurus und Schönheitschirurg*innen verkörpert, die vorgeben, den Schmerz »abzustreifen« oder »herauszuschneiden«. Wir könnten sagen, dass sich die Makeover-Sendung auf diese Weise als ein wirksames Heilmittel gegen die postmoderne Verfassung positioniert, indem sie einem zerbrochenen Selbst Kohärenz und Ermächtigung verspricht.

Die Barbarei der Makeover-Sendung – eine psychoanalytische Interpretation der BBC-Serie *What Not to Wear*

Das Makeover-Fernsehen fordert uns auf, unsere Körper als Kontoblätter zu verstehen: eine Kombination aus Vermögen und Schulden, die dem prüfenden Blick der Stylegurus, die solche Sendungen moderieren, und natürlich auch dem Blick des Publikums dargebracht wird.

Der Gedanke, dass man eine größere Ermächtigung erzielt, indem man sich in Sachen Aussehen ganz der unhinterfragten Autorität einer anderen Person hingibt, ist für die grundlegende Prämisse der Makeover-Sendung von zentraler Bedeutung. Eine Sendung nach der anderen lebt dieses Motiv aus, wie in der BBC-Version von *What Not to Wear*, auf die ich mich zur Veranschaulichung kurz konzentrieren werde, sichtlich demonstriert wird. In dieser Sendung, die von dem berüchtigten Duo Trinny und Susannah moderiert wird, lädt man die Körper der Teilnehmerinnen dazu ein, visuell seziert und durch eine Instandsetzung der Kleidung verwandelt zu werden. Dieser Transformationsprozess ist stets ein demütigender.

In einer Folge mit dem Titel »Schwestern« zum Beispiel sinnieren Trinny und Susannah: »Du kannst dir deine Freundinnen aussuchen, aber deine Familie kannst du dir nicht aussuchen.« Was folgt, sind keine wohlbedachten Beobachtungen über Familiendynamiken, sondern Aufrufe zur Rivalität und Demütigung zwischen Geschwistern aufgrund ihres jeweiligen körperlichen Erscheinungsbildes. Uns wird ein massenhafter Ansturm von Frauen gezeigt, die durch die Drehtüren eines großen Gebäudes hereinkommen, während Trinny und Susannah majestätisch einen Korridor entlangstolzieren. Dann fordern sie von jedem Schwesternpaar eine der beiden dazu auf, ihnen ein »Ekelvideo«, wie sie es nennen, zu zeigen. Dabei handelt es sich um ein Video, das eine der Schwestern gedreht hat, um die sogenannte Hilfe zu zeigen, die ihre Schwester braucht, um besser auszusehen. »All diese Frauen haben ein Ekelvideo gedreht, in dem sich ihre andere Hälfte von ihrer schlechtesten Seite zeigt«, erzählt uns Susannah. Die Idee eines »Ekelvideos« ist eine schaurige Erinnerung an die psychische Verfassung, die solche Sendungen fördern und auf die sie abzielen. Wie dieser Austausch zeigt, steht die Bloßstellung für den beschämenden Blick der »Anderen«, zusammen mit der fieberhaften, manischen Atmosphäre, die die Stylegurus schaffen, völlig im Dienste der nachfolgenden Transformation, die das beschämte Subjekt erlösen wird. Das archaische Über-Ich droht mit dem Finger, während es sein Opfer dazu auffordert, mit seiner Barbarei gemeinsame Sache zu machen, und Erlösung durch Unterwerfung unter seinen Würgegriff verspricht.

Ein totaler Überwachungszustand – am Schnittpunkt von innerer und äußerer Realität

Unter Akademiker*innen besteht ein Konsens, dass das Reality-TV als eine Beauftragte der Gouvernementalität fungiert, da es eine »regulierende Pädagogik« (Weber, 2009) ausagiert, die der Zuschauerin oder dem Zuschauer implizit vermittelt, was nötig ist, um dem strafenden Blick zu entgehen, dem das »Opfer« der Makeover-Sendung unter dem Vorwand ausgesetzt wird, dass es mittels der Transformation des Körpers die »Kontrolle« über sein Selbst »übernimmt«. Diese in diesen Sendungen angebotene Form der Kontrolle stellt sich somit als eine weitere Form der Unterwerfung heraus. Sie ist aber trotzdem verlockend, denn wir wollen alle dem strafenden, beschämenden Blick entgehen.

An ebendiesem Schnittpunkt von Sozialem und Innerpsychischem gewinnt das Reality-TV an Boden. Psychoanalytische Ideen können auf hilfreiche Art und Weise darüber aufklären, wie diese Prozesse dynamisch miteinander verflochten werden und so zum Enactment individueller Pathologie auf einer sozial sanktionierten Bühne führen.

Der Gedanke, dass man eine größere Ermächtigung erzielt, indem man sich ganz der unhinterfragten Autorität einer anderen Person hingibt, ist von Grund auf unlogisch, doch die Psychoanalyse hilft uns zu verstehen, dass die tyrannische Logik von Bions ichdestruktivem Über-Ich (Bion, 1990) dabei buchstabengetreu befolgt wird. Die vorübergehende Befreiung von der Angst, für die die Unterwerfung unter solch ein furchterregendes Über-Ich als Trost sorgt, dient in Wirklichkeit nur dazu, die Angst zu verstärken, was eskalierende Zyklen der Grausamkeit und Bestrafung einleitet. Dieses pathologische Über-Ich beobachtet das Ich von einem »höheren« Ort aus und richtet sich von Grund auf gegen den Schmerz, der vom Denken und Verstehen herrührt (O'Shaughnessy, 1999). Es ist die Herrschaft des Tyrannen.

In der Tat erfordern die Methoden des Makeovers oft die Demütigung ihres Subjekts. Eine Sendung wie *Ten Years Younger* zum Beispiel rahmt den Ort des Hohns konkret in eine Box aus Plexiglas ein, in der die Makeover-Teilnehmerin steht, während Vorbeigehende ihre Meinung darüber abgeben, wie alt die Person aufgrund ihrer Falten und Sonnenflecken wohl ist. Das Endprodukt gesteigerten Glücks und Selbstwertgefühls macht aus der Demütigung und Scham lediglich ein Mittel zu einem äußerst begehrenswerten Zweck, doch schmerzhaft ist es trotzdem. Bei einigen dieser Sendungen kann man erkennen, wie die Teilnehmer*innen in eine Art totalitären Staat gedrängt werden, in dem man »gut« gemacht wird, solange man der Herrschaft der Tyrannin Folge leistet.

Bei manchen Individuen deckt sich dieser gewissermaßen äußere Zustand exakt mit dem, was ich einen inneren Zustand *totaler Überwachung des Selbst und der anderen Person* nennen möchte. In dieser psychischen Verfassung besteht das Gebot darin, daran zu arbeiten, wie man von der anderen Person gesehen wird, und die andere Person dadurch zu kontrollieren. Mit anderen Worten, das innere Gebot ist es, zu kontrollieren, was die andere Person sieht, und somit die Illusion zu schaffen, dass man über ihre Gedanken mit Sicherheit Bescheid weiß. Das Versprechen der totalen Überwachung liegt darin, dass sie den Zugang zu einer frustrierend schwer fassbaren anderen Person womöglich wiederherstellt, die für das Selbst stattdessen vollkommen einsehbar werden könnte. Wenn die andere Person dem Selbst gänzlich bekannt – und somit in dessen Besitz – sein kann, können wir jegliches Erleben von Unsicherheit, Differenz oder Abhängigkeit beseitigen.

Kehren wir jedoch zur sozialen Ebene zurück, denn diese Art des Zustands totaler Überwachung offenbart einen weiteren bösartigen Prozess. Ebenso beunruhigend und heimtückisch in ihrer Wirkung auf die Gesellschaft ist die Art und Weise, auf die visuelle Überwachung beim Makeover als soziale Fürsorge umschrieben wird. Mit anderen Worten, wir befinden uns hier im Griff eines überichartigen Objekts, das verspricht, sich um das Selbst zu kümmern, jedoch ein von Grund auf korrumpiertes Objekt ist.

Diese Sendungen bestärken eine Form des Individualismus, die sich dem Sinn für Gemeinschaft widersetzt. Das Subjekt des Makeovers sorgt für sich selbst und kann sich um seine eigenen Bedürfnisse kümmern: Die arbeitslose, depressive »Hausfrau«, die von ihrem Mann für eine jüngere Frau verlassen worden ist, wird aufgefordert, sich mittels Schönheitsoperation selbst neu zu erfinden, um die Kontrolle über ihr Leben zu übernehmen. So wird die breitere Gemeinschaft ihrer Pflicht enthoben, sich ihrer Entbehrung und Depression anzunehmen. Nahezu alle Makeover-Sendungen vergegenständlichen den Gedanken, dass es wichtig ist, das schöne und somit glückliche Selbst zu kreieren, anstatt umfassendere soziale Probleme anzugehen, die Schmerz oder systemische soziale Entmündigung herbeigeführt haben (Weber, 2009). Die Botschaft der Transformation legt hingegen den Schluss nahe, dass das Elend der leidenden Person, ob durch abstehende Ohren oder eine flache Brust verursacht, individualisiert und somit nicht systemisch ist.

Durch das Beharren auf individueller Erfahrung wird das Hauptaugenmerk direkt auf Selbstmanagement und Selbstproduktion gerichtet. Ein wichtiger Grund, die Beschaffenheit dieser Sendungen und ihre Anziehungskraft ernst zu nehmen, besteht darin, dass sie uns darauf aufmerksam macht, wie sehr wir eine Form des »Nach-jemandem-Sehens« – bei der du und ich uns als Bürger*innen umeinander kümmern – zu einer harschen, ausschließenden Form der Beobachtung von oben, zu einem »kritischen Blick«, haben verkommen lassen. Solch ein Blick repräsentiert einen demütigenden Aspekt einer primitiven Art des Über-Ichs, die von dem reiferen Über-Ich der depressiven Position zu unterscheiden ist (Steiner, 2006b). Aufgrund unserer Erfahrungen im Behandlungszimmer sind wir mit der Barbarei dieser primitiven Art des Über-Ichs bestens vertraut – nur wird sie zu einer noch größeren Barbarei, sobald die innere Welt sich durch soziale Prozesse bestärkt sieht.

Die Ethik des Blicks

Wir leben in skopophilen Zeiten, in denen Voyeurismus und stellvertretendes Leben an der Tagesordnung sind. Ob wir nun leidenschaftliche Fans des Reality-TVs oder dessen Erzkritiker*innen sind, beim Schalten durch unsere Fernsehkanäle sind wir *alle* zum einen oder anderen Zeitpunkt zumindest über jemandes Trauma gestolpert. Der Voyeur – der in uns allen steckt – nimmt durch den Blick immer teil. Der Blick kann niemals unschuldig sein – wir können niemals unschuldige Zuschauer*innen sein. Wenn wir etwas »sehen«, gibt es per definitionem gewissermaßen kein Zurückblicken mehr. Dies trifft auf uns in unserer Rolle als Analytiker*innen ebenso sehr zu wie auf uns als Bürger*innen.

Ich habe in diesem Kapitel den Schluss nahegelegt, dass das Reality-TV als Genre den sozialen Blick als eine Form des »Nach-jemandem-Sehens« zu einer Form überichartigen »Beobachtens« verkommen lässt. Blicke können nie frei von den Fallstricken unbewussten Projizierens sein. Das Beste, was wir anstreben können, ist, uns zu einem kontinuierlichen analytischen Prozess in uns selbst zu verpflichten. Damit meine ich, dass wir in Bezug auf das Unbewusste und unserer mehr oder weniger teilweisen Unkenntnis desselben bescheiden bleiben, um die Projektionen, durch die wir uns von Angst befreien – nicht zuletzt der Angst vor der Tatsache unserer unvermeidlichen Mängel und Abhängigkeit –, und die Einverleibungen (nicht Introjektionen), durch die wir diesen Mangel immer und immer wieder verdecken, auflösen zu können.

In diesen Bereichen können wir immer nur nach Teilerfolgen streben. Doch ist dies keine Entschuldigung dafür, die soziale Verantwortung füreinander aufzukündigen. Wir müssen Verantwortung dafür übernehmen, wie wir die andere Person anschauen, sowie für die ethische Notwendigkeit, unseren Einsatz für dieses Selbstbefragungsprojekt zu erneuern. Das ethische Moment verlangt, dass wir bereit sind, noch einmal hinzuschauen, allerdings mit einer anderen Linse (Silverman, 1996). Die Psychoanalyse und die innere Arbeit, die zu leisten sie uns ermutigt, liefert uns eine solch unschätzbar wertvolle Linse.

Literatur

Ainsworth, Mary D., Mary C. Blehar, Everett Waters und Sally N. Wall (1978). Patterns of Attachment: A Psychological Study of the Strange Situation. Hillsdale: Lawrence Erlbaum.

Aisenstein, Marilia (2006). The indissociable unity of psyche and soma. The International Journal of Psychoanalysis, 87: 667–680.

Allison, Sara E., Lisa von Wahlde, Tamra Shockley und Glen O. Gabbard (2006). The development of the self in the era of the Internet and role-playing fantasy games. American Journal of Psychiatry, 163: 381–385.

Almodóvar, Pedro (Regisseur) (1989). Fessle mich! [Film]. Spanien: El Deseo.

Almodóvar, Pedro (Regisseur) (1991). High Heels [Film]. Spanien: El Deseo.

Almodóvar, Pedro (Regisseur) (1999). Alles über meine Mutter [Film]. Spanien: Warner Sogefilms.

Andresen, Jeffry J. (1980). Rapunzel: The symbolism of the cutting of hair. Journal of the American Psychoanalytic Association, 28: 69–88.

Anzieu, Didier (1990). A Skin for Thought: Interviews with Gilbert Tarrab on Psychology and Psychoanalysis. London: Karnac.

Anzieu, Didier (1992). Das Haut-Ich. Frankfurt: Suhrkamp.

Aouizerate, Bruno, Helena Pujol, Denis Grabot, Malika Faytout, Karine Suire, Christian Braud, Marc Auriacombe, Diann Martin, Jacques Baudet und Jean Tignol (2003). Body dysmorphic disorder in a sample of cosmetic surgery applicants. European Psychiatry, 18 (7): 365–368.

Argentieri, Simona (2009). Transvestism, transsexualism and transgender: Identification and imitation. In Transvestism and Transsexualism in the Psychoanalytic Dimension, hrsg. von Giovanna Ambrosio. London: Karnac.

Arias, Ricardo, Raquel Soifer und Alberto Wainer (1990). Disavowal of the danger of nuclear war: Effect of cultural factors on mental attitudes. International Review of Psychoanalysis, 17: 89–95.

Arizmendi, Thomas G. (2008). Nonverbal communication in the context of dissociative processes. Psychoanalytic Psychology, 25: 443–457.

Asseyer, Hans (2002). The exclusion of the other. The International Journal of Psychoanalysis, 83: 1291–1309.

Baker, Ronald (1984). Some considerations arising from the treatment of a patient with necrophilic fantasies in late adolescence and young adulthood. The International Journal of Psychoanalysis, 65: 283–294.

Balint, Michael (1988). Angstlust und Regression. Stuttgart: Klett-Cotta.

Barahal, Hyman S. (1940). The psychopathology of hair-plucking (trichotillomania). Psychoanalytic Review, 3: 291–310.

Barale, Francesco und Vera Minazzi (2008). Off the beaten track: Freud, sound and music. Statement of a problem and some historico-critical notes. The International Journal of Psychoanalysis, 89: 937–957.

Baudrillard, Jean (1987). Amerika. München: Matthes & Seitz.

Baudrillard, Jean (1994). Das Andere selbst. Wien: Passagen-Verlag.

Becker, Ernest (1976). Dynamik des Todes: Die Überwindung der Todesfurcht. Olten: Walter.

Bell, David (2015). Leben im Bewusstsein der Zeit – Entwicklung oder Katastrophe? In Zur Psychoanalyse im Hier und Jetzt, hrsg. von Claudia Frank und Anja Kidess. Frankfurt: Brandes & Apsel.

Benjamin, Jessica (2002). Der Schatten des Anderen: Intersubjektivität, Gender, Psychoanalyse. Frankfurt: Stroemfeld/Nexus.

Berg, Charles (1936). The unconscious significance of hair. The International Journal of Psychoanalysis, 17: 73–88.

Bick, Esther (1986). Further considerations on the function of the skin in early object relations: Findings from infant observation integrated into child and adult analysis. British Journal of Psychotherapy, 2: 292–299.

Bick, Esther (1990). Das Hauterleben in frühen Objektbeziehungen. In Melanie Klein Heute, Band 1, hrsg. von Elisabeth Bott Spillius. München: Verlag Internationale Psychoanalyse.

Bick, Esther (2006). Bemerkungen zur Säuglingsbeobachtung in der psychoanalytischen Ausbildung. Jahrbuch der Psychoanalyse, 53: 179–202.

Bion, Wilfred R. (1990). Lernen durch Erfahrung. Frankfurt: Suhrkamp.

Bion, Wilfred R. (2009). Aufmerksamkeit und Deutung. Frankfurt: Brandes & Apsel (edition diskord).

Bion, Wilfred R. (2013). Frühe Vorträge und Schriften, mit einem kritischen Kommentar: »Second Thoughts«. Frankfurt: Brandes & Apsel (edition diskord).

Birksted-Breen, Dana (1996). Phallus, penis and mental space. The International Journal of Psychoanalysis, 77: 649–657.

Birksted-Breen, Dana (2010). »Widerhall-Zeit«, träumen und die Fähigkeit zu träumen. Internationale Psychoanalyse, 5: 43–66.

Bleger, José (1993). Die Psychoanalyse des psychoanalytischen Rahmens. Forum der Psychoanalyse, 9: 268–280.

Blos, Peter (1967). The second individuation process of adolescence. Psychoanalytic Study of the Child, 22: 162–186.

Bollas, Christopher (1994). Aspects of the erotic transference. Psychoanalytic Inquiry, 14: 572–590.

Bonaparte, Marie (1984). Edgar Poe: Eine psychoanalytische Studie. Frankfurt: Suhrkamp.

Boris, Harold N. (1987). Tolerating nothing. Contemporary Psychoanalysis, 23: 351–366.

Boris, Harold N. (1994). About time. Contemporary Psychoanalysis, 30: 301–322.

Briggs, Stephen (2002). Working with Adolescents: A Contemporary Psychodynamic Approach. London: Palgrave.

Britton, Ronald (2001). Glaube, Phantasie und psychische Realität: Psychoanalytische Erkundungen. Stuttgart: Klett-Cotta.

Britton, Ronald und John Steiner (1993). Interpretation: Ausgewählte Tatsache oder überwertige Idee? In Wege zur Deutung im psychoanalytischen Prozeß, hrsg. von Gabriele Junkers. Bremen: Deutsche Psychoanalytische Vereinigung.

Bronstein, Catalina (2009). Negotiating development: Corporeal reality and unconscious phantasy in adolescence. Bulletin of the British Psychoanalytical Society, 45 (1): 17–26.

Bronstein, Catalina (2013). Finding unconscious phantasy in the session: Recognizing form. Bulletin of the British Psychoanalytical Society, 49 (3): 16–21.

Bucci, Wilma (2008). The role of bodily experience in emotional organisation: New perspectives on the multiple code theory. In Bodies in Treatment, hrsg. von Frances Summer Anderson. Hove: Analytic Press.

Burka, Jane B. (2008). The therapist's body in reality and fantasy: A perspective from an overweight therapist. In The Therapist as a Person: Life Crises, Life Choices, Life Experiences and Their Effects on Treatment, hrsg. von Barbara Gerson. Hillsdale: Analytic Press.

Busch, Fred (1995). Beginning a psychoanalytic treatment: Establishing an analytic frame. Journal of the American Psychoanalytic Association, 43: 449–468.

Butler, Judith (1997). Körper von Gewicht: Die diskursiven Grenzen des Geschlechts. Frankfurt: Suhrkamp.

Butler, Judith (2009). Die Macht der Geschlechternormen und die Grenzen des Menschlichen. Frankfurt: Suhrkamp.

Buxbaum, Edith (1960). Hair pulling and fetishism. Psychoanalytic Study of the Child, 15: 243–260.

Byrd, Ayana D. und Lori L. Tharps (2011). Hair Story: Untangling the Roots of Black Hair in America. New York: St. Martin's Griffin.

Calef, Victor und Edward Weinshel (1972). On certain neurotic equivalents of necrophilia. The International Journal of Psychoanalysis, 53: 67–75.

Caper, Robert (1999). A Mind of One's Own: A Kleinian View of Self and Object. New York: Routledge.

Celenza, Andrea (2005). Vis-à-vis the couch: Where is psychoanalysis? The International Journal of Psychoanalysis, 86: 1645–1659.

Chasseguet-Smirgel, Janine (1992). Überlegungen zu einigen Denkstörungen bei nicht-psychotischen Patienten und in Gruppen. Zeitschrift für psychoanalytische Theorie und Praxis, 7: 66–80.

Chasseguet-Smirgel, Janine (1994). Perversion und das universelle Gesetz. In Dimensionen der Psychoanalyse, hrsg. von Joseph Sandler. Stuttgart: Klett-Cotta.

Chung, Wilson C. J., Geert J. De Vries und Dick F. Swaab (2002). The sexual differentiation of the bed nucleus of the stria terminalis in humans may extend into adulthood. Journal of Neuroscience, 22: 1027–1033.

Churcher, John und Leopoldo Bleger (2012). Introduction. In Symbiosis and Ambiguity: A Psychoanalytic Study. London: Routledge.

Civitarese, Giuseppe (2008). The Intimate Room: Theory and Technique of the Analytic Field. London: Routledge.

Cixous, Hélène (2013). Das Lachen der Medusa. Wien: Passagen.

Clark Nunes, Valéria S. (2006). All holes are the same: Emerging from the confusion. The International Journal of Psychoanalysis, 87: 1587–1601.

Clyman, Robert B. (1991). The procedural organisation of emotions: A contribution from cognitive science to the psychoanalytic theory of therapeutic action. Journal of the American Psychoanalytic Association, 39S: 349–382.

Cohen-Kettenis, Peggy T., Sebastian E. E. Schagen, Thomas D. Steensma, Annelou L. C. de Vries und Henriette A. Delemarre-van de Waal (2011). Puberty suppression in a gender dysphoric adolescent: A 22-year follow-up. Archives of Sexual Behavior, 40: 843–847.

Corson, Richard (2012). Fashions in Hair. London: Peter Owen.

Creed, Barbara (2005). Phallic Panic: Film, Horror and the Primal Uncanny. Victoria: Melbourne University Publishing.

Curtis, Anne E. (2007). The claustrum: Sequestration of cyberspace. Psychoanalytic Review, 94: 99–139.

Damasio, Antonio R. (2000). Ich fühle, also bin ich: Die Entschlüsselung des Bewusstseins. München: List.

Damasio, Antonio R. (2004). Descartes' Irrtum: Fühlen, Denken und das menschliche Gehirn. München: List.

Davies, Miranda (1989). The body in child analysis. Journal of Analytical Psychology, 34: 129–141.

Dean, Tim (2002). Beyond Sexuality. Chicago: University of Chicago Press.

Delemarre-van de Waal, Henriette A. und Peggy T. Cohen-Kettenis (2006). Clinical management of gender identity disorder in adolescents: A protocol on psychological and paediatric endocrinology aspects. European Journal of Endocrinology, 155: S131–S137.

Denis, Anne (1995). Temporality and modes of language. The International Journal of Psychoanalysis, 76: 1109–1119.

Denis, Paul (2010). Primary homosexuality: The foundation of contradictions. In Reading French Psychoanalysis, hrsg. von Dana Birksted-Breen, Sara Flanders und Alain Gibeault. London: Routledge.

De Toffoli, Carla (2011). The living body in the psychoanalytic experience. Psychoanalytic Quarterly, 80: 595–618.

Dhejne, Cecilia, Paul Lichtenstein, Marcus Boman, Anna L. V. Johansson, Niklas Långström und Mikael Landén (2011). Long-term follow-up of transsexual persons undergoing sex reassignment surgery: Cohort study in Sweden. PloS ONE, 6 (2): e16885.

Diamond, Diana und Sidney J. Blatt (2007). Introduction. In Attachment and Sexuality, hrsg. von Diana Diamond, Sidney J. Blatt und Joseph D. Lichtenberg. New York: Analytic Press.

Di Ceglie, Domenico mit David Freedman (1998). Stranger in My Own Body: Atypical Gender Identity Development and Mental Health. London: Karnac.

Di Ceglie, Domenico, Elin Skagerberg, Simon Baron-Cohen und Bonnie Auyeung (2014). Empathising and systemising in adolescents with gender dysphoria. Opticon1826, 16: 6, 1–8.

Dimen, Muriel (1991). Deconstructing difference: Gender, splitting, and transitional space. Psychoanalytic Dialogues, 1: 335–352.

Dini, Kourosh (2009). Internet interaction: The effect on patient lives and analytic process. Journal of the American Psychoanalytic Association, 57: 979–988.

Doel, Marcus A. und David B. Clarke (2006). Virtual worlds: Simulation, suppletion, s(ed)uction and simulacra. In Virtual Geographies, hrsg. von Mike Crang, Phil Crang und Jon May. London: Routledge.

Donnet, Jean-Luc (2005). La situation analysante. Paris: Presses Universitaires de France.

Douglas, Mary (1985). Reinheit und Gefährdung: Eine Studie zu Vorstellungen von Verunreinigung und Tabu. Frankfurt: Suhrkamp.

Edelman, Gerald M. (1995). Göttliche Luft, Vernichtendes Feuer: Wie der Geist im Gehirn entsteht. München: Piper.

Edgcumbe, Rose und Marion Burgner (1975). The phallic-narcissistic phase: A differentiation between preoedipal and oedipal aspects of phallic development. Psychoanalytic Study of the Child, 30: 161–180.

Edgerton, Milton T., Margaretha Langman und Thomas Pruzinsky (1990). Patients seeking symmetrical recontouring for »perceived« deformities in the width of the face skull. Aesthetic Plastic Surgery, 14: 59–72.

Elliott, Patricia (2001). A psychoanalytic reading of transsexual embodiment. Studies in Gender and Sexuality, 2: 295–325.

Ely, David (1964). Das vertauschte Leben. München: Droemer/Knaur.

Ercolani, Mauro, Bruno Baldaro, Nicolino Rossi, Elena Trombini und Giancarlo Trombini (1999). Short-term outcome of rhinoplasty for medical or cosmetic indication. Journal of Psychosomatic Research, 47 (3): 277–281.

Erikson, Erik H. (1970). Jugend und Krise: Die Psychodynamik im sozialen Wandel. Stuttgart: Klett-Cotta.

Erwin, Brigette A., Cynthia L. Turk, Richard G. Heimberg, David M. Fresco und Donald A. Hantula (2004). The Internet: home to a severe population of individuals with social anxiety disorder? Journal of Anxiety Disorders, 18: 629–646.

Ewald, François (1993). Two infinites of risk. In The Politics of Everyday Fear, hrsg. von Brian Massumi. Minneapolis: University of Minnesota Press.

Fain, Michel (1971). Prélude à la vie fantasmatique. Revue Française de Psychanalyse, 35: 291–364.

Favazza, Armando R. (1996). Bodies Under Siege: Self-Mutilation and Body Modification in Culture and Society. Baltimore: Johns Hopkins University Press.

Featherstone, Mike (2000). Body Modification. London: Sage.

Fenichel, Otto (2005). Psychoanalytische Neurosenlehre. Gießen: Psychosozial-Verlag.

Ferenczi, Sándor (1924). Versuch einer Genitaltheorie. Leipzig: Internationaler Psychoanalytischer Verlag.

Ferrari, Armando B. (2004). From the Eclipse of the Body to the Dawn of Thought. London: Free Association Books.

Ferro, Antonino (2015). Marcella: Von explosiven Sinnesempfindungen zur Fähigkeit zu denken. Forum der Psychoanalyse, 31 (2): 161–173.

Ferro, Antonino und Roberto Basile (2006). Unity of analysis: Similarities and differences in the analysis of children and grown-ups. Psychoanalytic Quarterly, 75: 477–500.

Flanders, Sara (2009). On the concept of adolescent breakdown. Bulletin of the British Psychoanalytical Society, 45 (1): 27–34.

Fonagy, Peter (2006a). Bindungstheorie und Psychoanalyse. Stuttgart: Klett-Cotta.

Fonagy, Peter (2006b). Psychosexuality and psychoanalysis: an overview. In Identity, Gender, and Sexuality: 150 Years after Freud, hrsg. von Peter Fonagy, Rainer Krause und Marianne Leuzinger-Bohleber. London: IPA Publications.

Fonagy, Peter (2011). Eine genuin entwicklungspsychologische Theorie des sexuellen Lustempfindens und deren Implikationen für die psychoanalytische Technik. Analytische Kinder- und Jugendlichen-Psychotherapie, 152: 469–497.

Fonagy, Peter und Mary Target (1996). Playing with reality: I. Theory of mind and the normal development of psychic reality. The International Journal of Psychoanalysis, 77: 217–233.

Fonagy, Peter und Mary Target (2000). Playing with reality. The International Journal of Psychoanalysis, 81: 853–873.

Fonagy, Peter und Mary Target (2007). The rooting of the mind in the body: New links between attachment theory and psychoanalytic thought. Journal of the American Psychoanalytic Association, 55 (2): 411–456.

Fonagy, Peter, György Gergely, Elliot L. Jurist und Mary Target (2004). Affektregulierung, Mentalisierung und die Entwicklung des Selbst. Stuttgart: Klett-Cotta.

Foucault, Michel (1980). Power/Knowledge: Selected Interviews and Other Writings, 1972–1977. New York: Pantheon.

Foucault, Michel (1983). Sexualität und Wahrheit I: Der Wille zum Wissen. Frankfurt: Suhrkamp.

Fraser, Kathryn (2007). »Now I am ready to tell how bodies are changed into different bodies …« Ovid, The Metamorphoses. In Makeover Television: Realities Remodelled, hrsg. von Dana Heller. London: I.B. Tauris.

Freud, Sigmund (1905). Drei Abhandlungen zur Sexualtheorie. GW V, 27–145.

Freud, Sigmund (1913). Zur Einleitung der Behandlung. GW VIII, 453–478.

Freud, Sigmund (1914). Zur Einführung des Narzißmus. GW X, 137–170.

Freud, Sigmund (1915). Triebe und Triebschicksale. GW X, 209–232.

Freud, Sigmund (1917). Trauer und Melancholie. GW X, 427–446.

Freud, Sigmund (1919). »Ein Kind wird geschlagen«. GW XII, 195–226.

Freud, Sigmund (1923). Das Ich und das Es. GW XIII, 235–289.

Freud, Sigmund (1927). Fetischismus. GW XIV, 309–317.

Freud, Sigmund (1930). Das Unbehagen in der Kultur. GW XIV, 419–506.

Frosh, Stephen (1994). Sexual Difference: Masculinity and Psychoanalysis. London: Routledge.

Furedi, Frank (2004). Therapy Culture: Cultivating Vulnerability in an Uncertain Age. London: Routledge.

Gaddini, Eugenio (2015). »Das Ich ist vor allem ein körperliches«. Frankfurt: Brandes & Apsel.

Gallagher, Shaun (2005). How the Body Shapes the Mind. Oxford: Clarendon Press.

Gallese, Vittorio (2006). Intentional attunement: A neurophysiological perspective on social cognition and its disruption in autism. Brain Research, 1079 (1): 15–24.

Gallese, Vittorio, Morris N. Eagle und Paolo Migone (2007). Intentional attunement: Mirror neurons and the neural underpinnings of interpersonal relations. Journal of the American Psychoanalytic Association, 55: 131–176.

Galski, Thomas (1983). Hair pulling (Trichotillomania). Psychoanalytic Review, 70: 331–345.

Garcia-Falgueras, Alicia und Dick F. Swaab (2008). A sex difference in the hypothalamic uncinate nucleus: Relationship to gender identity. Brain, 131: 3132–3146.

Garland, Caroline (2002). Understanding Trauma: A Psychoanalytical Approach. London: Karnac.

Gergely, György und Zsolt Unoka (2008). Attachment, affect-regulation, and mentalization: The developmental origins of the representational affective self. In Social Cognition and Developmental Psychopathology, hrsg. von Carla Sharp, Peter Fonagy und Ian Goodyer. Oxford: Oxford University Press.

Gibbs, Patricia L. (2007). Reality in cyberspace: Analysands' use of the Internet and ordinary everyday psychosis. Psychoanalytic Review, 94: 11–38.

Giddens, Anthony (1991). Modernity and Self-Identity. Cambridge: Polity Press.

Gillespie, William H. (1940). A contribution to the study of fetishism. The International Journal of Psychoanalysis, 21: 401–415.

Gilman, Sander L. (1999). Making the Body Beautiful: A Cultural History of Aesthetic Surgery. Princeton: Princeton University Press.

Glasser, Mervin (1990). Probleme bei der Psychoanalyse gewisser narzißtischer Störungen. In Der psychoanalytische Prozeß: Zum 40-jährigen Bestehen der DPV, hrsg. von Helmut Luft und Günter Maass. Wiesbaden: Deutsche Psychoanalytische Vereinigung.

Glasser, Mervin (2010). Zur Rolle der Aggression in den Perversionen. Jahrbuch der Psychoanalyse, 60: 19–54.

Glover, Edward (1933). The relation of perversion formation to the development of the reality sense. The International Journal of Psychoanalysis, 14: 486–504.

Goldberg, Lea (1979). Remarks on transference–countertransference in psychotic states. The International Journal of Psychoanalysis, 60: 347–356.

Goldberger, Marianne (1995). The couch as defense and as potential for enactment. Psychoanalytic Quarterly, 64: 23–42.

Goldner, Virginia (1991). Toward a critical relational theory of gender. Psychoanalytic Dialogues, 1: 249–272.

Goldner, Virginia (2011). Trans: Gender in Free Fall. Psychoanalytic Dialogues, 21: 159–171.

Goldwyn, Robert M. (2006). Psychological aspects of plastic surgery: A surgeon's observations and reflections. In Psychological Aspects of Reconstructive and Cosmetic Plastic Surgery, hrsg. von David B. Sarwer, Thomas Pruzinsky, Thomas F. Cash, Robert M. Goldwyn, John A. Persing und Linton A. Whitaker. Philadelphia: Lippincott, Williams & Wilkins.

Goodall, Jane (2000). An order of pure decision: Un-natural selection in the work of Stelarc and Orlan. In Body Modification, hrsg. von Mike Featherstone. London: Routledge.

Green, André (1998). The primordial mind and the work of the negative. The International Journal of Psychoanalysis, 79 (4): 649–665.

Green, André (2004). Thirdness and psychoanalytic concepts. Psychoanalytic Quarterly, 73: 99–135.

Green, André (2006). Das Intrapsychische und das Intersubjektive in der Psychoanalyse. In Die vernetzte Seele, hrsg. von Martin Altmayer und Helmut Thomä; S. 227–258. Stuttgart: Klett-Cotta.

Green, Richard und Davis T. Fleming (1990). Transsexual surgery follow-up: Status in the 1990s. Annual Review of Sex Research, 1: 163–174.

Grinberg, León und Rebeca Grinberg (1981). Modalities of object relationships in the psychoanalytic process. Contemporary Psychoanalysis, 17: 290–320.

Grosz, Elizabeth (1990). Jacques Lacan: A Feminist Introduction. London: Routledge.

Guignard, Florence (2008). Envy in Western society: today and tomorrow. In Envy and Gratitude Revisited, hrsg. von Priscilla Roth und Alessandra Lemma. London: Karnac.

Haag, Geneviève (1985). La mère et le bébé dans les deux moitiés du corps. Neuropsychiatrie de l'enfance, 33: 107–114.

Hägglund, Tor-Björn und Heikki Piha (1980). The inner space of the body image. Psychoanalytic Quarterly, 49: 256–283.

Hakeem, Az (2008). Changing sex or changing minds: Specialist psychotherapy and transsexuality. Group Analysis, 41 (2): 182–196.

Hakeem, Az (2010). Deconstructing gender in trans-gender identities. Group Analysis, 43 (2): 141–154.

Haneke, Michael (Regisseur) (2012). Liebe [Film]. Frankreich: Les Films du Losange.

Harris, Adrienne E. (1991). Gender as contradiction. Psychoanalytic Dialogues, 1: 197–224.

Harris, Adrienne E. (2011). Gender as strange attractor: Discussion of the transgender symposium. Psychoanalytic Dialogues, 21 (2): 230–238.

Hartocollis, Peter (1974). Origins of time – a reconstruction of the ontogenetic development of the sense of time based on object-relations theory. Psychoanalytic Quarterly, 43: 243–261.

Hayles, N. Katherine (1999). How We Became Posthuman. Chicago: Chicago University Press.

Heartney, Eleanor (2004). Orlan: Magnificent ›and‹ best. In Orlan: Carnal Art, hrsg. von Régis Durand und Eleanor Heartney. Paris: Flammarion.

Hermann, Imre (1936). Sich-Anklammern – Auf-Suche-Gehen. Internationale Zeitschrift für Psychoanalyse, 22 (3): 349–370.

Hillis, Ken (1999). Digital Sensations: Space, Identity, and Embodiment in Virtual Reality. Minneapolis: University of Minnesota Press.

Hinshelwood, Robert D. (2013). Research on the Couch: Single Case Studies, Subjectivity, and Psychoanalytic Knowledge. London: Routledge.

Hoffer, Willi (1964). Mund, Hand und Ich-Integration. Psyche, 18 (2): 81–88.

Hoffer, Willi (1978). Die Entwicklung des Körper-Ichs. In Seelischer Konflikt, körperliches Leiden, hrsg. von Annegret Overbeck und Gerd Overbeck. Hamburg: Rowohlt.

Hulshoff Pol, Hilleke E., Peggy T. Cohen-Kettenis, Neeltje E. M. Van Haren, Jiska S. Peper, Rachel G. H. Brans, Wiepke Cahn, Hugo G. Schnack, Louis J. G. Gooren und René S. Kahn (2006). Changing your sex changes your brain: Influences of testosterone and oestrogen on adult human brain structure. European Journal of Endocrinology, 155: S107–S114.

Hurst, Rachel (2012). Negotiating femininity with and through mother–daughter and patient–surgeon relationships in cosmetic surgery narratives. Women's Studies International Forum, 35 (6): 447–457.

Iacoboni, Marco (2008). Woher wir wissen, was andere denken und fühlen: Die neue Wissenschaft der Spiegelneuronen. München: Deutsche Verlagsanstalt.

Isaacs, Susan (1983). The nature and function of phantasy. In Developments in Psychoanalysis, hrsg. von Melanie Klein, Paula Heimann, Susan Isaacs und Joan Riviere. London: Hogarth Press.

Isaacs-Elmhirst, Susanna (1988). The Kleinian setting for child analysis. International Review of Psycho-Analysis, 15: 5–12.

Jacobsen, Poul Harboe, Lisbet R. Hölmich, Joseph K. McLaughlin, Christoffer Johansen, Jørgen H. Olsen, Kim Kjøller und Søren Friis (2004). Mortality and suicide among Danish women with cosmetic breast implants. Archives of Internal Medicine, 164: 2450–2455.

Jones, Rebecca M., Sally Wheelwright, Krista Farrell, Emma Martin, Richard Green, Domenico De Ceglie und Simon Baron-Cohen (2011). Brief report: Female-to-male transsexual people and autistic traits. Journal of Autism Development Disorders, DOI 10.10007/s10803-011-1227-8.

Josipovici, Gabriel (1996). Touch. New Haven: Yale University Press.

Kant, Immanuel (1787 [1998]). Kritik der reinen Vernunft. Hamburg: Meiner.

Klein, Melanie (1923). Zur Frühanalyse. GSK I,1, 99–137.

Klein, Melanie (1936). Entwöhnung. GSK I,2, 77–100.

Klein, Melanie (1937). Liebe, Schuldgefühl und Wiedergutmachung. GSK I,2, 105–157.

Klein, Melanie (1940). Die Trauer und ihre Beziehung zu manisch-depressiven Zuständen. GSK I,2, 159–199.

Klein, Melanie (1957). Neid und Dankbarkeit. Eine Untersuchung unbewußter Quellen. GSK III, 279–367.

Krishnan, K. Ranga Rama, Jonathan R. T. Davidson und Cesar Guajardo (1985). Trichotillomania: a review. Comprehensive Psychiatry, 26: 123–128.

Kristeva, Julia (1984). Powers of Horror: An Essay on Abjection. New York: Columbia University Press.

Kristeva, Julia (1994). Die neuen Leiden der Seele. Hamburg: Junius.

Krueger, David W. (1989). Body Self and Psychological Self. New York: Brunner/Mazel.

Krueger, David W. (2002). Psychodynamic perpectives on body image. In Body Image: Handbook of Theory, Research, and Clinical Practice, hrsg. von Thomas F. Cash und Thomas Pruzinsky. New York: Guildford Press.

Kulish, Nancy (2002). Female sexuality. Psychoanalytic Study of the Child, 57: 151–176.

Lacan, Jacques (1986). Schriften. Berlin: Quadriga.

Lacan, Jacques (1987). Das Seminar, Buch XI: Die vier Grundbegriffe der Psychoanalyse. Berlin: Quadriga.

Lakoff, George (1987). Women, Fire, and Dangerous Things: What Categories Reveal about the Mind. Chicago: University of Chicago Press.

Lakoff, George und Mark Johnson (1999). Philosophy in the Flesh: The Embodied Mind and Its Challenge to Western Thought. New York: Basic Books.

Langs, Robert (1998). Ground Rules in Psychotherapy and Counselling. London: Karnac.

Laufer, M. Eglé (1981). The adolescent's use of the body in object relationships and in the transference. Psychoanalytic Study of the Child, 36: 163–180.

Laufer, Moses (1968). The body image, the function of masturbation and adolescence: Problems of the ownership of the body. Psychoanalytic Study of the Child, 23: 114–137.

Laufer, Moses und M. Eglé Laufer (1989). Adoleszenz und Entwicklungskrise. Stuttgart: Klett-Cotta.

Layton, Lynne (1997). The doer behind the deed: Tensions and intersections between Butler's vision of performativity and relational psychoanalysis. Gender and Psychoanalysis, 2: 131–155.

Leach, Edmund (1958). Magical hair. Journal of the Royal Anthropological Institute of Great Britain and Ireland, 88 (2): 147–164.

Lecours, Serge (2007). Supportive interventions and non-symbolic mental functioning. The International Journal of Psychoanalysis, 88: 895–915.

Lemma, Alessandra (2006). Die vielen Gesichter des Lügens. In Verkehrte Liebe, hrsg. von Gabriele Junkers. Frankfurt: Brandes & Apsel (edition diskord).

Lemma, Alessandra (2009). Being seen or being watched? A psychoanalytic perspective on body dysmorphia. The International Journal of Psychoanalysis, 90 (4): 753–771.

Lemma, Alessandra (2010). Under the Skin: A Psychoanalytic Study of Body Modification. London: Routledge.

Lemma, Alessandra (2012). Research off the couch: Re-visiting the transsexual conundrum. Psychoanalytic Psychotherapy, 26 (4): 263–281.

Lemma, Alessandra (2014). Der Körper, den man hat, und der Körper, der man ist: Warum es für Transsexuelle wichtig ist, gesehen zu werden. In Internationale Psychoanalyse, Band 9: Moderne Pathologien, hrsg. von Angela Mauss-Hanke. Gießen: Psychosozial-Verlag.

Lemma, Alessandra und Susan Levy (2004). The impact of trauma on the psyche: Internal and external processes. In The Perversion of Loss: Psychoanalytic Perspectives on Trauma. London: Whurr.

Lichtenberg, Joseph (1978). The testing of reality from the standpoint of the body self. Journal of the American Psychoanalytic Association, 26: 453–484.

Limentani, Adam (1979). The significance of transsexualism in relation to some basic psychoanalytic concepts. International Review of Psychoanalysis, 6: 139–153.

Lingiardi, Vittorio und Francesco De Bei (2011). Questioning the couch: Historical and clinical perspectives. Psychoanalytic Psychology, 28: 389–404.

Link, Carol L., Karen E. Lutfey, William D. Steers und John B. McKinlay (2007). Is abuse causally related to urologic symptoms? Results from the Boston Area Community Health (BACH) Survey. European Urology, 52: 397–406.

Loewald, Hans W. (1972). The experience of time. Psychoanalytic Study of the Child, 27: 401–410.

Lombardi, Riccardo (2002). Primitive mental states and the body: A personal view of Armando B. Ferrari's concrete original object. International Journal of Psychoanalysis, 83: 363–381.

Lombardi, Riccardo (2005). On the psychoanalytic treatment of a psychotic breakdown. Psychoanalytic Quarterly, 74: 1069–1099.

Lombardi, Riccardo und Marisa Pola (2011). Der Körper, Adoleszenz und Psychose. In Internationale Psychoanalyse, Band 6, hrsg. von Angela Mauss-Hanke. Gießen: Psychosozial-Verlag.

Mahler, Margaret S. und Manuel Furer (1968). On Human Symbiosis and the Vicissitudes of Individuation. New York: International Universities Press.

Main, Mary (1990). Parental aversion to infant contact. In Touch: The Foundation of Experience, hrsg. von Kathryn Barnard und Berry Brazelton. Madison: International Universities Press.

Mancia, Mauro (1994). L'Eclissi del corpo: una ipotesi psicoanalytica by Armando B. Ferrari. Roma: Borla. The International Journal of Psychoanalysis, 75: 1283–1286.

Marty, Pierre und Michel de M'Uzan (1963). La ›pensée opératoire‹. Revue française de psychoanalyse, 27: 345–356.

McDougall, Joyce (1991). Theater des Körpers. Weinheim: Verlag Internationale Psychoanalyse.

Meadows, Mark Stephen (2008). I, Avatar: The Culture and Consequences of Having a Second Life. Berkeley: New Riders.

Meltzer, Donald (1995). Der psychoanalytische Prozeß. Stuttgart: Verlag Internationale Psychoanalyse.

Meltzer, Donald (2007). Identifizierung und Sozialisation in der Adoleszenz. In Sexualität und psychische Struktur. Frankfurt: Brandes & Apsel (edition diskord).

Mendelsohn, Daniel (2010). The wizard. New York Review of Books, 25. März.

Merleau-Ponty, Maurice (1966). Phänomenologie der Wahrnehmung. Berlin: de Gruyter.

Mifflin, Margot (1997). Bodies of Subversion. New York: Juno.

Mintel (2010). Non-surgical cosmetic procedures top the million mark for first time. Online verfügbar unter www.mintel.com/press-centre/press-releases/577/non-surgical-cosmetic-procedures-top-the-million-mark-for-first-time (Zugriff im September 2011).

Mitchell, Juliet (2004). The difference between gender and sexual difference. In Dialogues on Sexuality, Gender and Psychoanalysis, hrsg. von Iréne Matthis. London: Karnac.

Morahan-Martin, Janet (2008). Internet abuse: Emerging trends and lingering questions. In Psychological Aspects of Cyberspace: Theory, Research, Applications, hrsg. von Azy Barak. Cambridge: Cambridge University Press.

Nieder, Timo O. und Hertha Richter-Appelt (2009). Parallels and differences between gender identity disorders and body integrity identity disorder and implications for research and treatment of BIID. In Body Integrity Identity Disorder: Psychological, Neurobiological, Ethical and Legal Aspects, hrsg. von Aglaja Stirn, Aylin Thiel und Silvia Oddo. Berlin: Science Publishers.

Ogden, Thomas H. (1982). Projective Identification and the Psychotherapeutic Technique. New York: Jason Aronson.

Ogden, Thomas H. (1992). Comments on transference and countertransference in the initial analytic meeting. Psychoanalytic Inquiry, 12: 225–247.

Ogden, Thomas H. (1995). Frühe Formen des Erlebens. Wien: Springer.

Ogden, Thomas H. (1997). Reverie and interpretation. Psychoanalytic Quarterly, 66: 567–595.

Olivier, Christiane (1987). Jokastes Kinder: Die Psyche der Frau im Schatten der Mutter. Düsseldorf: Claassen.

Orbach, Susie (2010). Bodies: Schlachtfelder der Schönheit. Zürich: Arche.

O'Shaughnessy, Edna (1999). Die Beziehung zum Über-Ich. Jahrbuch der Psychoanalyse, 41: 112–134.

O'Shaughnessy, Edna (2013). Enklaven und Exkursionen. In Kann ein Lügner analysiert werden?, hrsg. von Claudia Frank und Heinz Weiß. Frankfurt: Brandes & Apsel.

Ovesey, Lionel und Ethel Person (1973). Gender identity and sexual psychopathology in men: A psychodynamic analysis of homosexuality, transsexualism, and transvestism. Journal of the American Academy of Psychoanalysis and Dynamic Psychiatry, 1: 53–72.

Parsons, Michael (2008). Vorstoß ins Sprachlose: Das innere analytische Setting und das Lauschen jenseits der Gegenübertragung. In Vorstoß ins Sprachlose, hrsg. von Gabriele Junkers. Frankfurt: Brandes & Apsel (edition diskord).

Peringer, Jane (2006). The wish to look and the hatred of seeing. Bulletin of the British Psychoanalytical Society, 42 (1): 18–27.

Person, Ethel Spector (2005). A new look at core gender and gender role identity in women. Journal of the American Psychoanalytic Association, 53: 1045–1058.

Pfeffer, Laurence (2004). L'imaginaire olfactif: les fantasmes d'une odeur pénétrante. In Le corps et ses orifices, hrsg. von Colette Méchin, Isabelle Bianquis und David Le Breton. Paris: L'Harmattan.

Phillips, Katharine A., Raymond Dufresne, Caroline Wilkel und Carmela Vittorio (2000). Rate of body dysmorphic disorder in dermatology patients. Journal of the American Academy of Dermatology, 42 (3): 436–441.

Pine, Fred (2000). Preface. In The Psychological Birth of the Human Infant, hrsg. von Margaret S. Mahler, Fred Pine und Anni Bergman. New York: Basic Books.

Pines, Dinora (1997). Der weibliche Körper: Eine psychoanalytische Perspektive. Stuttgart: Klett-Cotta.

Pitts-Taylor, Victoria (2003). In the Flesh: The Cultural Politics of Body Modification. New York: Palgrave Macmillan.

Pitts-Taylor, Victoria (2007). Surgery Junkies: Wellness and Pathology in Cosmetic Culture. New Brunswick: Rutgers University Press.

Pratarelli, Marc (2005). Sex, shyness, and social Internet use. Präsentiert vor der American Psychological Association, Washington, DC.

Proner, Barry D. (2005). Bodily states of anxiety. Journal of Analytical Psychology, 50: 311–331.

Quinodoz, Danielle (1998). A fe/male transsexual patient in psychoanalysis. The International Journal of Psychoanalysis, 79: 95–111.

Quinodoz, Danielle (2002). Termination of a fe/male transsexual patient's analysis. The International Journal of Psychoanalysis, 83: 783–798.

Raphael-Leff, Joan (2015). The Dark Side of the Womb: Pregnancy, Parenting and Persecutory Anxieties. London: Anna Freud Centre.

Raulet, Gérard (1988). Die neue Utopie: Die soziologische und philosophische Bedeutung der neuen Kommunikationstechnologien. In Die Frage nach dem Subjekt, hrsg. von Manfred Frank, Gérard Raulet und Willem van Reijen. Frankfurt: Suhrkamp.

Resnik, Salomon (2005). Glacial Times: A Journey Through the World of Madness. London: Routledge.

Rey, Henri (1994). Universals of Psychoanalysis in the Treatment of Psychotic and Borderline States. London: Free Association Books.

Rhode, Maria (2005). Mirroring, imitation, identification: The sense of self in relation to the mother's internal world. Journal of Child Psychotherapy, 31 (1): 52–71.

Robins, Kevin (2001). Seeing the world from a safe distance. Science as Culture, 10 (4): 531–539.

Robins, Kevin und Frank Webster (1999). Times of the Technoculture: From the Information Society to the Virtual Life. London: Routledge.

Rosch, Eleanor (1992). Cognition and Categorization. Hillsdale: Erlbaum.

Rosen, Michael (2012). Dignity: Its History and Meaning. Cambridge: Harvard University Press.

Rosenfeld, Herbert (1971). Beitrag zur psychoanalytischen Theorie des Lebens- und Todestriebes aus klinischer Sicht: Eine Untersuchung der aggressiven Aspekte des Narzißmus. Psyche, 25 (6): 476–493.

Rosenfeld, Herbert (1990). Sackgassen und Deutungen: Therapeutische und antitherapeutische Faktoren bei der psychoanalytischen Behandlung von psychotischen, Borderline- und neurotischen Patienten. München: Verlag Internationale Psychoanalyse.

Ross, John Munder (1999). Once more onto the couch. Journal of the American Psychoanalytic Association, 47: 91–111.

Ryan, Rob (2007). This Is for You. London: Sceptre.

Saferstein, Richard (2014). Criminalistics: An Introduction to Forensic Science. London: Pearson Education.

Sandler, Joseph (1993). Phantasy, defence and the representational world. Bulletin of the Anna Freud Centre, 16: 337–347.

Sartre, Jean-Paul (1943 [2004]). Das Sein und das Nichts: Versuch einer phänomenologischen Ontologie. Reinbek: Rowohlt.

Sarwer, David B. (2006). Psychological assessment of cosmetic surgery patients. In Psychological Aspects of Reconstructive and Cosmetic Plastic Surgery, hrsg. von David B. Sarwer, Thomas Pruzinsky, Thomas F. Cash, Robert M. Goldwyn, John A. Persing und Linton A. Whitaker. Philadelphia: Lippincott, Williams & Wilkins.

Sarwer, David B., Thomas Wadden, Michael J. Pertschuk und Linton A. Whitaker (1998). Body image dissatisfaction and body dysmorphic disorder in 100 cosmetic surgery patients. Plastic and Reconstructive Surgery, 101 (6): 1644–1649.

Sarwer, David B., Holly Zanville, Don LaRossa, Scott P. Bartlett, Ben Change, David W. Low und Linton A. Whitaker (2004). Mental health histories and psychiatric medication usage among persons who sought cosmetic surgery. Plastic and Reconstructive Surgery, 114: 1927–1933.

Scarfone, Dominique (2002). Sexual and actual. In Infantile Sexuality and Attachment, hrsg. von Daniel Widlöcher. New York: Routledge.

Schacter, Daniel L. (1995). Memory Systems, 1994. Cambridge: MIT Press.

Schacter, Daniel und Horst Kächele (2010). The couch in psychoanalysis. Contemporary Psychoanalysis, 46: 439–459.

Schilder, Paul (1923). Das Körperschema. Berlin: Springer.

Segal, Hanna (1964). Symposium on phantasy: Phantasy and other mental processes. The International Journal of Psychoanalysis, 45: 191–194.

Segal, Hanna (1990). Bemerkungen zur Symbolbildung. In Melanie Klein Heute, Band 1, hrsg. von Elisabeth Bott Spillius. München: Verlag Internationale Psychoanalyse.

Segal, Hanna (1992). Eine nekrophile Phantasie. In Wahnvorstellung und künstlerische Kreativität. Suttgart: Klett-Cotta.

Sexton, Anne (2003). Verwandlungen. Gedichte. Frankfurt: Fischer.

Shai, Dona und Peter Fonagy (2014). Beyond words: Parental embodied mentalizing and the parent–infant dance. In Mechanisms of Social Connection: From Brain to Group, hrsg. von Mario Mikulincer und Phillip R. Shaver. Washington, DC: American Psychological Association.

Shelley, Mary (2009). Frankenstein. Frankfurt: Fischer.

Sidoli, Mara (1996). Farting as a defence against unspeakable dread. Journal of Analytical Psychology, 41: 165–178.

Silverman, Kaja (1996). The Threshold of the Visible World. New York: Routledge.

Simon, Diane (2000). Hair. New York: St. Martin's Press.

Socarides, Charles W. (1970). A psychoanalytic study of the desire for sexual transformation (transsexualism): The plaster-of-Paris man. The International Journal of Psychoanalysis, 51: 341–349.

Sodré, Ignes (2002). Certainty and doubt: Transparency and opacity of the object. Bulletin of the British Psychoanalytical Society, 38: 1–8.

Sperling, Melitta (1954). The use of the hair as a bi-sexual symbol. Psychoanalytic Review, 41: 363–365.

Steensma, Thomas D., Roeline Biemond, Fijgje de Boer und Peggy T. Cohen-Kettenis (2011). Desisting and persisting gender dysphoria after childhood: A qualitative follow-up study. Clinical Child Psychology and Psychiatry, 16: 499–516.

Steiner, John (1998). Orte des seelischen Rückzugs. Stuttgart: Klett-Cotta.

Steiner, John (2006a). Blick, Vorherrschaft und Erniedrigung im »Fall Schreber«. In Narzißtische Einbrüche: Sehen und Gesehenwerden. Stuttgart: Klett-Cotta.

Steiner, John (2006b). Narzißtische Einbrüche: Sehen und Gesehenwerden. Stuttgart: Klett-Cotta.

Suchet, Melanie (2011). Crossing over. Psychoanalytic Dialogues, 21: 172–191.

Suler, John R. (2002). Identity management in cyberspace. Journal of Applied Psychoanalytic Studies, 4: 455–460.

Suler, John R. (2004). Computer and cyberspace ›addiction‹. International Journal of Applied Psychoanalytic Studies, 1: 359–362.

Suler, John R. (2008). Cybertherapeutic theory and techniques. In Psychological Aspects of Cyberspace: Theory, Research, Applications, hrsg. von Azy Barak. Cambridge: Cambridge University Press.

Süskind, Patrick (1985). Das Parfum. Zürich: Diogenes.

Swami, Viren und Ayla Mammadova (2012). Associations between consideration of cosmetic surgery, perfectionism dimensions, appearance schemas, relationship satisfaction, excessive reassurance-seeking, and love styles. Individual Differences Research, 10 (2): 81–94.

Thompson, John B. (1995). The Media and Modernity: A Social Theory of the Media. Cambridge: Polity Press.

Tintner, Janet (2007). Bypassing barriers to change? Contemporary Psychoanalysis, 43: 121–134.

Toronto, Ellen (2009). Time out of mind: Dissociation in the virtual world. Psychoanalytic Psychology, 2: 117–133.

Tranströmer, Tomas (1997). Sämtliche Gedichte, übers. von Hanns Grössel. München: Hanser.

Tuckett, David (2013). Innerhalb und außerhalb des Fensters: Einige Grundelemente der psychoanalytischen Behandlungstheorie. In Internationale Psychoanalyse, Band 8: Weiblichkeit und Schöpferisches, hrsg. von Angela Mauss-Hanke. Gießen: Psychosozial-Verlag.

Turkle, Sherry (1984). Die Wunschmaschine: Vom Entstehen der Computerkultur. Reinbek: Rowohlt.

Turkle, Sherry (1998). Leben im Netz: Identität in Zeiten des Internet. Reinbek: Rowohlt.

Tustin, Frances (1989). Autistische Zustände bei Kindern. Stuttgart: Klett-Cotta.

Weber, Brenda R. (2009). Makeover TV: Selfhood, Citizenship, and Celebrity. Durham: Duke University Press.

Weinstein, Lissa (2007). When sexuality reaches beyond the pleasure principle: Attachment, repetition, and infantile sexuality. In Attachment and Sexuality, hrsg. von Diana Diamond, Sidney J. Blatt und Joseph D. Lichtenberg. New York: Analytic Press.

Whang, Leo Sang-Min, Sujin Lee und Geunyoung Chang (2003). Internet overusers' psychological profile: A behavior sampling analysis on Internet addiction. Cyberpsychology and Behavior, 6: 143–150.

Winnicott, Donald W. (1945). Die primitive Gefühlsentwicklung. In Von der Kinderheilkunde zur Psychoanalyse. Frankfurt: Fischer.

Winnicott, Donald W. (1956). On transference. The International Journal of Psychoanalysis, 37: 386–388.

Winnicott, Donald W. (1966). Psycho-somatic illness in its positive and negative aspects. The International Journal of Psychoanalysis, 47: 510–516.

Winnicott, Donald W. (1970). On the basis for self in body. In Psycho-Analytic Explorations, hrsg. von Donald W. Winnicott, Clare Winnicott, Ray Shepherd und Madeleine Davis. London: Karnac.

Winnicott, Donald W. (1972). Basis for self in the body. International Journal of Child Psychotherapy, 1: 7–16.

Winnicott, Donald W. (1994). Die menschliche Natur. Stuttgart: Klett-Cotta.

Wood, Heather (2006). Compulsive use of Internet pornography. In Sex, Mind, and Emotion, hrsg. von Janice Hiller, Heather Wood und Winifred Bolton. London: Karnac.

Wood, Heather (2007). Compulsive use of virtual sex and Internet pornography: Addiction or perversion? In Lectures on Violence, Perversion and Delinquency, hrsg. von David Morgan und Stanley Ruszczynski. London: Karnac.

Wood, Helen und Beverley Skeggs (2011). Reality Television and Class. London: Palgrave.

Wright, Kenneth (1991). Vision and Separation. London: Free Association Books.

Wyre, Harriet Kimble (1997). The body/mind dialectic within the psychoanalytic subject: Finding the analyst's voice. American Journal of Psychoanalysis, 57: 360–369.

Yang, Shu Ching und Chieh-Ju Tung (2007). Comparison of Internet addicts and non-addicts in Taiwanese high school. Computers in Human Behavior, 23: 79–96.

Ybarra, Michele L., Cheryl Alexander und Kimberly J. Mitchell (2005). Depressive symptomatology, youth Internet use, and online interactions: A national survey. Journal of Adolescent Health, 36: 9–18.

Zanardi, Claudia (1995). The maternal in psychoanalysis. Psychoanalysis and Contemporary Thought, 18: 419–454.

Zhou, Jiang-Ning, Michel A. Hofman, Louis J. G. Gooren und Dick F. Swaab (1995). A sex difference in the human brain and its relation to transsexuality. Nature, 378: 68–70.

Žižek, Slavoj (2004). What can psychoanalysis tell us about cyberspace? Psychoanalytic Review, 91: 801–830.